全国中等卫生学校规划教材
供中等卫生职业教育各专业用

# 病　理　学


**主　编**　唐忠辉　许娟娟
**副主编**　蔡玉梅　万能章　陈淑敏
**编　者**　（以姓氏笔画为序）
于述伟　万能章　许娟娟
沈成万　陈淑敏　陈雅静
林玉栋　唐忠辉　蔡玉梅



北京大学医学出版社

BINGLIXUE

**图书在版编目（CIP）数据**

病理学 / 唐忠辉，许娟娟主编．—北京：
北京大学医学出版社，2010.12（2019.1 重印）
ISBN 978-7-5659-0100-3

Ⅰ.①病… Ⅱ.①唐…②许… Ⅲ.①病理学－教材
Ⅳ.①R36

中国版本图书馆 CIP 数据核字（2010）第 246957 号

**病理学**

**主　　编：** 唐忠辉　许娟娟
**出版发行：** 北京大学医学出版社
**地　　址：**（100191）北京市海淀区学院路 38 号　北京大学医学部院内
**电　　话：** 发行部 010－82802230；图书邮购 010－82802495
**网　　址：** http://www.pumpress.com.cn
**E - maill：** booksale@bjmu.edu.cn
**印　　刷：** 莱芜市圣龙印务有限责任公司
**经　　销：** 新华书店
**责任编辑：** 李　娜　**责任校对：** 金彤文　**责任印制：** 罗德刚
**开　　本：** 787 mm×1092 mm　1/16　**印张：** 15.5　**字数：** 390 千字
**版　　次：** 2010 年 12 月第 1 版　2019 年 1 月第 5 次印刷
**书　　号：** ISBN 978-7-5659-0100-3
**定　　价：** 29.90 元

# 前　言

为积极贯彻《国家中长期教育改革和发展规划纲要（2010—2020年）》、《教育部关于进一步深化中等职业教育教学改革的若干意见》等重要文件精神，切实落实关于“加强中等职业教育教材建设，保证教学资源基本质量”的要求，开发和编写反映新知识、新技术、新方法，具有卫生职业教育特色的课程和教材，针对为社区、农村培养卫生技术类的技能型人才的目标，结合教学实际，我们组织有关专家、富有教学经验的教师及临床一线人员编写了本教材。

本教材重点叙述疾病的基本形态结构、功能、代谢变化和常见病、多发病的病因、发病机制、病理变化、病理临床联系、结局等。编写内容上紧紧围绕以岗位需求为导向，贴近岗位实际，打破了传统的以系统为章节的编写方式，富有新颖性、趣味性，使全书内容更为连贯，便于教师和学生使用；同时，理论知识强调“必需、够用”、符合中等卫生职业教育教学的特点和就业的需求，注重与职业证书、职业教育考试相结合，具有实用性。因受学制和学时限制，尽量避免本教材内及相关各门教材内容不必要的重复。力求重点突出、内容精练、层次分明、图文并茂、通俗易懂，使教材体现“三基”（基本知识、基本理论、基本实践技能）和“五性”（思想性、科学性、启发性、先进性、适用性）。

本教材可供护理、助产、药学、医学检验、眼视光与配镜、医学影像技术、卫生信息管理、卫生保健、口腔工艺技术、康复技术等专业使用。编写内容涵盖10个专业教学模块，以适应不同专业教学需要。各专业可根据各自专业要求及学时数等情况对教材中的各部分内容和章节进行选用，以达到本专业需要，多余者可作为自修内容。全书末附实验指导、参考文献。

希望本教材的出版对中等卫生职业教育教学改革和提高教育教学质量起到积极的推动作用。恳请使用本教材的师生和同行们多提宝贵意见和建议，以便及时修订，不断完善。

唐忠辉

2010年11月

# 目　　录

# 绪　论

## 一、病理学的任务与内容

病理学（pathology）是研究疾病发生、发展规律的科学。它研究疾病的病因、发病机制、病理变化（形态结构、功能和代谢的改变）和病变的转归及后果。病理学的根本任务是阐明疾病的本质，为疾病防治提供科学的理论基础。

随着医学科学的发展，病理学的研究方法和手段也日趋进步。由于研究角度和实验方法不同，病理学又可分为病理解剖学与病理生理学。前者主要从形态结构角度，后者主要从功能和代谢角度阐明疾病的发生、发展规律。需要提及的是，任何疾病都有形态结构、功能和代谢的改变，三者互相联系、互相影响。因此，病理解剖学和病理生理学之间存在着有机联系，不能截然分开。

病理学内容包括总论（本教材第一～四、六、十～十六章）和各论（第五、七～九、十七章）。总论讲述了疾病的普遍规律，为各类不同疾病的共同病理变化基础和基本病理过程。各论阐述了各种疾病的特殊规律，是研究各种疾病的病因、发病机制、病理变化及其转归。总论和各论之间有共性和个性关系，二者互为补充，才能从本质上认识疾病，从而促进临床医学的发展。

## 二、病理学在医学中的地位

病理学是一门重要的基础医学课程，也是介于基础医学和临床医学之间的重要桥梁课，起着承前启后的作用。它与前期的基础课程如解剖学、生理学、生物化学等密切相关，同时又是学习临床医学的基础，为临床正确认识疾病提供理论依据。病理学的重要性还表现在对疾病的诊断方面，通过活体组织检查、脱落细胞学检查及尸体剖检等，对疾病进行诊断，称为诊断病理学。在医学诊断中，尽管有各种辅助诊断，但最具有权威性也是最能为临床提供准确诊断的是病理诊断，因为它更具直观性和客观性。临床工作中的医疗纠纷及法律纠纷案例也常通过病理诊断才能得出较正确的结论，所以病理诊断也是最后的宣判性诊断。因此，病理学在临床医学中占有十分重要的地位。

## 三、病理学的研究方法

### （一）尸体解剖

尸体解剖（autopsy）简称尸检，即对死亡者的遗体进行病理解剖检验。其主要方法是通过肉眼观察和显微镜观察，系统地检查全身各脏器、组织的病理变化，结合临床病史，作出全面的疾病诊断。对查明死亡原因、验证诊断和治疗是否正确、总结经验教训、提高医疗水平及解决医疗纠纷等起着十分重要的作用。显然，尸检是研究疾病的极其重要的手段和方法。

### （二）活体组织检查

从活体上用手术、钳取和穿刺针吸取等方法取出病变部位组织制成切片进行病理组织检查，称为活体组织检查（biopsy），简称“活检”。通过活检，确定病变性质，了解病变范围、发展趋势，验证及观察疗效，估计患者的预后。活检是临床上诊断和研究疾病常用的方法，特别是对肿瘤的确诊具有重要意义。必要时还可以作术中冷冻病理检查。

**（三）细胞学检查**

通过各种方法采集病变组织细胞、涂片染色后进行显微镜观察，作出细胞学诊断，称为细胞学检查。主要用于检查恶性肿瘤。此法简便易行，对肿瘤普查和早期发现病变有重要意义。如阴道涂片或子宫颈刮片可帮助早期诊断宫颈癌，食管拉网细胞学检查有利于早期诊断食管癌等。

**（四）动物实验**

动物实验是在动物体内复制类似人类疾病的模型。例如，在疾病的不同时期活检，以了解疾病不同阶段的病理变化及其发生、发展过程；了解药物或其他因素对疾病的疗效或影响；还可进行一些不能用于人体的研究，如研究致癌剂的致癌作用及某些生物因子的致病作用等。

**（五）组织培养和细胞培养**

将某种组织或单细胞用适宜的培养基在体外培养，研究在各种病因作用下组织、细胞病变的发生和发展，称为组织培养和细胞培养。近年来通过体外培养建立了不少人体和动物肿瘤细胞系或细胞株，这对研究肿瘤细胞的生物学特征和进行分子水平的研究起到重要作用。

**（六）组织化学和细胞化学检查**

运用某些化学试剂，使组织、细胞化学成分起特异性化学反应而显色，从而显示病变组织、细胞的化学成分，如蛋白质、脂类、糖类等，对某些病变进一步诊断具有一定的参考价值。此外，免疫组织化学是利用抗原与抗体的特异性结合反应，检测组织中未知抗原或抗体，借以判断肿瘤组织的来源和分化方向。此类检查广泛应用于病理研究、诊断和鉴别诊断。

## 四、学习病理学的指导思想

在学习病理学时，要以辩证唯物主义的世界观和方法论作为指导思想，用对立统一的法则去认识疾病，辨别疾病过程中的各种矛盾关系。用运动、发展的观点看待疾病，具体病变具体分析，以掌握疾病发生、发展和转归的基本规律。为此，在学习过程中应注意以下几点：

1. 用“动”的观点认识疾病。既要认识疾病各阶段的变化，又要掌握它们连续的动态过程。在观察病变时，既要看到它的现状，也要想到它的过去和未来。

2. 正确认识总论与各论的关系。总论是病理学的基本原则，而各论是总论原则的应用实例，二者之间有着不可分割的关系。因此，总论是学习各论的前提，学习时应注意二者的有机结合。

3. 正确认识局部与整体的关系。人体是一个完整的统一体。局部病变可累及全身，但又受整体所制约，二者之间相互影响、互为因果。因此，在认识和处理疾病时，既要注意局部，又要重视整体。

4. 正确认识形态结构、功能和代谢的关系。代谢改变是功能与形态结构改变的基础，功能改变往往又可导致形态结构改变，形态结构改变必然影响功能和代谢改变。在学习时，通过形态结构的改变去理解功能、代谢的变化，再由功能、代谢的变化去联想形态结构的改变，从而全面认识病变实质。

5. 注意理论与实践的联系。病理学是一门实践性和理论性较强的学科。学习时要注意理论联系实际，一要重视理论联系实验，病理学实验内容包括观察大体标本、病理切片、动物实验及临床病理讨论等，通过实验来印证理论，并加深对理论的理解；二要注意理论联系临床，学会运用所学病理学知识去正确认识和理解有关疾病的临床表现，加强对临床症状与病变关系的理解，达到正确认识疾病本质，不断提高发现问题、分析问题和解决问题能力的目的，为后继课程的学习及今后从事临床工作打下坚实基础。

（唐忠辉）

# 第一章　疾病概论

健康与疾病是生命过程中的两种对立的形式。随着社会的进步与科学技术的发展，医学模式已发生变化，由单纯的生物医学模式转变为“生物-心理-社会”的现代医学模式，人们对健康与疾病的认识也在不断深化。防治疾病、促进健康、提高人民的健康水平及患者的生活与生命质量是医务工作者的重要使命。

## 第一节　健康与疾病的概念

### 一、健康的概念

健康（health）是医学中的一个重要概念。世界卫生组织（World Health Organization，WHO）关于健康的定义是：健康不仅是没有疾病或病痛，而且在身体、心理、精神和社会交往上处于完好状态。这种完好状态有赖于机体内部结构与功能的协调，有赖于诸多调节系统对内环境稳定的维持。它反映了现代医学模式，说明健康不仅要拥有健全的体魄，而且还需要有良好的心理状态和社会适应能力，三者应取得和谐与统一。

### 二、疾病的概念

疾病（disease）是机体在一定条件下受病因损害作用后，因机体自稳调节紊乱而发生的异常生命活动过程。当各种致病因素作用于细胞，达到一定强度和持续一定时间，体内可出现一系列的损伤与抗损伤反应，引起机体功能、代谢和形态结构的改变，患者出现各种症状、体征与社会行为的异常，以及对环境与社会的适应能力和生命质量下降等临床表现。症状是指患者主观上的异常感觉，如头痛、头晕、恶心、呕吐等。体征是指对患者进行体格检查时所查出的异常变化，是疾病的客观表现，如肺部啰音、心脏杂音、肝大等。社会行为是指人际交往、劳动等作为社会成员的活动。

病理过程（pathological process）是指存在于不同疾病中的共同的、成套的功能，代谢和形态结构的异常变化。例如肝炎、阑尾炎、肺炎以及所有其他炎性疾病都有炎症这个病理过程，包括变质、渗出和增生等基本病理变化。病理过程可以局部变化为主，如充血、血栓形成、栓塞、梗死、炎症等，也可以全身反应为主，如发热、缺氧和休克等。

自 20 世纪 80 年代以来，人们认为在健康与疾病之间存在着亚健康（subhealth）状态，它至少包含三个相区别而延续的过程：①身心轻度失调（表现为周期性的情绪低落、心情烦躁、纳呆失眠等）；②潜临床状态（表现为某些疾病的高危倾向或已开始向某些疾病发展）；③前临床状态（已有病变存在，尚未出现明显临床症状）。掌握亚健康概念，有利于及早采取预防措施，阻断亚健康向疾病方向发展，提高人们的健康水平。

## 第二节　病因学概论

病因学（etiology）是研究疾病发生的原因、条件及其作用规律的科学。决定疾病的发生、发展常有多种因素，根据其在疾病发生中的作用，可分为致病原因（病因）和致病条件。

### 一、疾病发生的原因

任何疾病都有原因。引起疾病的原因称为致病原因（简称病因），即病因是指能引起疾病并决定疾病特异性的因素。病因是引起疾病发生必不可少的因素，许多疾病已经找到了明确的病因，如疟疾由疟原虫引起；白喉由白喉杆菌引起。但还有许多疾病的原因不明，如肿瘤和动脉粥样硬化等。认识和消除致病的原因，对疾病的预防、诊断和治疗具有重要意义。疾病发生的原因很多，可分为以下几类。

1. 生物性因素　是最常见的病因。包括病原微生物（如细菌、病毒、支原体、衣原体、立克次体、螺旋体、真菌等）和寄生虫（如原虫、蠕虫等）。它们通过一定的途径侵入机体，可在体内繁殖，有特定的损害部位。但机体是否发病，除与病原体的数量、侵袭力及毒力有关外，也与机体的免疫力等条件有密切的关系。

2. 物理性因素　包括机械暴力（引起创伤、震荡、骨折等）、温度（引起烧伤、中暑、冻伤）、电流（引起电击伤）、电离辐射（引起放射病）、气压（引起高山病、减压病）等。物理性因素的损伤作用取决于其作用于机体的强度、时间及范围。

3. 化学性因素　包括无机和有机化学物质，达到一定浓度或剂量时可引起人体化学性损害或中毒。如强酸、强碱、一氧化碳、有机磷农药等。它们对机体的作用部位大多有一定的选择性。如一氧化碳与血红蛋白有很强的亲和力，可使红细胞失去携氧能力而致病；有机磷毒物可与机体胆碱酯酶结合并抑制其活性，引起乙酰胆碱蓄积而致病。此外，多种药物对机体亦有一定的毒副作用。

4. 营养性因素　营养物质过多和营养物质不足均可引起疾病。长期大量摄入高热量食物可引起肥胖病，并与动脉粥样硬化的发生有密切关系。营养物质摄入不足可引起营养不良，如维生素 $B_1$ 缺乏可引起脚气病，维生素 D 缺乏引起佝偻病，缺碘引起甲状腺肿等。

5. 遗传性因素　包括直接致病和遗传易感性两种情况。

（1）直接致病：引起遗传性疾病。这是由于亲代生殖细胞中遗传物质的缺陷（如基因突变或染色体畸变）遗传给子代所致。基因突变引起分子病，如血友病；染色体畸变引起染色体病，如 21 三体综合征。

（2）遗传易感性：指具有易患某种疾病的遗传素质，在一定环境因素作用下，机体才发生相应的疾病，如高血压病、糖尿病等。

6. 先天性因素　是指那些能够损害胎儿生长发育的有害因素（某些药物、化学物质和病原微生物）。例如，妊娠早期感染风疹病毒可能引起胎儿先天性心脏病。母亲的不良生活方式如吸烟、酗酒等也可以影响胎儿的生长发育。

7. 免疫性因素　指那些使机体受到损害的免疫应答或免疫缺陷。包括：①超敏反应性疾病，如过敏性休克、支气管哮喘、荨麻疹等。②自身免疫性疾病，如全身性红斑狼疮、类风湿性关节炎。③免疫缺陷病，其特点是容易发生各种感染和恶性肿瘤。

8. 精神、心理、社会因素 社会制度、社会经济条件、受教育程度、生活方式、劳动环境、风俗习惯、个人卫生、人际关系、处世态度等，都能通过对大脑皮层与皮层下结构相互协调活动的影响，导致疾病产生。近年来，精神及心理性因素引起的疾病越来越受到人们的关注。良好的心理状态是维持健康的基本保证，而长期的忧虑、悲伤、恐惧等不良情绪和强烈的精神创伤易导致应激性溃疡、高血压病的发生。变态心理和变态人格也可导致身心疾病的发生。作为一个医务工作者不仅要看身体上的病，还要懂得调节患者的心理状态。

### 二、疾病发生的条件

疾病发生的条件是指病因作用于机体的前提下，促使疾病发生、发展的非特异性因素。如在感染结核分枝杆菌的人群中，只有在某些条件（如营养不良、过度疲劳等）影响下，导致机体抵抗力降低者才会发生结核病。疾病发生的条件是多方面的，有许多条件是自然因素（如气候条件、地理环境）造成的。此外，年龄、性别也可成为某些疾病发生的条件，例如小儿和老年人易患感染性疾病；女性易患乳腺癌、甲状腺功能亢进症等，男性易患肺癌、动脉粥样硬化症等。

促使某一疾病（或病理过程）发生的因素叫诱因。如上消化道大出血可诱发肝性脑病；情绪激动可诱发心绞痛等。诱因仍属于条件范畴。当某些疾病的原因、条件还分不清楚时，则笼统地将该因素称为危险因素，如高脂血症是动脉粥样硬化症的危险因素。

值得注意的是，有些疾病（如创伤、烧伤、中毒等）只要有原因存在便可发生，无需任何条件。同一因素对某种疾病来说是原因，而对另一种疾病则为条件。如营养不足是营养不良症的原因，而对结核病来说却是条件。

## 第三节 疾病发展过程中的一般规律

病因作用于机体使之发病后，疾病便作为一个发展的过程，遵循一定的规律不断向前演变、推移，经过一定的时间或阶段后，最终趋于结束。在疾病的发生、发展过程中，常具有一些共同的基本规律。

### 一、自稳态调节紊乱

正常机体在不断变动的内环境中能够维持各器官系统功能和代谢的正常进行，维持内环境的相对动态稳定性，即自稳态（homeostasis）。由于病因对机体的损伤作用，使机体的自稳调节发生紊乱，引起相应的功能、代谢改变，从而导致更为严重的生命活动障碍。如某些病因使胰岛受损以致胰岛素分泌绝对或相对不足及细胞对胰岛素敏感性降低，可引起糖尿病的发生。出现糖代谢紊乱，如进一步发展又可导致脂肪代谢紊乱，发生酮症酸中毒及动脉粥样硬化等。

### 二、损伤与抗损伤反应

病因作用于机体使机体的自稳调节发生紊乱，引起一系列功能、代谢与形态结构的变化。这些变化可分为两类：一类是病因引起的损伤性反应；另一类是机体调动各种防御和适应功能而产生的抗损伤性代偿反应。两者既相互对立，又相互依存，贯穿于疾病的全过程，影响着疾病的发展方向和转归。当损伤占优势时，疾病向恶化的方向发展，甚至死亡；反之，当抗损伤占优势时，疾病向好的方向发展，趋向痊愈。例如，由于患者机体抵抗力下降，上呼吸道感染肺炎链球菌，并迅速累及肺组织，引起肺内发生大叶性炎症性病变。如果病原体毒力小，机体的抵抗力强，经适当的及时治疗，疾病沿着良性循环的方向发展，肺内病变最后痊愈，机体恢复健康。如果病原体数量多、毒力强，机体的抵抗力弱，治疗措施不当，则疾病沿着恶性循环的方向发展，患者可发生感染性休克、肺脓肿、脓胸等严重并发症，甚至引起死亡。损伤与抗损伤反应虽然是相互对立的两个方面，但两者之间并无绝对的界限，在一定的条件下，它们可以互相转化。有些变化的本身就具有损伤和抗损伤的双重意义。例如，致病微生物引起发热，一定程度的体温升高可以增强单核吞噬细胞系统的功能，有助于增强机体的抗病能力；但长期发热或体温过高，则造成机体多个系统的功能及代谢紊乱，由抗损伤反应转变成损伤反应。因此，在临床疾病的防治过程中，应尽量减轻和削弱或消除体内的损伤反应，扶持、保护和加强抗损伤反应，促使病情稳定、好转而痊愈。

## 三、因果转化

在原始病因作用下，机体发生某些变化，前者为“因”，后者为“果”。而这些变化又作为新的发病学原因，引起新的变化，如此因果交替，相互转化，由此推动疾病过程不断延续进展。例如，创伤（机械暴力）作为原始病因造成失血；失血又可引起血容量减少、血压下降，使回心血量和心输出量进一步减少，导致组织灌注量不足等变化（图 1-1）。在因果交替规律的推动下，机体的损伤不断加重，病情进行性恶化，称为恶性循环。相反，若通过机体对原始病因及发病学原因的代偿反应和适当治疗，病情不断减轻，趋向好转，最后恢复健康，称为良性循环。例如，创伤失血使机体通过交感-肾上腺髓质系统的兴奋引起心率加快、心肌收缩力增强及血管收缩，引起心输出量增加，血压得到维持，加上清创、输血和输液治疗，使病情稳定，最后恢复健康；若失血过多或长时间组织细胞缺氧，可使微循环淤血、缺氧，回心血量进一步减少，动脉血压下降，发生失血性休克，甚至导致死亡。

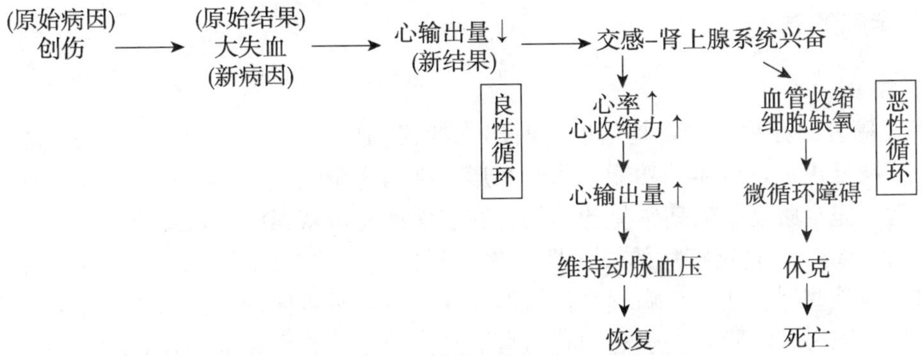


**图 1-1　大出血时的因果交替示意图**

## 四、局部与整体的相互影响

任何疾病都会表现出局部病变和全身反应，在个体的表现中可以是以局部为主或全身反应为主。如病毒性肝炎时，患者有肝区肿胀、疼痛等局部表现，也会出现发热、乏力、黄疸和食欲下降等全身症状；皮下脓肿有局部红、肿、热、痛和功能障碍等局部表现，严重的还可引起发热、菌血症、毒血症等全身反应；糖尿病有“三多一少”等全身表现，也可因抵抗力降低、血管损伤而发生疖、痈和下肢血栓形成等局部病变。所以，认识疾病和治疗疾病应从整体观念出发，辩证地处理好疾病过程中局部和全身的相互关系。

## 第四节 疾病的经过与转归

疾病的发生是一个非常复杂的过程，临床上把疾病发展过程分为四期，即潜伏期、前驱期、症状明显期和转归期。然而并不是所有疾病经过都有明显的四期变化特点，例如高压电流损伤、烧伤等，就无潜伏期和前驱期的变化。

### 一、疾病的经过

1. 潜伏期　即指机体经致病因子作用于人体到出现最初症状前的时期。不同疾病潜伏期长短不一。潜伏期是早期发现和诊断所患疾病的良好时机。可通过生化、细菌等实验室检查，或借助影像、内镜等检查，找到疾病早期征兆。掌握疾病潜伏期有利于传染病及早隔离和预防治疗。

2. 前驱期　即从疾病出现最初症状起，到出现典型症状前的时期。此期虽有临床症状，但程度较轻，且多数无特异性，容易误诊。临床上应仔细诊断，早期治疗。

3. 症状明显期　即出现该疾病典型症状表现的时期。临床上常将此期的临床表现作为诊断疾病的依据。此期诊断虽易，但病情最为严重，应积极治疗。

4. 转归期　是指疾病发展的最后结局。疾病的转归取决于机体受到致病因素的种类、强弱、作用时间的影响；也取决于机体对致病因素的敏感性和抵抗力，还取决于有无及时和恰当的治疗。疾病的转归可分为康复和死亡两种形式。

上述对疾病阶段性的分期，是针对某些疾病特别是急性传染病而言，有些疾病的阶段性表现并不典型。

### 二、疾病的转归

#### （一）康复

1. 完全康复　亦称痊愈，是指患病时出现的损伤性变化、症状和体征完全消失，机体的自稳调节恢复正常，机体的功能、代谢和形态结构完全恢复，社会行为和社会适应能力完全恢复正常。完全康复是疾病常见的结局。有些疾病还可获得终生性免疫。

2. 不完全康复　是指疾病的损伤性变化得到控制，主要的症状、体征或行为异常已经消失，但体内某些器官或组织病理变化依然存在，需通过机体的代偿来维持相对正常的生命活动。例如，因心脏瓣膜病变引起的心力衰竭经治疗后，心力衰竭的症状和体征消失，但心脏瓣膜的病理改变依然存在，机体通过各种代偿才能维持正常的生命活动，如因负荷突然加重可再次发生心力衰竭。

#### （二）死亡

死亡（death）是个体生命活动的永远终止。

1. 传统的概念　是把呼吸、心跳功能性永久性停止视为死亡，认为死亡是一个过程，一般经历三个阶段的变化：

（1）濒死期（临终状态）：指死亡前出现的一个垂危阶段。患者脑干以上中枢神经处于深度抑制状态。临床表现有体温下降、意识模糊、血压降低、心跳减弱和呼吸不规则等。

（2）临床死亡期：患者延髓以上中枢神经处于深度抑制状态。临床上主要标志是心跳、呼吸停止，但在一定时间内（5～6分钟）机体各组织仍进行微弱的代谢。如能及时抢救，特别是对突然死亡的患者，往往可挽救其生命。

（3）生物学死亡期：机体所有活动全部停止。临床上出现尸冷、尸僵和尸斑，进而发生腐败。这是不可逆阶段。

2. 脑死亡　脑死亡（brain death）是指全脑功能（包括大脑皮层和脑干）的永久性丧失。脑死亡并不意味着各组织、器官同时死亡。除脑以外，死者的重要生命器官（心、肺、肝和肾等）还可存活一段时间，并可供器官移植使用。

判定脑死亡的主要指征是：①不可逆性深昏迷，对外界刺激完全无反应性；②呼吸停止，进行15分钟人工呼吸后仍无自主呼吸；③颅神经反射（瞳孔对光反射、角膜反射、咳嗽反射、吞咽反射等）消失；④脑电波消失；⑤脑血管造影证明脑血液循环完全停止。

脑死亡概念的重要意义在于：①有利于判定死亡时间，为可能涉及的一些法律问题提供依据；②确定终止复苏抢救界线，停止不必要的无效抢救，减少经济和人力的消耗；③为器官移植创造了良好的时机和合法的依据。

（唐忠辉）

# 第二章　细胞和组织的适应、损伤与修复

正常细胞和组织可以对机体内外环境变化等刺激，作出不同的形态、功能和代谢的反应性调整。在生理负荷过多或过少时，或遇到轻度持续的病理性刺激时，细胞、组织和器官可表现为适应性变化。这种反应能力不仅能保证细胞和组织的正常功能，且能维护细胞、器官乃至整个机体的生存。若上述刺激超过了细胞、组织和器官耐受性与适应能力，则可引起细胞、组织和器官的损伤性变化。

## 第一节　细胞和组织的适应

细胞、组织和器官针对各种刺激因子和内外环境的变化发生相应的功能和形态改变，此过程称为适应（adaptation）。在形态学上常表现为萎缩、肥大和增生、化生。

### 一、萎缩

萎缩（atrophy）是指发育正常的实质细胞、组织或器官的体积缩小。组织器官发生萎缩时，实质细胞除体积缩小外，往往伴有数量减少。组织器官没有发育或发育不良等不属于萎缩的范畴。

#### （一）原因与类型

萎缩一般分为生理性萎缩和病理性萎缩。生理性萎缩常与年龄有关。如青春期胸腺的萎缩、更年期妇女子宫和卵巢的萎缩、老年人器官的萎缩等。病理性萎缩按病因不同常可分为以下类型：

1. 营养不良性萎缩　分为全身营养不良性萎缩和局部营养不良性萎缩。前者多见于恶性肿瘤晚期、慢性消耗性疾病等，因蛋白质过度消耗或摄入不足引起；后者常因局部血液供应不足引起，如动脉粥样硬化时血管管腔狭窄，管壁变硬，血流减少，可引起相应器官如心、脑、肾等的萎缩。

2. 神经性萎缩　常见于脑、脊髓或神经损伤引起营养调节功能障碍、代谢降低而发生萎缩。如脊髓灰质炎患者的脊髓前角运动神经元变性、坏死，患侧肢体肌肉出现麻痹、萎缩，骨组织萎缩、骨质疏松。

3. 失用性萎缩　是由于肢体、器官或组织长期不活动，功能减退引起。如肢体骨折后长期固定，可发生肌肉、骨组织萎缩。

4. 压迫性萎缩　由于组织器官长期受压后引起。如泌尿道结石引起肾盂积水，压迫肾实质使之萎缩。

5. 内分泌性萎缩　因某内分泌器官功能低下、激素分泌减少引起相应靶器官的萎缩，称内分泌性萎缩。如垂体功能严重受损，激素分泌减少，可引起甲状腺、肾上腺、性腺等发生萎缩。

#### （二）病理变化

肉眼观察：萎缩的器官体积缩小，重量减轻，色泽变深，质地变硬，一般可保持原有的

形态。

镜下观察：细胞体积变小，数量减少，但细胞仍保持原形，只是细胞质和胞核染色较正常深；间质成纤维细胞和脂肪细胞往往出现不同程度增生（图 2-1）。

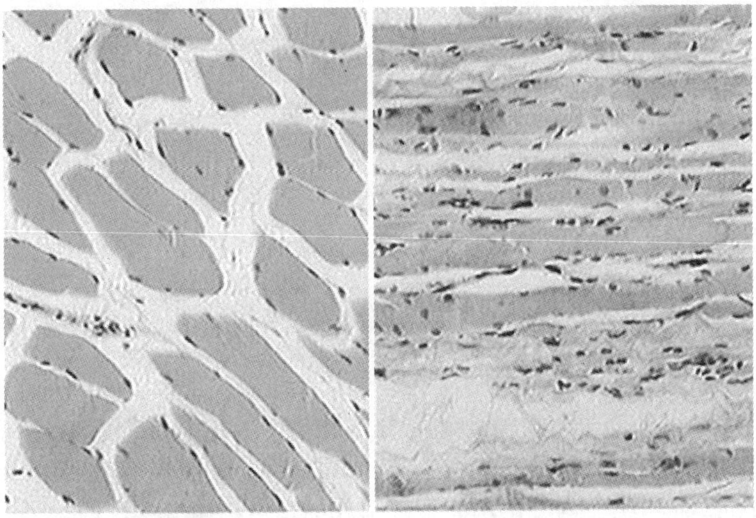

正常横纹肌　　　　萎缩的横纹肌

**图 2-1　萎缩的横纹肌**

**（三）影响及结局**

萎缩是一种可逆性的变化。当损伤原因消除后，萎缩的细胞组织可恢复正常；如病变持续加重，萎缩的细胞可渐渐消失。有的病理性萎缩是病因长期不能消除的情况下引起的，如脊髓灰质炎患者的肌肉萎缩和长期肾盂积水引起的肾实质萎缩，则难以恢复。

## 二、肥大和增生

**（一）肥大**

肥大（hypertrophy）是指细胞、组织或器官体积的增大。可伴有细胞数目的增多、合成代谢旺盛、功能增强等。肥大可分为生理性肥大和病理性肥大。

1. 生理性肥大　生理状态下，因局部组织功能和代谢增强而发生的生理范围内的肥大。如哺乳期的乳腺细胞的肥大、运动员四肢发达的肌肉等。

2. 病理性肥大　由各种致病因素引起，常见代偿性肥大和内分泌性肥大。因器官和组织的功能负荷增加而引起的肥大称为代偿性肥大，如高血压引起的左心室的心肌肥大（图 2-2）。肥大器官的功能代偿是有限的，超过其代偿能力就可出现失代偿。因内分泌激素增多而使靶细胞肥大称为内分泌性肥大，如肢端肥大症、前列腺增生等。

**（二）增生**

增生（hyperplasia）是指组织或器官内实质细胞数量增加。常伴有组织、器官的体积增大。增生可分为生理性增生和病理性增生两种类型。

1. 生理性增生　是适应生理需要所发生的增生。常见于女性青春期和哺乳期的乳腺上皮增生、月经周期子宫内膜的增生等。

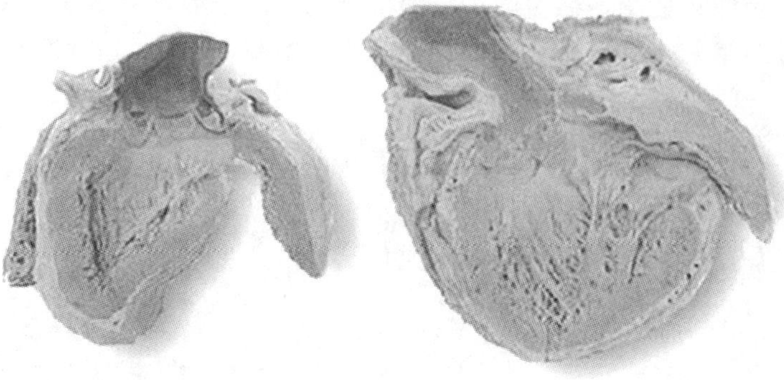


图 2－2 心肌肥大

2. 病理性增生 可分为再生性增生和内分泌性增生。组织受损后通过周围细胞再生而达到恢复其结构功能的作用，称再生性增生。如病毒性肝炎时肝细胞结节状再生、慢性溃疡灶周围黏膜上皮和腺体增生。内分泌功能紊乱引起的增生称内分泌性增生。如雌激素分泌增多所致的子宫内膜增生，体内 $T_3$、$T_4$ 过高导致的甲状腺滤泡上皮细胞增生。

通常，肥大主要以细胞体积增大为主，而增生则以细胞数量增多为主。

## 三、化生

化生（metaplasia）是指一种分化成熟的细胞或组织转变为另一种分化成熟的细胞或组织的过程。化生只能在同源细胞间进行，如柱状上皮细胞可转变为鳞状上皮细胞，而不能变为结缔组织的细胞。

化生常见有三种类型：①鳞状上皮化生：常见于气管或支气管黏膜。如慢性支气管炎或支气管扩张时，支气管的假复层纤毛柱状上皮可转化为复层鳞状上皮，称为鳞状上皮化生（图 2－3）。②肠上皮化生：常见于慢性萎缩性胃炎，胃黏膜上皮转变为肠型黏膜上皮，称为肠上皮化生（图 2－4）。③结缔组织化生：一般指间叶组织中幼稚的成纤维细胞转变为骨细胞或软骨细胞（简称骨化）。

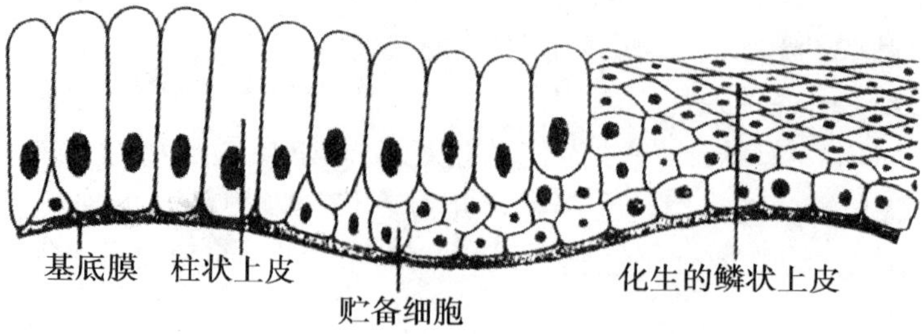


图 2－3 柱状上皮的鳞状化生模式图

化生可以增强组织对刺激的抵抗力，是组织对不利环境和有害刺激的一种适应性改变，但往往失去了原有的防御功能。如呼吸道黏膜上皮鳞状化生后，虽对慢性刺激有了较强的抵抗力，但却减弱了黏膜的防御功能。若病因持续存在，化生上皮可发生癌变。

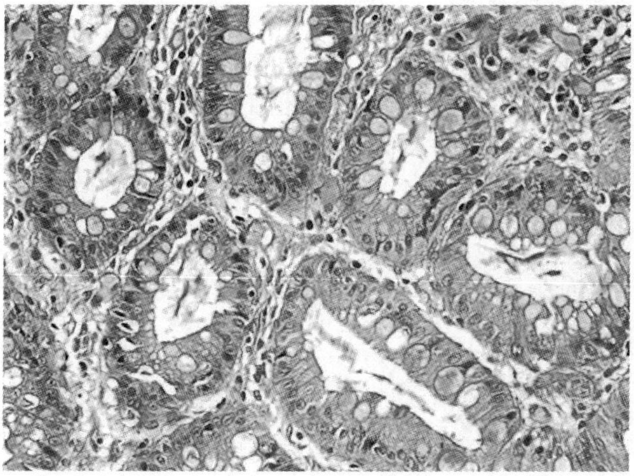

图 2-4 肠上皮化生

## 第二节 细胞和组织的损伤

细胞和组织受到损伤性刺激后产生一系列的形态变化和功能改变。轻度的损伤，原因消除后，可恢复正常，称为可逆性损伤（变性）；严重的细胞损伤是不可逆的，称为不可逆性损伤（坏死）。

### 一、变性

变性（degeneration）是指由于物质代谢障碍，细胞或细胞间质内出现异常物质或原有物质含量显著增多。变性的种类繁多，常见的有以下几种。

1. 细胞水肿（cellular swelling） 又称水变性，是指细胞内水、钠增多所致的细胞肿胀和功能下降。是细胞损伤最常见的一种早期表现，以心、肝、肾等线粒体丰富、代谢活跃的器官的实质细胞最为多见。

（1）原因及发生机制：各种感染、缺氧、中毒等因素作用于机体时，细胞内环境受到干扰，线粒体损伤，ATP 生成不足，细胞膜钠泵功能障碍，或因细胞膜直接被损伤，使其通透性增高，导致细胞内钠、水聚积。

（2）病理变化：肉眼观察：病变器官体积增大，包膜紧张，切面隆起，边缘外翻，颜色变淡，无光泽。镜下观察：细胞体积增大，胞质内出现许多细小的淡红色颗粒（电镜下为肿胀的线粒体和内质网）。若细胞水肿进一步发展，可使细胞肿胀更明显，胞质透亮、淡染，严重者细胞膨大如气球，故有气球样变性之称（图 2-5）。

（3）结局：细胞水肿是一种轻度损伤，病因消除后细胞和组织的形态和功能可恢复正常。若病因持续存在，可使细胞坏死。

2. 脂肪变性（fatty degeneration） 正常情况下，除脂肪细胞外，其他细胞内一般不见

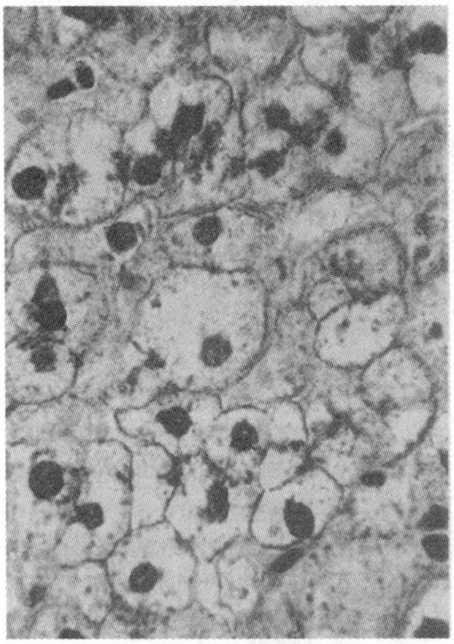

**图 2-5 肝细胞水肿**

细胞肿胀显著，胞质疏松透亮呈气球样变

或仅见少量脂滴。如实质细胞内出现脂滴或脂滴明显增多，称为脂肪变性。多见于肝、心、肾等脏器，以肝最为常见。

（1）原因及发生机制：常见的原因有严重感染、长期贫血、中毒、酗酒、营养不良等。脂肪变性是上述因素干扰或破坏细胞脂肪代谢的结果。以肝细胞脂肪变性为例，其发生机制是：①脂蛋白合成障碍：脂肪与载脂蛋白结合形成脂蛋白后方可运出肝外，某些毒物（如酒精等）、毒素（如真菌毒素等）破坏内质网结构（蛋白质合成部位）或抑制某些酶的活性，使脂肪不能变为脂蛋白运出肝而蓄积。②进入肝的脂肪过多：如摄入过多或饥饿状态及糖尿病患者糖利用障碍时，人体脂肪库动员可引起脂肪酸入肝增多，若超出肝细胞利用和合成脂蛋白的能力时，脂肪即沉积于肝细胞内。③脂肪酸氧化障碍：感染、中毒、缺氧可使肝细胞受损，影响脂肪酸氧化和脂蛋白的合成，造成肝细胞内脂肪增多。

（2）病理变化：肉眼观察：脂肪变性的器官体积变大，包膜紧张，呈淡黄色，切面触之有油腻感。镜下观察：脂肪变性的细胞体积增大，胞质内出现大小不等的脂滴（图 2-6）。脂滴主要是中性脂肪，在石蜡切片中被脂溶剂溶解而呈空泡状。冷冻切片可保存脂质，用脂溶性染料苏丹Ⅲ可将脂滴染成橘红色，用锇酸可染成黑色。显著弥漫性肝脂肪变性，称为脂肪肝。

（3）结局：轻、中度脂肪变性属可逆性病变，当病因消除后可逐渐恢复正常。严重的脂肪变性可致器官功能障碍，如严重肝脂肪变性，可使肝细胞逐渐坏死，纤维组织增生，发展为肝硬化。

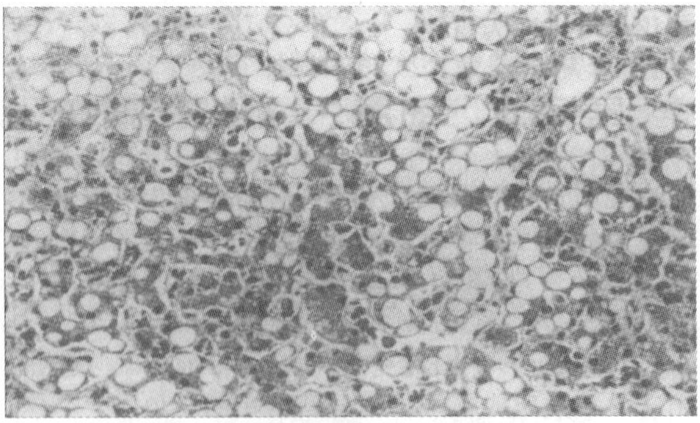

**图 2-6 肝细胞脂肪变性**

肝细胞胞质内出现大小不等的脂滴空泡

3. 玻璃样变性（hyaline degeneration） 也称为透明变性，是指细胞或细胞间质中出现均质红染的玻璃样物质，是较常见的变性，主要见于结缔组织、血管壁及细胞内。

（1）结缔组织玻璃样变性：多见于瘢痕组织、动脉粥样硬化纤维斑块的机化处等。肉眼观察：呈灰白色，半透明，质韧，缺乏弹性。镜下观察：病变区纤维细胞明显减少，胶原纤维增粗融合，形成均匀红染的毛玻璃样。

（2）血管壁玻璃样变性：常见于原发性高血压患者的肾、脑、脾等细小动脉。因细小动脉持续痉挛、血管内膜通透性增加，血浆蛋白质漏入血管壁，沉积于细动脉壁，使管壁增厚而呈均质、红染、半透明状（图 2－7）。玻璃样变性的细小动脉管壁增厚，管腔狭窄，质硬，脆性增加，易发生破裂、出血。

（3）细胞内玻璃样变性：常见于肾小球肾炎或其他疾病伴有明显蛋白尿时的肾近曲小管。细胞吞饮蛋白质或细胞质内蛋白质性物质凝固，形成均质、红染、大小不等的圆形小体。如酒精中毒时，肝细胞核内可出现红染的玻璃样物质等。慢性炎症灶内的浆细胞胞质内亦可出现红染、圆形玻璃样小体。

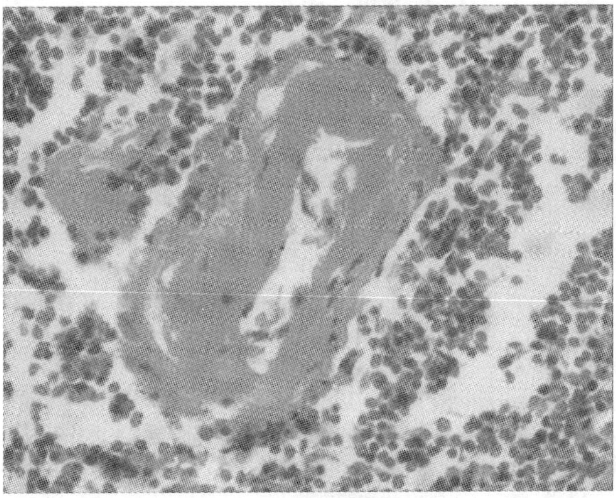

**图 2－7 动脉壁玻璃样变性**

脾中央小动脉管壁增厚，管腔狭窄，动脉壁内见红染、均质的玻璃样物质

4. 病理性钙化（pathologic calcification） 是指在骨和牙以外的其他部位的组织内出现固体的钙盐沉积。病理性钙化根据发生原因不同可分为两种：①营养不良性钙化，常见于干酪样坏死、脂肪组织坏死、粥样变性坏死区等，呈蓝色颗粒状。在钙化的基础上还可发生骨化。患者无全身钙、磷代谢障碍，血钙不升高。②转移性钙化，较少见，是由于全身性钙、磷代谢障碍导致血钙和（或）血磷升高，钙盐在未受损的组织内沉积。如甲状旁腺功能亢进时，钙在肾小管、肺泡和胃黏膜内沉积。

## 二、细胞死亡

各种刺激因子造成组织、细胞严重损伤时，导致细胞死亡。细胞死亡表现为坏死和凋亡。

### （一）坏死

坏死（necrosis）是指活体内局部组织、细胞的坏死。坏死是一种不可逆性损伤。坏死细胞的代谢停止，功能完全丧失，出现一系列形态学改变，并可引起急性炎症反应。

1. 坏死的病理变化

（1）细胞核的变化：细胞核的变化是细胞坏死在组织学上的重要标志，主要表现为：①核固缩：由于核内水分脱失使染色质浓缩，核体积缩小，染色变深；②核碎裂：核膜破裂，核染色质崩解为小碎片，分散于胞质中；③核溶解：染色质中的 DNA 在 DNA 酶作用下分解，核失去对碱性染料的亲和力，染色变淡，只能看到核的轮廓，继而核完全消失（图 2－8）。

（2）细胞质的变化：随着胞质中 RNA 丧失及蛋白质变性，与酸性染料伊红的亲和力增高，胞质逐渐红染。最后细胞膜破裂，细胞轮廓消失。

（3）间质的变化：在各种水解酶的作用下，基质崩解，胶原纤维肿胀、崩解、断裂、液化，最后是坏死的胞核、胞质及崩解的间质融合成一片模糊的颗粒状、无结构的红染物质。

2. 坏死的类型 根据坏死的形态变化可分为以下四种类型。

（1）凝固性坏死（coagulative necrosis）：是指组织、细胞坏死后，细胞内的蛋白质与细

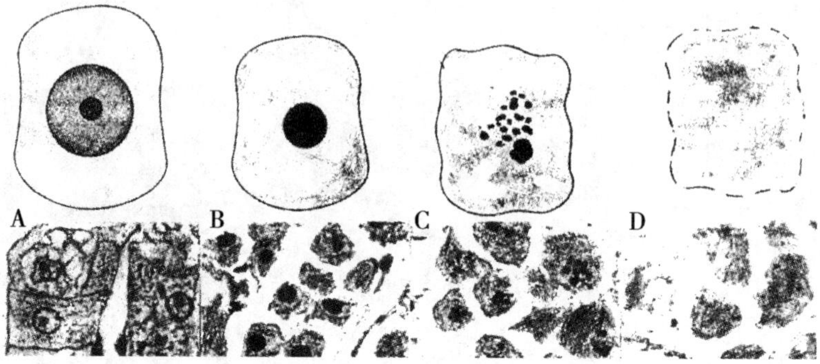


**图 2-8 坏死时细胞核的形态学变化模式图**

A：正常细胞；B：核固缩；C：核碎裂；D：核溶解

胞器凝集，形成灰白色或黄白色、干燥的坏死灶。常见于心、肾、脾等器官的缺血性坏死。肉眼观察：坏死灶干燥，呈灰黄或灰白色，与健康组织分界清楚，两者之间有一明显的暗红色出血带。镜下观察：坏死灶内的组织、细胞结构消失，但其轮廓仍可保留一段时间。凝固性坏死的发生可能与坏死组织中的蛋白质变性和崩解时释放的蛋白凝固酶作用有关。

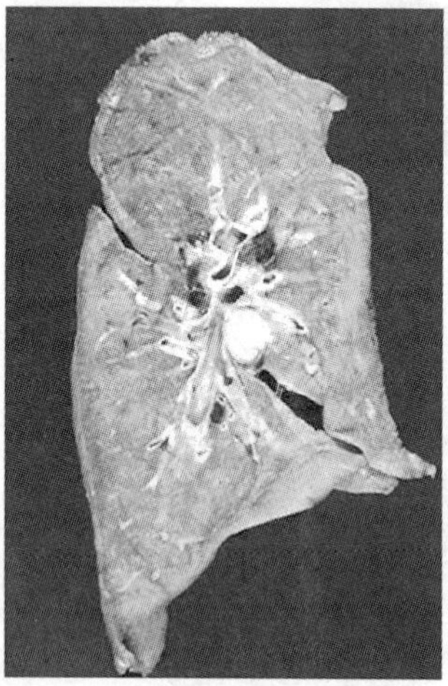

**图 2-9 肺门淋巴结干酪样坏死**

坏死组织含有较多的脂质而略带黄色，质地松软，半凝固状，状如干酪

干酪样坏死（caseous necrosis）是凝固性坏死的一种特殊类型，常见于结核病的坏死组织。坏死组织分解彻底，组织结构很快被破坏。肉眼观察：由于坏死组织含脂质较多，色微黄，质地松软，细腻如干酪状，故名干酪样坏死（图 2-9）。镜下观察：坏死组织呈一片红染、无结构的颗粒状物质，看不见组织轮廓。干酪样坏死与凝固性坏死的区别在于前者组织坏死彻底。

（2）液化性坏死（liquefactive necrosis）：是指组织坏死后，若酶性消化、水解占优势，则坏死组织呈液状。例如脑组织因蛋白含量少，水及磷脂含量较多，坏死过程中常形成筛状软化灶，故脑液化性坏死也称脑软化。化脓性病灶中有大量中性粒细胞，中性粒细胞坏死后释放大量蛋白水解酶，使坏死组织溶解液化，呈液状。急性胰腺炎时，胰脂酶外溢，消化胰周围脂肪组织也可发生液化性坏死。

（3）纤维素样坏死（fibrinoid necrosis）：是发生在结缔组织及小血管壁的一种坏死。病变部位胶原纤维肿胀、断裂，崩解为强嗜酸性的颗粒状、小片状或细丝状无结构物质，由于与纤维素染色性质相似，故称为纤维素样坏死。多发生于风湿病、全身性红斑狼疮、恶性高血压、胃溃疡等。

（4）坏疽（gangrene）：是指较大范围的组织坏死合并不同程度的腐败菌感染，并出现特殊的形态学改变。坏死组织被腐败菌分解，生成硫化氢，产生恶臭气味；与血红蛋白分解的铁结合，形成黑色的硫化铁，使坏死组织呈黑褐色。坏疽可分为干性坏疽、湿性坏疽和气性坏疽三种类型（表 2-1）。

表 2-1 干性坏疽、湿性坏疽和气性坏疽的区别

| | 干性坏疽 | 湿性坏疽 | 气性坏疽 |
| --- | --- | --- | --- |
| 病位 | 四肢末端 | 与外界相通的器官；淤血/水肿的四肢 | 深达肌肉的开放性创伤 |
| 病因 | 动脉逐渐阻塞，静脉回流通畅 | 动脉与静脉阻塞；水分多；腐败菌多，感染严重 | 厌氧菌感染 |
| 病变特点 | 干燥而皱缩，呈黑色，分界清楚 | 肿胀、软而湿润，呈污黑色或暗绿色；粪臭味，分界不清 | 肿胀、蜂窝状，按之有捻发音；污秽；暗棕色，分界不清 |
| 中毒症状 | 轻 | 重；毒血症 | 重；发展迅速，后果严重 |

①干性坏疽：常发生于四肢末端。因水分散失较多，故坏死区干燥、皱缩、呈黑色，腐败菌感染较轻，与正常组织分界清楚（图 2-10），见于血管闭塞性脉管炎、四肢动脉粥样硬化及冻伤等。

②湿性坏疽：常发生于与外界相通的内脏器官，如肺、肠、阑尾、子宫等，也见于动脉阻塞合并静脉回流受阻的肢体。由于坏死区水分含量多，适合腐败菌繁殖，故腐败菌感染较重。腐败菌分解蛋白质时，产生吲哚、粪臭素等，造成恶臭。局部组织明显肿胀，呈深蓝、暗绿或乌黑色，坏死组织与健康组织之间分界不明显。有毒产物和细菌毒素被吸收后，患者可出现全身中毒症状。

③气性坏疽：主要见于深达肌肉的开放性创伤，合并产气荚膜杆菌、腐败弧菌等厌氧菌感染。细菌分解坏死组织产生大量气体，使坏死组织呈蜂窝状，按之有捻发音，外观污秽呈暗棕色。病变迅速沿肌束蔓延，患者中毒症状极重甚至危及生命，需紧急处理。

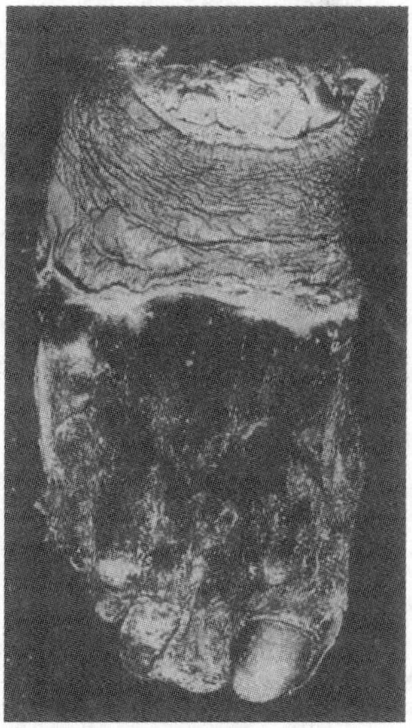

**图 2-10 足干性坏疽**

坏死范围大，边界清楚，呈黑色，干枯

3. 坏死的结局

（1）溶解吸收：较小范围的坏死组织可通过周围中性粒细胞及坏死细胞释放的各种水解酶，将坏死组织溶解液化，经血管、淋巴管吸收运走，不能吸收的碎片则由巨噬细胞吞噬、消化。

（2）分离排出：坏死灶较大，难以完全吸收时，其周围出现炎症反应，中性粒细胞释放蛋白溶解酶，将坏死灶边缘组织分解、吸收，与健康组织分离，并通过各种自然途径排出体外。表皮黏膜的坏死组织被分离后，形成组织缺损，浅者称为溃烂，深者称为溃疡。肺、肾等实质器官的坏死物，通过支气管、输尿管等自然管道排出，在该处留的空腔，称为空洞。

（3）机化：是指坏死组织不能溶解吸收或完全排出时，新生肉芽组织长入并逐步取代坏

死组织、血栓、异物等的过程，称为机化。

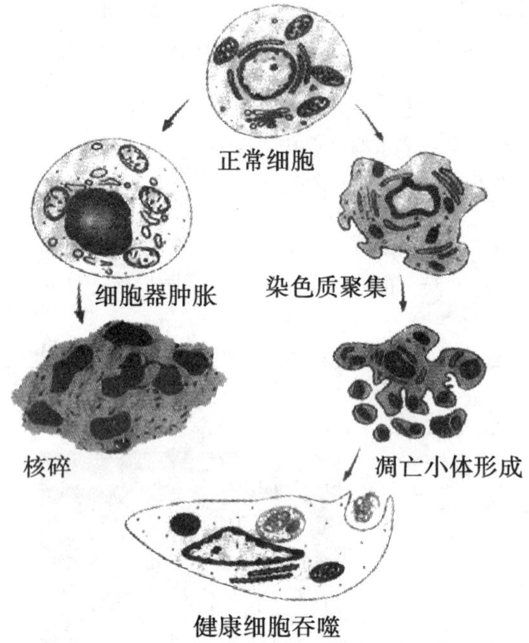


图2-11 坏死与凋亡模式图

（4）包裹或钙化：较大的坏死灶不能完全吸收或机化时，则由周围增生的肉芽组织将其包绕，使病变组织局限，称为包裹。包裹的坏死组织内可有钙盐沉积而发生钙化。

**（二）凋亡**

细胞凋亡（apoptosis）又称固缩坏死，是由基因调控的主动而有序的细胞死亡，有人又称程序性细胞死亡（programmed cell death，PCD）。凋亡发生机制与坏死不同，是由细胞的遗传素质决定的。损伤因素作用于细胞的遗传信息的转录和/或翻译，形成死亡蛋白，激活核酸内切酶，使染色质凝集，细胞质形成泡状膨隆，细胞破碎形成凋亡小体，被周围健康细胞吞噬，不引起炎症反应，通常表现为单个细胞或小灶状死亡（图2-11）。其形态特点有：①细胞固缩；②染色质凝聚；③胞浆内大泡及凋亡小体形成；④巨噬细胞吞噬凋亡小体。

凋亡在当前生物学研究中受到广泛重视，凋亡与下列生理和病理过程有关：①胚胎发育中细胞的程序性死亡；②成人的激素依赖性退化；③细胞的老化衰亡；④肿瘤细胞死亡；⑤淋巴细胞的衰亡；⑥实质器官的萎缩；⑦某些病毒性疾病的细胞损伤；⑧杀伤T细胞诱发的细胞死亡。

## 第三节 损伤的修复

修复（repair）是指局部组织和细胞损伤后，机体对形成的缺损进行修补恢复的过程。组织的修复是通过细胞的再生来完成的，因此，修复是以细胞的再生为基础，细胞再生的结果常是损伤组织的修复。

### 一、再生

再生（regeneration）是指组织或细胞损伤后，由周围的同种细胞分裂增殖进行修复的过程。可分为生理性再生和病理性再生两种。生理性再生是指在生理过程中，机体有些细胞不断衰老死亡，由新生的同种细胞不断补充，以维持原有形态和功能，如子宫内膜周期性脱落，由基层细胞增生加以恢复等。病理性再生是指组织、细胞缺损后发生的再生，分为完全性再生和纤维性修复两种类型。完全性再生是指死亡的细胞由同类细胞增生、补充，再生的组织完全恢复原有组织的形态及功能；纤维性修复是指由纤维结缔组织增生来修复，缺损不能恢复原有组织的形态和功能，最后形成瘢痕组织，故也称瘢痕修复。

**（一）各种细胞的再生能力**

机体各种细胞再生能力不一。一般来说，分化程度低比分化程度高的细胞再生能力强，易受损伤或生理状态下经常更新的细胞再生能力强。根据细胞再生能力的强弱，可将人体细胞分为以下三类。

1. 不稳定细胞　即再生能力强、寿命短的细胞。此类细胞再生能力最强，在生理状态下不断进行分裂、增生，以替换衰老死亡的细胞，细胞损伤后也有很强的再生能力。如全身的上皮细胞、淋巴造血细胞等。

2. 稳定细胞　此类细胞在生理状态下增生不明显，但有强大的、潜在的再生能力。在组织受到损伤后，此类细胞表现出较强的再生能力。如肝、胰、内分泌腺等腺上皮、成纤维细胞、血管内皮细胞、骨细胞和原始间叶细胞等。平滑肌细胞虽属稳定细胞，但再生能力弱。

3. 永久性细胞　即再生能力非常微弱或基本上无再生能力的细胞，如神经细胞、心肌细胞及骨骼肌细胞。出生后神经细胞不能分裂增生，一旦遭受破坏则成为永久性缺失，只能由神经胶质细胞增生补充。但这不包括神经纤维，在神经细胞存活的前提下，受损的神经纤维有着活跃的再生能力。心肌细胞与骨骼肌细胞只有微弱的再生能力，对损伤后修复几乎没有作用，靠瘢痕修复。这些细胞一旦被破坏则成为永久性缺失，其损伤后常由纤维组织增生来修复，最后形成瘢痕。

**（二）各种组织的再生能力**

1. 上皮组织的再生

（1）被覆上皮的再生：在鳞状上皮缺损时，基底层细胞分裂增生形成单层上皮覆盖创面，再增生分化为鳞状上皮；胃肠黏膜的上皮缺损后，由邻近的基底部细胞分裂、增生来修补。

（2）腺上皮的再生：腺体损伤后，由残留的上皮细胞分裂、增生补充，如腺体的基底膜或网架完整，可恢复原有的结构；但网架或基底膜破坏严重时，则难以再生或仅能形成上皮细胞团，如肝细胞的再生能力很强，损伤时，如肝小叶网状支架完整，则通过肝细胞的再生，使肝恢复原有的正常结构，但若肝组织严重破坏，肝小叶网状支架塌陷，则再生的肝细胞排列紊乱，难以恢复原有的肝小叶结构。

2. 血管的再生　在组织修复的过程中，血管能否再生至关重要，因为再生的血管可为修复组织提供足够的营养物质。

毛细血管常常以出芽的方式完成再生的过程，即毛细血管损伤处边缘血管内皮细胞分裂增生，形成实心的细胞条索，在血流冲击下逐渐形成血管腔，继而互相吻合形成毛细血管网（图 2－12）。大血管断裂后要通过手术吻合，内皮细胞再生覆盖断裂处，断裂处肌层不能再

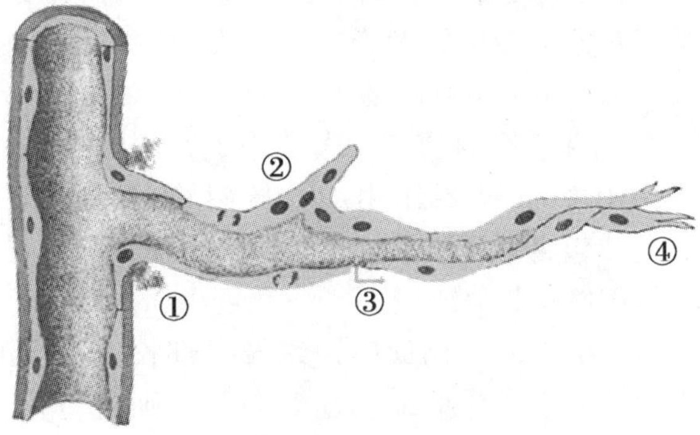


**图 2－12　毛细血管再生模式图**

1. 基底膜溶解；2. 细胞增生；
3. 细胞间通透性增加；4. 细胞移动和趋势

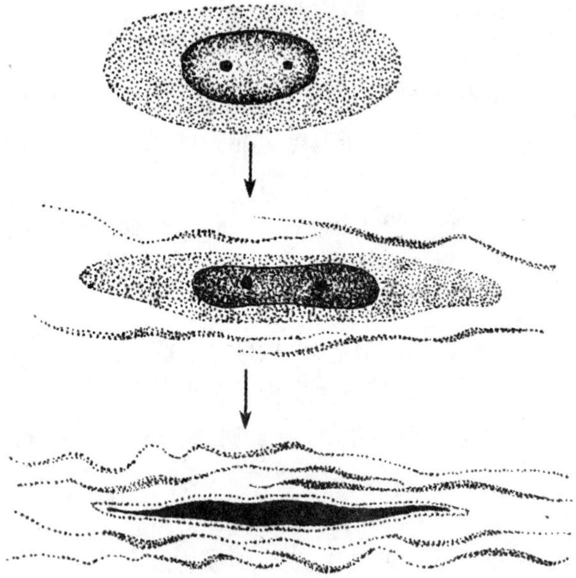

图 2－13 成纤维细胞再生模式图
成纤维细胞产生胶原纤维后转化为纤维细胞

生，通过结缔组织再生给予连接，即瘢痕修复。

3. 纤维组织的再生 在损伤刺激下，原静止状态的纤维细胞和未分化的间叶细胞分化形成成纤维细胞。幼稚的成纤维细胞体积较大、呈椭圆形或因胞体有突起而呈星芒状，胞质略呈嗜碱性。当成纤维细胞停止分裂后，在细胞周围形成胶原纤维，随着细胞的成熟，细胞周围胶原纤维逐渐增多，成纤维细胞又转变为长梭形的纤维细胞（图 2－13）。

## 二、纤维性修复

纤维性修复（fibrous repair）是指组织、细胞丧失后，机体通过纤维组织增生对缺损组织进行修补、恢复的过程。因修复后形成瘢痕组织，故又称为瘢痕修复。

### （一）肉芽组织

肉芽组织（granulation tissue）是由大量新生的毛细血管和成纤维细胞构成的幼稚结缔组织，常伴有各种炎症细胞，如巨噬细胞、中性粒细胞及淋巴细胞浸润。

1. 肉芽组织的形态 肉眼观察：呈鲜红色、颗粒状、柔软、湿润、触之易出血，形似鲜嫩的肉芽，故名肉芽组织。镜下观察：由内皮细胞增生形成的实性细胞索及扩张的毛细血管，与创面垂直生长，并以小动脉为轴心，在周围形成袢状弯曲的毛细血管网。新生的毛细血管间有许多新生的成纤维细胞，常常伴有大量渗出物及炎细胞。炎细胞以中性粒细胞和巨噬细胞为主（图 2－14）。

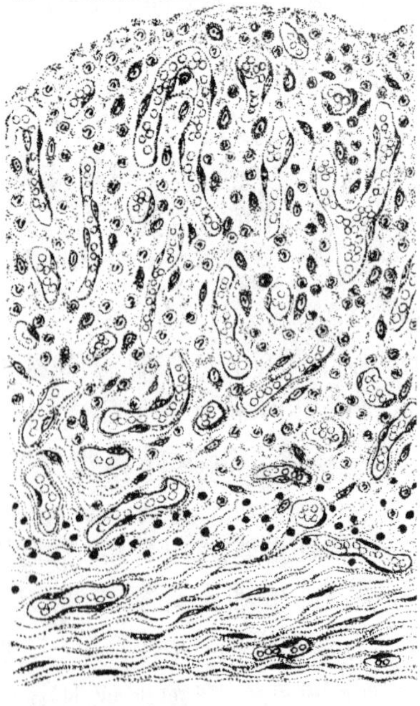

图 2－14 肉芽组织镜下结构模式图
图示新生的毛细血管、
成纤维细胞及各种炎性细胞

2. 肉芽组织的功能 肉芽组织在组织损伤修复过程中有如下重要作用：①抗感染及保护创面；②机化或包裹坏死组织、血凝块、血栓及其他异物；③填补创口及其他缺损。

肉芽组织从创伤面的边缘及底部长出，逐渐填补组织缺损，成纤维细胞逐渐向纤维细胞转化，最后产生胶原纤维，毛细血管数目逐渐减少。最后肉芽组织演变为血管稀少、有大量胶原纤维的瘢痕组织。

### (二) 瘢痕组织

瘢痕组织是指肉芽组织经改建成熟的纤维结缔组织。

1. 瘢痕组织的形态　肉眼观察：呈苍白或灰白半色，半透明，质硬、坚韧而缺乏弹性，呈收缩状态。镜下观察：大量呈均质、红染状、玻璃样变的胶原纤维束，血管和纤维细胞较少。

2. 瘢痕组织的作用及影响

(1) 对机体有利的方面：瘢痕组织的形成，能填补缺损的创口，使缺损长期牢固地连接起来。

(2) 对机体不利的方面：①抗拉力较正常皮肤弱，弹性差，如承受的力持久，可造成瘢痕膨出，如腹壁疝、室壁瘤；②瘢痕收缩，可引起关节挛缩、管腔狭窄，如胃溃疡瘢痕形成后可致幽门梗阻；③瘢痕性粘连可影响器官功能；器官内广泛纤维化、玻璃样变，可发生器官硬化；④若瘢痕发生在有腔器官可导致管腔狭窄；⑤瘢痕组织过度增生，形成突出于皮肤表面不规则的硬块，称为瘢痕疙瘩。容易出现这种状况的患者，称瘢痕体质。

## 三、创伤愈合

创伤愈合（wound　healing）是指组织遭受创伤后进行再生修复的过程。

### (一) 皮肤和软组织的创伤愈合

1. 创伤愈合的基本过程

(1) 伤口早期变化：皮肤伤口局部有不同程度的组织坏死和血管断裂出血，数小时内出现炎症反应，表现为充血、浆液渗出及白细胞游出，故局部红肿。渗出物和血凝块充填在伤口内，起临时保护作用。

(2) 伤口收缩：2～3 天后，边缘的整层皮肤及皮下组织向中心移动，于是伤口迅速缩小，直到 14 天左右停止。伤口收缩是由于伤口边缘新生的肌成纤维细胞牵拉作用引起。因为伤口收缩的时间正好是肌成纤维细胞增生的时间。伤口收缩的意义在于缩小创面。

(3) 肉芽组织增生和瘢痕形成：创伤后第 3 天开始，自伤口底部和边缘长出肉芽组织将伤口填平。第 5～6 天起，成纤维细胞产生胶原纤维及基质，其后 1 周，胶原纤维形成极为活跃，以后逐渐缓慢下来，随着胶原纤维大量增生，逐渐形成瘢痕组织，大约在伤后 1 个月，瘢痕完全形成。伤后数小时上皮细胞也增生，增生的上皮先呈单层上皮细胞，覆盖于肉芽组织表面，完全覆盖时停止增生，并分化为鳞状上皮。

2. 创伤愈合的类型　根据创伤程度及愈合情况，创伤愈合可分为以下三种类型。

(1) 一期愈合：见于组织破坏少、创缘整齐、无感染、经黏合或缝合后创口对合严密、无异物的伤口，表皮在 24～48 小时内将伤口覆盖。肉芽组织于第 3 天从伤口边缘长出，逐渐填满伤口。这类伤口愈合的时间短，形成瘢痕小，对机体一般无大的影响，临床上称为一期愈合（图 2-15）。

(2) 二期愈合：见于组织创伤范围大、坏死组织较多、创缘不整、无法整齐对合、伴有感染的伤口，此类伤口愈合时间长，形成瘢痕较大，临床上称为二期愈合（图 2-15）。如伤口炎症反应明显，必须控制感染，清除坏死组织才能愈合。如创面过大（一般认为直径超过 20cm 时），上皮组织难以覆盖，则要植皮。

(3) 痂下愈合：见于较浅表并有少量出血或血浆渗出的皮肤创伤（如皮肤表浅的擦伤）。创口表面的血液、渗出物及坏死物质干燥后形成黑褐色硬痂覆盖于创面上，创伤在痂下进行

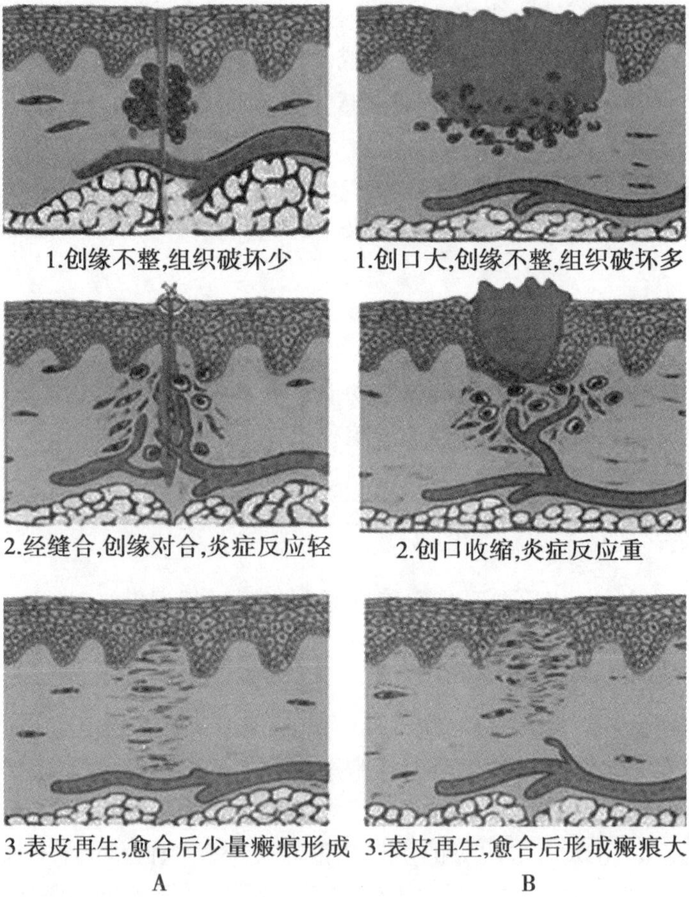


**图 2-15 创伤愈合模式图**

A：一期愈合；B：二期愈合

愈合，表皮再生完成后，痂皮自行脱落，称为痂下愈合。硬痂有保护创面及抗感染作用，不宜随意剥除。

### （二）骨折愈合

骨组织再生能力很强。骨折后，经过良好的复位、固定以及后期适当的功能锻炼，几个月内即可恢复正常的结构和功能。骨折愈合的过程可分为以下四个阶段（图 2-16）。

1. 血肿形成　骨折后，在骨折的两端及其周围伴有大量出血，形成血肿，数小时后血肿发生凝固，起到暂时黏合骨折断端的作用，将两断端连接起来。随后局部出现炎症反应，渗出的炎细胞清除坏死组织，为肉芽组织的长入与机化创造条件。

2. 纤维性骨痂形成　骨折后 2～3 天，血肿由肉芽组织取代机化，继而形成纤维性骨痂，使断端连接起来，但不牢固。此期需 2～3 周。

3. 骨性骨痂形成　在纤维性骨痂基础上，形成骨样组织，经钙盐沉着形成骨性骨痂。此期，新生骨小梁排列紊乱，达不到正常功能要求。此期需 4～8 周。

4. 骨痂改建　骨性骨痂经过进一步改建成板层骨。改建是在破骨细胞的骨质吸收及骨母细胞新骨质形成的协调作用下完成的。最终使骨折两端恢复原来的结构与功能，形成骨髓

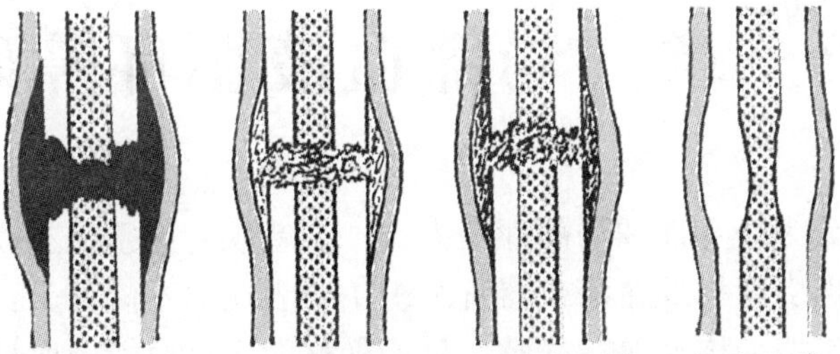


图 2-16 骨折愈合过程模式图

腔。此期需几个月或更长时间。

**（三）影响创伤愈合的因素**

1. 全身因素

（1）年龄：儿童或青少年的组织再生能力强，愈合快；老年人组织、细胞再生能力弱，愈合较慢，可能与血液供应减少及生理功能日益衰退有关。

（2）营养状况：蛋白质缺乏，尤其是含硫氨基酸缺乏时，肉芽组织和胶原纤维形成不良，伤口愈合缓慢。维生素 C 缺乏时，影响胶原纤维的形成，因此伤口愈合慢。钙和磷对创伤愈合中有重要作用，补锌可促进伤口愈合。

（3）药物的影响：肾上腺皮质激素能抑制炎症物质的渗出，不利于清除伤口感染，且抑制肉芽组织增生及胶原纤维的合成，不利于伤口愈合，故伤口愈合期间要慎用此类激素。抗癌药的细胞毒作用也可延缓伤口愈合。

（4）某些疾病的影响：尿毒症、糖尿病、免疫缺陷病等也可影响伤口愈合。

2. 局部因素

（1）感染与异物：感染可引起组织坏死，伤口延缓愈合。异物存留也可引起伤口感染，影响伤口愈合。所以要消除感染与异物，创伤才能愈合。

（2）局部血液循环：良好的血液循环可促使坏死物质吸收及感染的控制，还可保证组织再生的营养物质供应。临床上用热敷、理疗均对血液循环有改善作用。否则，局部血液供应不足或静脉回流障碍，不利于组织再生，生长迟缓，影响愈合。如伤口包扎过紧、静脉曲张等。

（3）神经支配：局部神经受损，其所支配区域组织再生能力降低，如麻风病引起的溃疡不易愈合就是神经受损的缘故。因此，清创时应注意避免伤及神经，对有神经损伤的伤口，需进行缝合处理，以保护神经，促进神经纤维再生。

（4）电离辐射：电离辐射能损伤细胞与血管，抑制组织再生，影响创伤的愈合。

（陈雅静）

# 第三章　局部血液循环障碍

血液循环障碍可分为全身性和局部性两大类。二者既有区别又有联系。本章主要叙述局部血液循环障碍。根据引起局部血液或器官组织主要表现的不同分为：①局部组织血管内血液含量异常：动脉血量增加称充血；静脉血量增加称淤血；血管内血量减少称缺血；②血管内成分溢出血管外：水分在组织间隙增加时称为水肿；红细胞溢出血管外时称出血；③血液内出现异常物质：包括血液凝固形成的血栓及血管内出现脂滴、空气等异常物质阻塞局部血管，进一步引起血管栓塞和组织梗死。

## 第一节　充血和淤血

充血和淤血都是指机体局部组织或者器官的血管内血液含量增多的状态（图 3-1）。

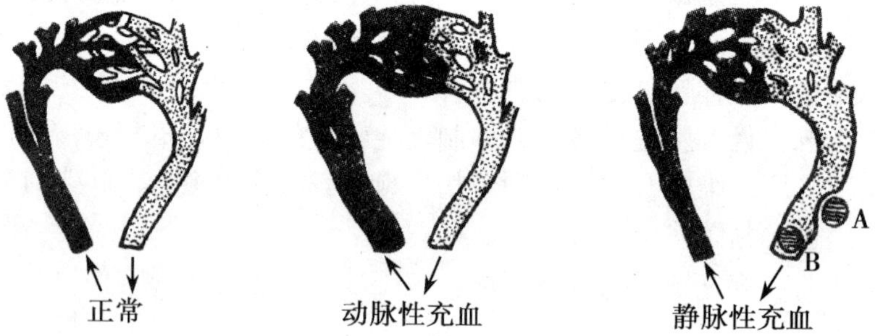


**图 3-1　充血和淤血示意图**

深色为动脉，浅色为静脉，箭头为血流方向

A：表示静脉受压；B：表示管腔阻塞

### 一、动脉性充血

局部组织或器官的动脉输入血量增多称为动脉性充血（arterial hyperemia），简称充血。这是一个主动过程，发生快，易于消退。

**（一）原因**

各种原因通过神经体液因素作用，使细小动脉扩张，血流加快，导致微循环动脉血灌流量增多而发生充血。常见的充血有：

1. 生理性充血　器官或组织在正常生理情况下，为适应生理需要和代谢增强而发生的充血，称为生理性充血。例如妊娠后的子宫充血、运动时的骨骼肌充血和各种导致情绪紧张的情况下的面部、颊部充血等。

2. 病理性充血　指各种病理状态下的充血。

（1）炎症性充血：较为常见。主要是在炎症早期，由于致炎因子的作用引起神经轴索反射使血管舒张、神经兴奋以及血管活性胺类介质释放，使局部细小动脉扩张充血，局部组织变红和肿胀。例如发生在体表的炎症，早期局部表现的发红、发热和肿胀与局部炎症性充血有关。

（2）减压后充血：指局部器官、组织长期受外力压迫，使受压器官、组织内的小血管张力降低，一旦压力突然解除时，受压的细小动脉发生反射性的扩张充血。例如绷带包扎过紧突然松开、一次迅速抽放大量腹水或腹腔内巨大肿瘤摘除后，局部细小动脉发生反射性扩张，致使过多的血液流入腹腔脏器血管等，可引起血压下降、脑供血不足等严重后果。

**（二）病理变化**

肉眼观察：充血组织或器官体积轻度增大。充血发生在体表时，因局部微循环内氧合血红蛋白增多，局部组织颜色鲜红，因代谢增强使局部皮肤温度增高。镜下观察：局部组织或器官内小动脉及毛细血管扩张，含血量增多。

**（三）结局**

动脉性充血属于暂时性的血管反应，原因消除后，可恢复正常，通常对机体无不良后果。但是在患有高血压或动脉粥样硬化等疾病的基础上，由于某些诱因（如情绪激动等）的作用，可引起局部病变的血管扩张充血，导致血管破裂出血，后果严重。例如，在脑动脉粥样硬化的基础上充血，可造成脑出血。

## 二、静脉性充血

局部组织或器官的静脉回流受阻，血液淤积于小静脉和毛细血管内，称为静脉性充血（venous hyperemia），简称为“淤血”（congestion）。淤血是一个被动过程，可发生于局部或全身。

**（一）原因**

1. 静脉受压　局部静脉血管外部受到压迫，引起血管管腔狭窄或闭塞，血液回流障碍，引起器官或组织淤血。常见有肿瘤、炎症包块或肿大的脏器等压迫邻近组织内静脉引起相应组织淤血。例如，妊娠时增大的子宫压迫髂总静脉引起下肢淤血水肿。

2. 静脉管腔阻塞　多见于静脉血栓形成或侵入静脉内的肿瘤细胞形成的瘤细胞栓等阻塞静脉，导致局部出现淤血。由于组织内静脉有较多分支，又有丰富的吻合侧支，不易出现静脉淤血，只有在静脉阻塞并且侧支循环不能有效建立的情况下，静脉管腔的阻塞才会发生淤血。

3. 心力衰竭　①左心衰竭：高血压病后期、风湿性心脏病、心肌梗死等引起左心衰竭时，由于肺静脉回流受阻，肺静脉压增高，造成肺淤血；②右心衰竭：各种慢性阻塞性肺疾病，如肺源性心脏病导致右心衰竭时，由于上、下腔静脉回流受阻，造成体循环淤血，常表现为肝淤血，严重时脾、肾、胃肠道及下肢也出现淤血；③全心衰竭：肺循环和体循环都会发生淤血。

**（二）病理变化**

肉眼观察：淤血的组织或器官体积增大，重量增加，包膜紧张，切面常有大量血性液体流出。淤血发生在体表时，血液内脱氧血红蛋白增多，局部呈紫红色，如在皮肤、口唇黏膜或肢体末端，局部组织颜色呈紫蓝色，称为发绀。由于局部血液停滞，毛细血管扩张，使散热增加，局部皮肤温度降低。镜下观察：局部组织或器官内小静脉及毛细血管扩张，过多红细胞积聚。

**（三）结局**

淤血的后果取决于淤血的部位、范围，淤血的程度和时间长短以及侧支循环建立情况等。短时间的淤血后果轻微，而长时间的淤血后果较为严重。主要表现有淤血性水肿，淤血性出血，实质细胞萎缩、变性、坏死和淤血性硬化等。

### （四）重要器官淤血

1. 肺淤血　左心衰竭时，肺静脉回流受阻发生肺淤血。肉眼观察：淤血时肺体积增大，重量增加，包膜紧张，颜色暗红，质地变实。切面可有泡沫状淡粉红色或红色血性液体流出。镜下观察：肺泡壁毛细血管和细小静脉广泛高度扩张充血，部分肺泡腔内可有多少不等的漏出液和漏出的红细胞。部分肺泡腔内可见大量含有含铁血黄素颗粒的巨噬细胞，称为心衰细胞（图 3-2）。长期的慢性肺淤血，肺质地变硬，肉眼呈棕褐色，称为肺褐色硬化。

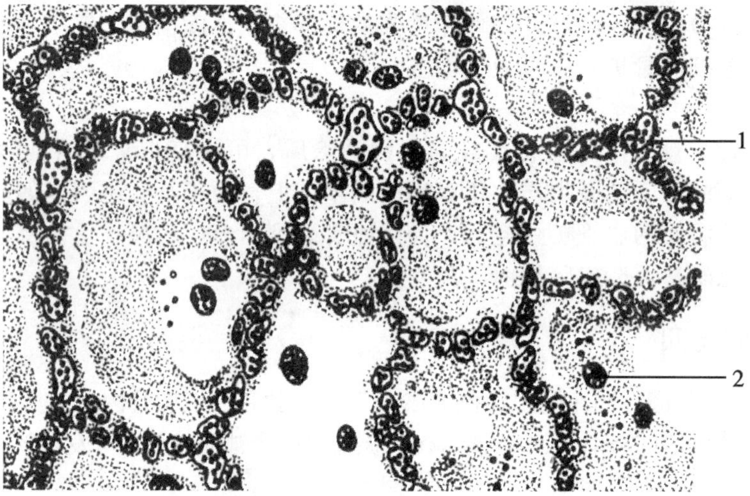


**图 3-2　慢性肺淤血**

1. 肺泡壁毛细血管扩张淤血；2. 肺泡腔内心衰细胞、水肿液及少量红细胞

2. 肝淤血　右心衰竭时，肝静脉回流心脏受阻发生肝淤血。肉眼观察：肝体积增大，包膜紧张，颜色暗红。长期慢性肝淤血时，肝的表面及切面可见红（淤血区）和黄（脂肪变性区）相间的状似槟榔切面的条纹，称为槟榔肝（图 3-3）。镜下观察：肝小叶中央静脉和周围的肝窦高度扩张淤血，肝小叶中央区肝细胞萎缩，肝小叶周边区肝细胞脂肪变性，严重淤血时可见肝细胞坏死（图 3-4）。长期慢性肝淤血，可引起肝内间质纤维结缔组织增生及

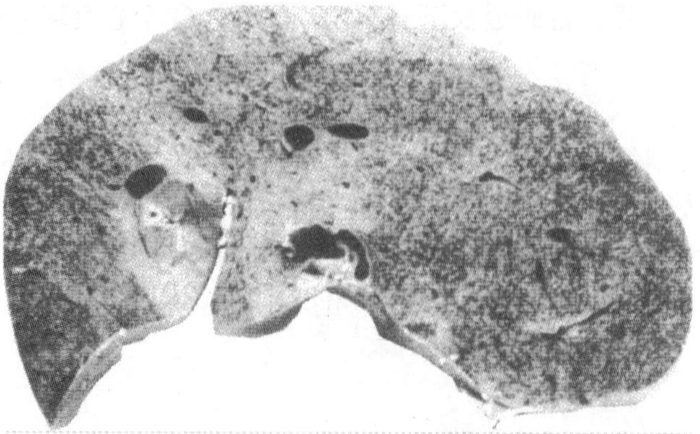

**图 3-3　槟榔肝（大体）**

慢性肝淤血时，肝切面出现红（淤血区）和黄（脂肪变性区）相间的状似槟榔切面的条纹

网状纤维胶原化，使肝质地变硬，称为淤血性肝硬化。

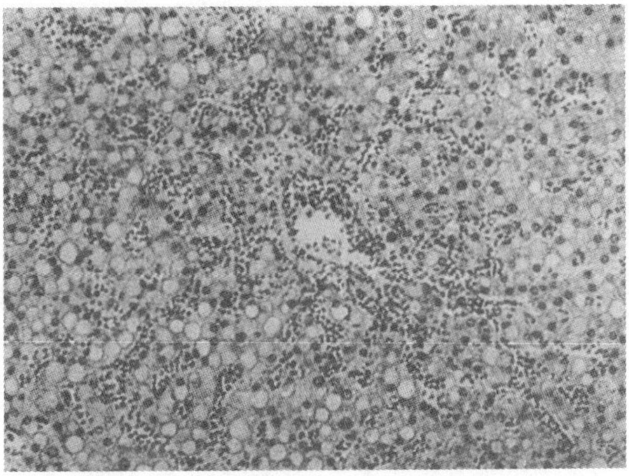

**图 3-4 慢性肝淤血和肝细胞脂肪变性**

中央静脉及其周围的肝窦扩张、淤血，周围的肝细胞脂肪变性

## 第二节 出 血

血液（主要为红细胞）自心、血管腔内流出，称为出血（hemorrhage）。血液若流入组织间隙或体腔内，称为内出血；流出到体外，称为外出血。

### 一、类型及原因

#### （一）破裂性出血

破裂性出血是由心脏或血管破裂所致。多起因于机械性创伤；也可因心、血管自身病损，如心肌梗死、动脉瘤或动脉粥样硬化的破裂引起；或组织病变侵蚀血管而破裂，如结核病干酪样坏死、胃十二指肠溃疡、恶性肿瘤组织坏死等。

#### （二）漏出性出血

漏出性出血是毛细血管和微静脉通透性增高，以红细胞为主的血液成分从血管内流出。常见原因可有：

1. 缺氧、毒素、炎症、维生素 C 缺乏等，使血管壁内皮细胞间隙增大或基底膜受损。

2. 血小板量和性质改变，血小板能随时沉着于血管壁以填补内皮细胞留下的空隙，因而具有维护血管壁的完整性或促使内皮细胞修复的功能。当血小板太少或功能缺陷时，这些功能就难以完成而引起漏出性出血。

3. 凝血因子缺乏，如因子Ⅷ缺乏所致的血友病；肝病时，多种凝血因子合成障碍均可引起漏出性出血。

### 二、病理变化

内出血可发生于身体的任何部位，血液积聚于体腔内时称为体腔积血，如胸腔积血、心包积血；血液积聚于组织内，量大时可形成血肿，如脑血肿、皮肤血肿；皮肤和黏膜的出血在局部形成瘀点或瘀斑；呼吸道出血经口排出，称为咯血；消化道出血经口排出，称为呕血；血液从肛门排出，称为便血。

### 三、后果

出血对机体的影响取决于出血量、出血速度和出血部位。一般的出血，多可自行停止。少量缓慢的出血，一般不会引起严重后果。进入体腔或组织间隙的血液，可逐渐被吸收、机化或包裹。长期慢性出血，可引起贫血。但短时间丧失循环血量的20%～25%的破裂性出血和大范围的漏出性出血（如肝硬化引起的胃肠道黏膜广泛出血等），可导致出血性休克。发生在重要器官的出血，即使出血量不多，也可引起严重后果，如脑出血，尤其是脑干出血，可因呼吸、循环中枢受压而致死。

## 第三节 血栓形成

在活体的心脏或血管内，血液凝固或血液中的某些有形成分凝集形成固体质块的过程称血栓形成（thormbosis）。所形成的固体质块称为血栓（thrombus）。

### 一、血栓形成的条件和机制

血栓形成是血液在心、血管内流动的状态下，由于血小板的活化和凝血因子被激活而使血液发生凝固。目前公认的血栓形成条件有：

#### （一）心、血管内膜的损伤

心、血管内膜损伤导致内皮细胞变性、坏死及脱落，暴露出内皮下胶原纤维。损伤的内皮细胞释放的组织因子及暴露的内皮下胶原纤维分别启动外源性和内源性凝血系统，引起血栓形成。在病理情况下，如心肌梗死、动脉粥样硬化、创伤性或炎症性的动静脉损伤以及弥散性血管内凝血等造成心、血管内膜损伤。

#### （二）血流状态的改变

血流状态的改变主要指血流速度减慢和血流产生漩涡等改变。当血流缓慢或有涡流形成时，轴流变宽甚至被破坏，血小板进入边流而靠近血管壁，增加了与内膜接触的机会，血小板黏附内膜的可能性加大；另外，血流缓慢和产生涡流，被激活的凝血因子和凝血酶不易被稀释和带走，同时可引起内皮细胞损伤，内皮下胶原纤维暴露，从而可能促发外源性和内源性凝血系统。

#### （三）血液凝固性增高

血液凝固性增高是指血液中的血小板和凝血因子增多及血液黏滞性增高，或纤维蛋白溶解系统活性降低而导致血液处于高凝状态。在大面积烧伤、严重创伤、手术后或产后大失血后，血液浓缩，补充大量幼稚的血小板，使血小板黏性增加利于血栓形成。另外，某些肿瘤患者的癌细胞释放大量组织因子入血，可启动外源性凝血系统，形成血栓。

上述血栓形成的三个条件是独立的，但往往同时存在。一般情况下，其中某一个条件起着主导作用，其他条件起辅助作用。例如创伤或手术后大失血，血栓的形成主要与血液的凝固性增加有关，但如卧床过久，则血流缓慢可促进血栓的形成。

## 二、血栓形成的过程及类型

### （一）形成过程

血栓形成过程从血小板黏附于内膜下裸露的胶原开始。具体过程可分为三个阶段：①血小板黏附、沉积与黏集形成血小板血栓。血小板血栓构成延续性血栓的头部。②血液凝固：血栓头部形成后，其下游的血流变慢和出现涡流，导致另一个新的血小板黏集堆的形成，这一过程反复交替进行，发展形成血栓的体部。③最后，血栓的体积不断增大，致使血管腔阻塞，局部血流停滞而使血液凝固，最终构成延续性血栓的尾部（图 3－5）。

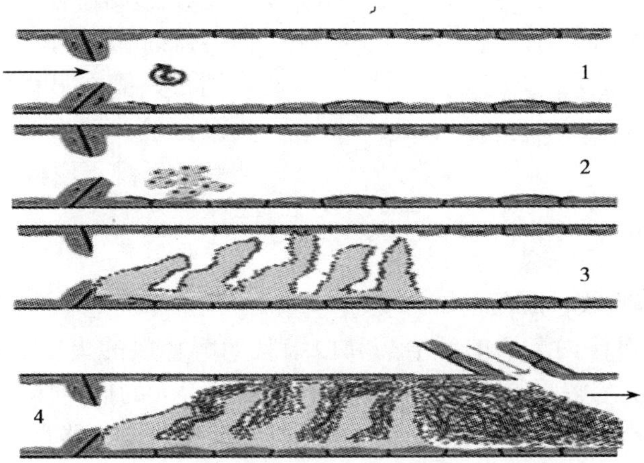


**图 3－5　血栓形成示意图**

1. 血管内膜粗糙，血小板沉积，局部形成涡流；2. 血小板黏附积聚增多形成小梁，小梁周围有白细胞黏附；3. 小梁间形成纤维蛋白网，网眼中充满红细胞；4. 血管完全阻塞，血流停滞，形成凝血块

### （二）形态类型

血栓的形态类型可分为以下四种：

1. 白色血栓　常见于血流速度较快的心脏和动脉内，常为静脉血栓的起始部即头部。例如，在急性风湿性心内膜炎时，二尖瓣闭锁缘上形成的白色赘生物即为白色血栓。肉眼观察：呈灰白色，质地坚硬，小结节状或呈疣状赘生物，与瓣膜或血管壁紧密黏附不易脱落。镜下观察：主要由珊瑚状的血小板小梁和少量纤维蛋白构成，故又称为血小板血栓。

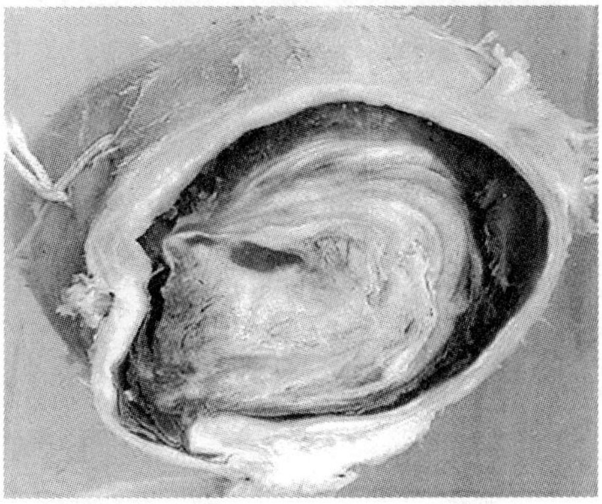

**图 3－6　股动脉瘤内混合血栓**

切面可见灰白色与红褐色相间的分层状结构

2. 混合血栓　多发生在血流缓慢、出现涡流的静脉内，构成静脉血栓的体部。肉眼观察：呈灰白色和红褐色层状交替的结构（图 3－6）。静脉内的混合血栓为粗糙、干燥、圆柱状，与血管壁粘连（图 3－7）；心腔内、动脉粥样硬化溃疡部位或动脉瘤内的混合血栓，又称为附壁血栓。镜下观察：可见淡红

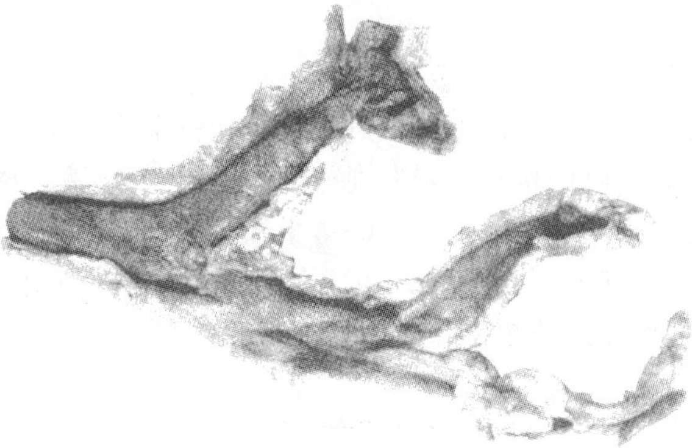

**图 3-7 静脉内混合血栓**
髂静脉内的混合血栓呈粗糙、干燥、圆柱状

色的血小板小梁、小梁边缘附着的白细胞、小梁间的纤维蛋白网和充满于网中的红细胞。

3. 红色血栓　主要见于静脉内，构成静脉血栓的尾部。肉眼观察：新鲜时表面光滑、湿润、暗红色，有一定的弹性，与血管壁无粘连；陈旧时，血栓干燥、无弹性、质脆易碎。

4. 透明血栓　主要见于弥散性血管内凝血时微循环的小血管内，肉眼不能识别，只能在显微镜下观察到，故又称为微血栓。镜下观察：由嗜酸性均质透明状的纤维蛋白构成。

## 三、血栓的转归

### （一）软化、溶解吸收、脱落

新鲜的血栓可被血栓内激活的纤溶酶和白细胞崩解释放的蛋白溶解酶软化而逐渐被溶解。小的血栓可完全被溶解吸收或被血流冲走不留痕迹；大的血栓部分软化溶解后，易在血流冲击下脱落成为血栓栓子，其随血流运行并停留到远处的组织器官的血管内，进一步形成血栓栓塞。

### （二）机化与再通

1. 机化　血栓形成后由血管壁向血栓内长入新生的肉芽组织并逐渐取代血栓的过程，称为血栓机化。机化发生在血栓形成后的 1～2 天，较大的血栓约 2 周便可完全机化，机化后的血栓与血管壁紧密粘连，不易脱落。

2. 再通　在血栓机化的过程中，由于水分被逐渐吸收，血栓干燥收缩或部分溶解，从而在血栓与血管壁之间出现裂隙，新生的血管内皮细胞长入并覆盖于裂隙的表面，形成新的血管腔，使已阻塞的血管部分地重新恢复血流，这一过程称为再通（图 3-8）。

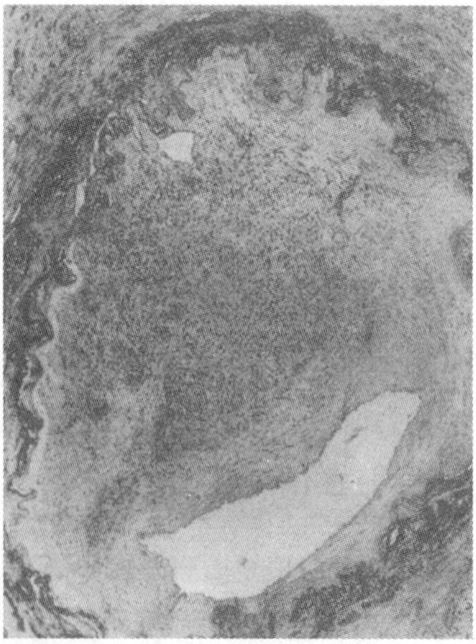

**图 3-8 机化的血栓**
血管腔内的血栓已经被肉芽组织替代而机化，机化的血栓出现再通

### （三）钙化

若血栓既未能被软化、溶解吸收，又未能被完全机化，可发生钙盐沉积。静脉内血栓的钙化称为静脉石，动脉内血栓的钙化称为动脉石。

## 四、血栓对机体的影响

血栓形成对机体利弊兼有。有利的作用：①主要是止血和防止继续出血。例如当胃、十二指肠溃疡底部和肺结核空洞壁血管破裂出血时，则在血管破裂口处形成的血栓堵塞破裂口，起到止血或避免大出血的作用。②炎症时病灶周围小血管内血栓形成，可防止病原微生物及其代谢产物随血流扩散。不利的作用：在大多数情况下，血栓形成会对机体造成更不利的影响，主要有：

1. 阻塞血管　血栓形成后阻塞动脉管腔可引起局部组织或器官缺血、缺氧，进而引起实质细胞萎缩、变性甚至坏死。血栓阻塞静脉管腔时，如果侧支循环未建立，可引起局部淤血、水肿、出血等；若侧支循环得以建立，局部血液循环状态得到改善，不会引起严重后果。

2. 栓塞　血栓部分或全部脱落成为血栓栓子，随血流运行，造成血栓栓塞。若栓子内含有细菌，可引起栓塞组织发生败血性梗死或脓肿形成。

3. 心脏瓣膜变形　心脏瓣膜上形成白色血栓机化后使瓣膜增厚、粘连等，造成瓣膜口狭窄或关闭不全，进而导致心功能不全。

4. 广泛出血和休克　由于严重创伤、大面积烧伤、严重感染等引起弥漫性血管内凝血时，微循环内广泛的微血栓形成，消耗了大量血小板和凝血因子，导致血液处于低凝状态而引起全身广泛出血和休克，对机体产生严重的后果。

## 第四节　栓　塞

在循环的血液中出现不溶于血液的异常物质，随血流运行阻塞血管腔的现象称为栓塞（embolism）。阻塞血管的异常物质称为栓子（embolus）。栓子可以是固体、液体或气体。最常见的栓子是脱落的血栓，其他栓子有脂肪滴、羊水、空气和肿瘤细胞团等。

### 一、栓子的运行途径

栓子的运行途径一般与血流方向一致（图 3-9），最终阻塞在口径与栓子直径相当的血管并阻断血流。栓子来源不同，其随血流运行的途径也不同，一般随血流方向运行。主要有以下三种运行途径：

1. 来自左心和体循环动脉系统的栓子，随动脉血流运行，最终栓塞在各组织器官的口径与栓子直径相当的动脉分支，常见栓塞于脑、脾、肾及四肢等。

2. 来自体循环静脉系统和右心的栓子，随静脉血流运行，最终进入肺动脉主干或其分支，引起肺栓塞。

3. 来自门静脉系统的栓子（如来自肠系膜静脉的栓子），随血流运行入肝，引起肝内门静脉分支的栓塞。

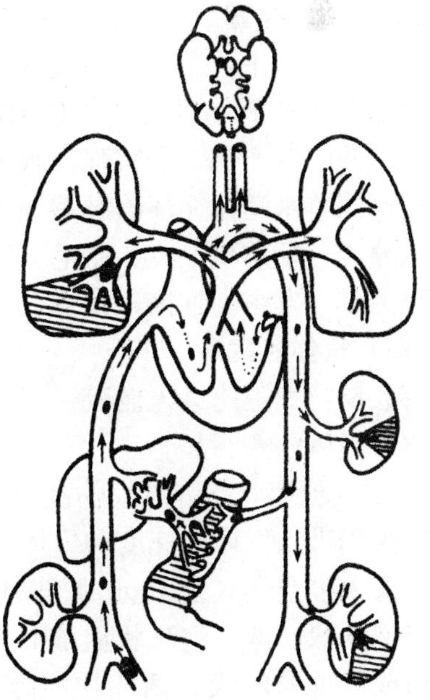

**图 3-9　栓子运行途径与栓塞部位示意图**

血管内的黑色小体示意栓子，箭头示意栓子运行方向，器官内的线条区示意梗死

### 二、栓塞的类型及后果

根据栓子的不同，栓塞分为以下几种类型：

### （一）血栓栓塞

由脱落的血栓引起的栓塞称为血栓栓塞，是栓塞中最常见的类型，占栓塞的99%以上。因血栓栓子的来源、大小和栓塞部位的不同，对机体的影响也有所不同。

1. 肺动脉栓塞 引起的血栓栓子95%以上来自下肢深部静脉，尤其是腘静脉、股静脉和髂静脉，偶见来自于盆腔静脉或右心的附壁血栓。肺动脉栓塞的后果取决于栓子的大小和数量以及心、肺功能状态。①中、小肺动脉血栓栓塞：因肺动脉和支气管动脉之间有丰富的吻合支，肺动脉的小分支或毛细血管的栓塞可由支气管动脉的血流通过吻合支供应血液，一般不引起严重后果。但若栓塞前，肺组织已有严重淤血，局部毛细血管内压力的升高可影响支气管动脉的供血，导致肺组织发生出血性梗死。当大量小栓子广泛地栓塞在肺动脉的多数分支时，可导致急性右心衰竭，使患者猝死。②较大肺动脉血栓栓塞（图3-9）：引起肺动脉主干或大分支的栓塞。一般后果严重，患者可突然出现呼吸困难、发绀、休克等症状，更严重者可因急性呼吸、循环衰竭而死亡。

2. 循环动脉系统栓塞 引起栓塞的血栓栓子80%来自左心，如附壁血栓（心肌梗死、二尖瓣狭窄时）、左心瓣膜的赘生物（细菌性心内膜炎）；其次为动脉粥样硬化斑块表面的血栓。引起栓塞的部位主要为脑、肾、脾和下肢等的动脉，栓塞的后果视栓塞的部位和栓子的大小及局部侧支循环建立的情况而异。

### （二）脂肪栓塞

脂肪滴进入血液，栓塞小血管的现象称为脂肪栓塞。脂肪栓子常见于长骨骨折、脂肪组织严重挫伤、骨科手术等损伤导致脂肪细胞破裂并释放出脂滴，脂滴进入血液循环引起脂肪栓塞。

### （三）羊水栓塞

在分娩过程中，羊水经破裂的子宫血管进入母体血液循环而引起的栓塞称为羊水栓塞。羊水栓塞是一种十分罕见的严重危险的并发症，发病急，死亡率高。分娩过程中，当羊膜囊破裂、胎儿阻塞产道，子宫强烈收缩、宫内压增高时，可将羊水挤压入破裂的子宫壁静脉窦内，进而使羊水随体循环静脉系统血液回流至右心，再到达肺。镜下栓塞的肺小血管内可见羊水成分，包括角化上皮、胎毛、胎脂、胎粪。临床上患者常在分娩过程中或分娩后突然出现呼吸困难、发绀、抽搐、休克、昏迷甚至死亡。

### （四）气体栓塞

有大量空气迅速进入血液循环或由原来溶解于血液内的气体迅速游离形成气泡引起的栓塞，称为气体栓塞。

1. 空气栓塞 指静脉损伤破裂，外界空气从破裂处进入循环的血流引起的栓塞。所致后果取决于进入气体的速度和气体量：①少量空气入血后可被溶解于血液内，不会发生空气栓塞。②大量空气（约100ml）迅速进入静脉后，随体循环静脉系统血液回流到达右心，形成大量泡沫状血液，泡沫状血液具有压缩性和膨胀性，心脏收缩时阻塞肺动脉口而不被排出，造成严重的呼吸、循环功能障碍，临床上患者出现呼吸困难、发绀，重者导致猝死。③进入右心的部分气泡可进入肺动脉，引起肺小动脉分支空气栓塞。

2. 氮气栓塞 又称减压病、沉箱病或潜水员病，指机体从高气压环境急速转到常压或低气压环境的减压过程中（如飞行员由地面升入高空或潜水员由深水潜出水面），使原来溶解于血液内的氧气、二氧化碳和氮很快游离形成气泡，氧气、二氧化碳会迅速再被溶解，而氮气溶解度低，小气泡很快形成较大气泡，在血管内形成气体栓塞，以致在血液和组织内形成很多小气泡或融合成大气泡，从而引起氮气栓塞。

**（五）其他栓塞**

肿瘤栓子栓塞，可引起肿瘤在局部形成转移瘤。细菌团、寄生虫和虫卵进入血液也可引起栓塞。

# 第五节　梗　死

局部组织或器官的动脉血流供应中断而引起的缺血性坏死，称为梗死（infarction）。

## 一、梗死的原因

任何引起动脉血管阻塞，导致局部血液循环中断的原因均可引起梗死。常见原因如下：

1. 动脉血栓形成　是梗死最常见的原因。主要见于心脏冠状动脉和脑动脉粥样硬化合并血栓形成时造成的心肌梗死和脑梗死。

2. 动脉栓塞　也是梗死的常见原因之一，多为血栓栓塞。肾、脾、肺和脑梗死多为动脉栓塞引起。

3. 动脉受压闭塞　动脉血管受到压迫闭塞，可引起相应部位梗死，如血管外肿瘤的压迫、肠扭转或肠套叠、嵌顿性肠疝、肠系膜静脉和动脉受压等。

4. 动脉痉挛　在动脉血管已有部分闭塞狭窄的基础上，若再发生持续性痉挛，可导致血流供应中断而引起梗死。如心脏冠状动脉、脑动脉粥样硬化合并血管持续性痉挛，可引起心肌梗死和脑梗死。

## 二、梗死的形态特点

1. 梗死灶的形状　取决于梗死器官的血管分布。①多数器官血管呈锥形，切面呈扇形或三角形，其尖端（为血管阻塞处）指向脏器的门部（图 3－10），如指向脾门、肾门、肺门等，底部靠近器官的表面；②因心脏冠状动脉分支不规则，故心肌梗死灶的形状呈不规则形或地图形；③肠系膜血管呈扇形分支和支配某一段肠管，故梗死灶常呈节段形。

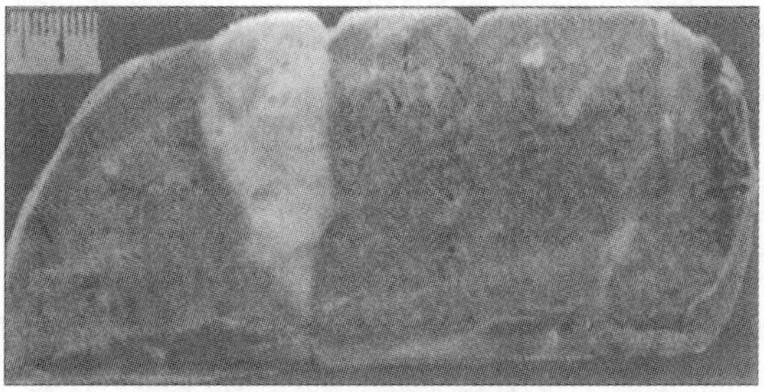

**图 3－10　脾贫血性梗死**

脾切面三角形的梗死病灶，呈灰白色，境界清楚，质地坚实、干燥

2. 梗死灶的质地　多数实质性器官如心、脾、肾的梗死为凝固性坏死。脑梗死灶为液化性坏死，日后逐渐液化成囊腔状。

3. 梗死灶的颜色 取决于梗死灶内的含血量。含血量少的色灰白或灰黄，含血量多的色暗红。

## 三、梗死的类型

根据梗死灶内含血量的多少，梗死分为贫血性梗死和出血性梗死两种类型。

### （一）贫血性梗死

1. 发生条件及好发部位 发生条件：①组织结构致密；②侧支循环不丰富的实质器官。好发部位：心、脾、肾等。

2. 病理变化 肉眼观察：①颜色：梗死灶呈灰白色或灰黄色；②形状：多数梗死灶呈锥形状，切面呈扇形或三角形；心肌梗死灶呈不规则形或地图形；③质地：多数梗死灶为凝固性坏死，质实；脑梗死灶为液化性坏死，日久逐渐液化为囊腔状；④在梗死灶周围有明显的充血出血带，与周围组织分界清楚。镜下观察：①早期可见细胞坏死的改变，组织结构轮廓尚保存，坏死区与正常组织交界处见充血出血带；②后期坏死组织成为一片均匀红染无结构的物质；③晚期肉芽组织长入取代坏死组织，最终形成瘢痕组织。

### （二）出血性梗死

1. 发生条件及好发部位 发生条件：①梗死前组织已发生了严重的淤血；②组织结构疏松；③有双重血液循环或吻合支丰富的器官。好发部位：肺和肠。

2. 病理变化 肉眼观察：①颜色：梗死灶呈暗红色；②形状：肺出血性梗死灶呈锥体形，切面呈扇形或三角形；肠出血性梗死灶呈节段形；③在梗死灶周围无明显的充血出血带，与正常组织分界不清楚。镜下观察：除早期梗死灶内弥漫性出血外，其余同贫血性梗死的镜下所见。

## 四、梗死对机体的影响

梗死对机体的影响，取决于发生梗死的器官，梗死灶的大小、部位，以及有无细菌感染等因素。若心肌梗死轻则影响心功能，重则导致心功能不全，甚至猝死；脑梗死轻则出现神经功能障碍（偏瘫、失语等），重则导致昏迷甚至死亡。发生在肾、脾、肺的梗死，一般对机体的影响不大，仅引起局部症状，如肾梗死可出现腰痛和血尿；肺梗死可出现胸痛和咯血等；肠梗死除引起剧烈腹痛、血便外，还可导致肠穿孔和化脓性腹膜炎，若治疗不及时，后果严重；肺、肠和四肢的梗死继发细菌感染时，因发生坏疽而后果严重；由含有化脓菌的栓子栓塞导致的梗死，梗死灶内可出现脓肿。

（陈雅静）

# 第四章　炎　症

炎症（inflammation）是指具有血管系统的活体组织对各种致炎因子引起的损伤所发生的以防御为主的全身性病理过程。炎症局部组织的基本病理变化有变质、渗出和增生。临床局部表现为红、肿、热、痛和功能障碍，并伴有不同程度的全身反应，如发热、白细胞计数改变、单核-巨噬细胞系统细胞增生等。

炎症性疾病是临床常见病，如疖、痈、胃炎、阑尾炎、肝炎、肺炎、肾炎、结核以及外伤感染等。机体通过炎性充血和渗出反应，局限、消灭或排出损伤因子，稀释或中和毒素，清除异常物质，同时通过实质和间质细胞的再生使受损伤的组织得以修复和愈合。炎症过程既有损伤，又有修复。炎症反应与修复过程紧密相连。因此，炎症的本质是机体的一种防御性反应。但在一定条件下，炎症过程中发生的一些反应有时也会引起组织和细胞的损伤，给机体带来不同程度的危害，如心包炎时，心包腔内纤维素性渗出物机化可引起缩窄性心包炎，进而影响心功能；发生于脑实质或脑膜的炎症可引起颅内压升高，甚至形成脑疝致使生命中枢受压而造成患者死亡；声带急性炎症水肿可导致窒息；严重的过敏反应可危及患者的生命等。医务工作者要正确认识炎症的两面性，促使炎症向有利于机体康复的方向发展。

## 第一节　炎症的原因

凡能引起组织和细胞损伤的因子均能引起炎症，致炎因子种类很多，可归纳为以下几类：

1. 生物性因子　包括细菌、病毒、立克次体、支原体、螺旋体、真菌和寄生虫等，是炎症最常见的原因。它们在人体内可以繁殖、产生和释放毒素，直接导致细胞和组织损伤，而且还可诱发免疫应答导致炎症。生物性因子的致病作用与病原体的数量、毒力及机体反应有关。

2. 物理性因子　高温、低温、放射线、紫外线、电击、切割、机械性创伤等造成组织损伤均可引起炎症反应。

3. 化学性因子　外源性化学物质如强酸、强碱等，内源性化学物质如坏死组织的分解产物和体内代谢所产生的尿酸、尿素等，可直接引起炎症反应或造成组织损伤后发生炎症反应。

4. 免疫反应异常　机体免疫反应异常可造成组织损伤，引起炎症反应。如过敏性鼻炎、荨麻疹、肾小球肾炎、系统性红斑狼疮等。

## 第二节　炎症介质

炎症介质（inflammatory mediator）是指一组参与并诱导炎症反应的某些具有生物活性的化学物质，也称化学介质。这些物质可以促进血管反应，使血管壁通透性增高及对炎细胞的趋化作用，导致炎性充血和渗出等变化。有的炎症介质可引起发热、疼痛等。这些炎症介质包括细胞释放的炎症介质、白细胞产物和体液产生的炎症介质。炎症介质生物活性作用强，种类多，一般可分为外源性（如细菌及其产物）和内源性（来源于细胞和血浆）两大类。主要炎症介质及其功能作用见表 4-1。

**表 4-1 主要炎症介质及其功能作用**

| 功能作用 | 炎症介质 |
| --- | --- |
| 血管扩张 | 组胺、缓激肽、前列腺素、NO |
| 血管壁通透性升高 | 组胺、缓激肽、C3a 和 C5a、白细胞三烯 |
| 趋化作用 | 细胞因子、细菌产物、C5a、阳离子蛋白 |
| 发热 | IL-1、IL-6、TNF-α、$PGE_2$ |
| 疼痛 | 缓激肽、$PGE_2$ |
| 组织损伤 | 氧自由基、溶酶体酶、NO |

## 第三节 炎症的基本病理变化

由于引起炎症的原因不同，发生炎症的组织不同，患者个体的年龄、体质、免疫状态等因素的不同，使炎症的表现千差万别，但炎症局部组织的基本病理变化却是相似的，包括变质、渗出和增生。一般急性炎症或炎症早期以变质和渗出为主，慢性炎症及炎症后期以增生为主。变质为损伤性病理过程，而渗出和增生是以抗损伤和修复为主的病理过程。

### 一、变质

变质是指炎症局部组织发生的变性和坏死。变质既可以发生于实质细胞，也可见于间质。

#### （一）形态变化

实质细胞常出现的变质包括细胞水肿、脂肪变性以及凝固性或液化性坏死等。间质细胞常出现的变质性变化有玻璃样变性、黏液样变性和纤维素样坏死等。

#### （二）代谢变化

分解代谢增强是炎症组织的主要代谢特点，可表现为以下两方面：

1. 局部酸中毒　炎症初期组织分解代谢增强，局部组织耗氧量增加，随后由于血液循环障碍，各种氧化不全的中间代谢产物增多，炎症部位 $H^+$ 浓度升高，出现局部酸中毒。

2. 炎症局部的渗透压升高　炎症局部坏死组织崩解，大分子蛋白物质分解为许多小分子物质，使局部分子浓度增高；加之局部 $H^+$ 浓度升高，盐类解离增强，使炎症部位离子浓度升高。

由于炎症局部组织酸中毒和渗透压的升高，可加重局部血液循环障碍和促进炎性渗出，即为炎症渗出提供物质基础。

### 二、渗出

渗出是指炎症局部组织血管内的液体、蛋白质和各种炎症细胞通过血管壁进入组织间隙、体腔、黏膜表面和体表的过程。渗出的液体、蛋白质、细胞统称为渗出物。渗出是炎症反应中最重要的抗损伤措施，以血管反应为基础的渗出病变是炎症的重要标志。渗出主要包括血流动力学改变、血管壁通透性增加和白细胞的渗出三个相互关联的过程。

**（一）血流动力学改变——炎症充血**

炎症过程中组织受损后很快发生血流动力学改变，表现为血流量和血管口径的变化。按以下顺序发生（图 4-1）：①细动脉短暂收缩：当组织受到致炎因子刺激时，通过神经反射，迅速出现短暂性细动脉收缩，持续数秒至数分钟；②血管扩张和血流加速：接着细动脉和毛细血管便转为扩张，血流加快，血流量增多，形成动脉性充血，即炎性充血，可持续数分钟至数小时不等，此时炎症区组织代谢增强，温度升高，呈鲜红色；③血流速度减慢：随着炎症的继续发展，血流由快变慢，导致静脉性充血（淤血），随之小静脉和毛细血管的通透性升高，使血液中富含蛋白质的液体渗出，导致血液浓缩和黏滞度增加，以致血流停滞。此时白细胞边集，与血管内皮细胞黏附，继之游出血管，进入炎症组织内。上述血流动力学的改变，为血液成分的渗出创造了条件。

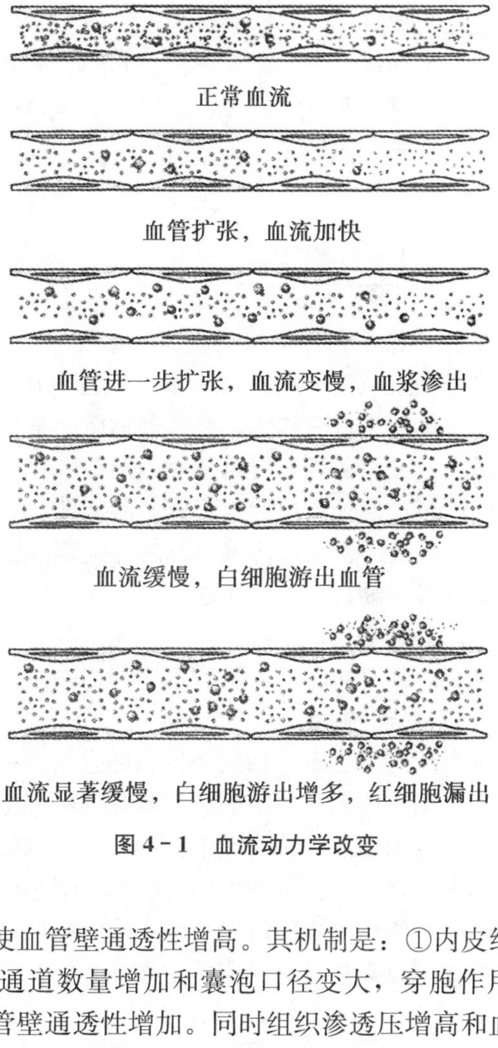


**图 4-1　血流动力学改变**

**（二）血管壁通透性增高**

在炎症早期，由于炎性充血使血管内流体静压升高，继之血管壁通透性增高，血浆蛋白渗出血管外，使血浆胶体渗透压降低，致使大量液体及细胞成分渗出。

1. 血管壁通透性增高的机制　炎症过程中致炎因子、炎症介质等作用于内皮细胞而使血管壁通透性增高。其机制是：①内皮细胞收缩，使内皮细胞间隙扩大；②内皮细胞穿胞通道数量增加和囊泡口径变大，穿胞作用增强；③内皮细胞损伤、变性、坏死脱落，使血管壁通透性增加。同时组织渗透压增高和血管内流体静水压增高也是促进液体渗出的因素。总之，血管壁通透性增高是导致炎症局部液体和蛋白质渗出的主要原因。

2. 液体渗出　炎症过程中，由于血管内流体静压升高、血管壁通透性增高及组织渗透压升高等因素，引起血管中富含蛋白质的液体成分和细胞得以逸出而进入周围组织内，即液体渗出和细胞渗出。炎性渗出的液体引起组织间液增多，称为炎性水肿；渗出的液体潴留在浆膜腔（胸腔、腹腔、心包腔）则称为积液。

渗出液的成分可因致炎因子、炎症部位和血管壁受损伤程度的不同而有所差异。血管壁受损轻微时，渗出液中主要为水、盐类和分子质量较小的白蛋白；血管壁受损严重时，分子质量较大的球蛋白甚至纤维蛋白原也能渗出。临床上，由于毛细血管内压增高（如心力衰竭时的静脉淤血）或某些疾病（如肝硬化、肾炎、营养不良等）引起低蛋白血症，血浆胶体渗透压降低等，导致组织间隙或体腔内液体含量增多，此时增多的液体称为漏出液。炎症时所形成的渗出液与非炎症时所形成的漏出液不同（表 4－2）。

表 4－2 渗出液与漏出液的区别

| | 渗出液 | 漏出液 |
|---|---|---|
| 原因 | 炎症 | 非炎症 |
| 外观 | 混浊 | 澄清 |
| 凝固性 | 可自凝 | 不能自凝 |
| 蛋白质含量 | ＞30g/L | ＜25g/L |
| 比重 | ＞1.018 | ＜1.018 |
| 细胞数 | $>0.5\times10^9$/L | $<0.1\times10^9$/L |
| 黏蛋白定性试验 | 阳性 | 阴性 |

3. 渗出液的作用 渗出液具有重要的防御作用：①可以稀释炎症灶内的毒素和有害物质，减轻毒素对组织的损伤作用；②为炎症灶带来氧及营养物质和带走炎症区内的代谢产物；③渗出液中含有抗体、补体等物质，有利于杀灭病原体；④渗出的纤维蛋白原可转变为纤维蛋白，交织成网，可阻止病菌的扩散和白细胞发挥吞噬作用，使炎症局限化；⑤在炎症后期纤维蛋白网还可成为组织修复的支架，有利于成纤维细胞产生胶原纤维；⑥渗出物中的病原微生物及毒素随淋巴液被携带至局部淋巴结可刺激机体产生体液和细胞免疫反应。

如果渗出物过多，可压迫周围组织，影响器官的功能，如大量心包积液可影响心脏的舒缩功能。纤维蛋白渗出过多，不能完全吸收时，发生机化，可引起组织粘连，对机体带来不利的影响，如心包粘连、胸膜粘连等。

### （三）白细胞的渗出及其作用

炎症反应的最重要功能是将白细胞输送到炎症局部。白细胞通过血管壁到达血管外的过程称为白细胞渗出。渗出的白细胞又称炎细胞，渗出到血管外的白细胞，由于趋化性而进入炎区组织内的现象，称为炎细胞浸润。炎细胞浸润是炎症反应最重要的指征，也是炎症防御作用的主要环节。炎细胞可以吞噬和降解细菌、免疫复合物及坏死组织碎片，在局部发挥防御作用。白细胞渗出经过白细胞靠边与附壁、游出、趋化性和吞噬等（图 4－2），而白细胞的吞噬作用是炎症防御反应的中心环节。

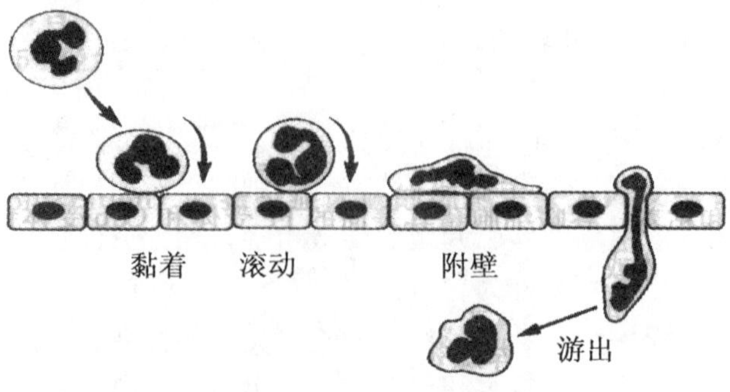


图 4－2 白细胞渗出过程

1. 靠边与附壁　在正常情况下，血液在血管内流动，血液中的有形成分在血流中心带流动，称为轴流。血浆成分在血流的边缘流动，称为边流。维持这种轴流、边流，需要一定的流速。随着炎症局部血管扩张、血管壁通透性升高和血流缓慢，轴流变宽、消失，此时，白细胞由轴流进入边流，靠近血管壁缓慢滚动的这种现象，称为白细胞靠边。靠边的白细胞与血管壁黏附较牢固，胞质变扁，紧贴在内皮细胞表面，这种现象称为白细胞附壁或黏着。炎症可使血管内皮细胞和白细胞表达新的黏附分子、增加黏附分子的数目及增强彼此间的黏着力。内皮细胞和白细胞表面黏附分子相互识别、相互作用，使滚动的白细胞黏附于血管内皮细胞的表面，即白细胞与内皮细胞黏着是白细胞游出的前提。

2. 游出　白细胞穿过血管壁进入周围组织内的过程，称为白细胞游出。附壁的白细胞后在内皮细胞连接处伸出伪足，以阿米巴样运动的方式经血管内皮细胞间隙穿出血管。白细胞游出是主动过程。白细胞游出主要发生于损伤部位的小静脉。各型白细胞都能游出，但其游走能力差别较大。中性粒细胞和单核细胞游走能力最强，淋巴细胞最弱。由于中性粒细胞游走能力强，在血液中数量多，所以在急性炎症时，中性粒细胞最早出现在炎症区域，这是急性炎症反应的重要形态学标志。

3. 趋化作用　游出血管壁的白细胞能主动向某些化学刺激物所在部位做定向移动，这种现象称为白细胞趋化作用，这些化学刺激物称为趋化因子。如炎症灶内存在的细菌产物、组织崩解产物、炎症介质等能吸引白细胞向炎症病灶集中，发挥吞噬作用。

4. 吞噬作用　白细胞到炎症灶对病原体和组织碎片进行吞噬与消化的过程，称为吞噬作用。是炎症过程中重要的防御反应。完成此功能的吞噬细胞主要有中性粒细胞和巨噬细胞两种，其结构和化学成分有所不同，但吞噬过程基本相同。吞噬过程大致分为以下三个阶段（图 4-3）：

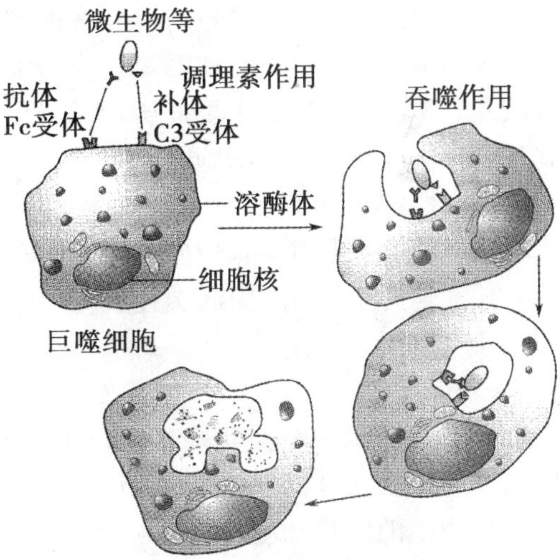


图 4-3　吞噬过程示意图

（1）识别和黏着：吞噬细胞借其表面的 Fc 受体和 C3b 受体识别被抗体或补体包被的细菌，抗体或补体与相应受体结合，细菌就被黏着在吞噬细胞的表面。

（2）包围吞入：细菌黏着于吞噬细胞表面之后，吞噬细胞伸出伪足，随伪足延伸和互相吻合，形成由吞噬细胞膜包围吞噬物的泡状小体，称为吞噬体。吞噬体逐渐脱离细胞膜进入细胞内部，并与初级溶酶体融合，形成吞噬溶酶体，溶酶体内容物倾注其中，细菌在吞噬溶酶体内被杀伤、降解。

（3）杀灭与降解：进入吞噬溶酶体的细菌主要被具有活性的氧代谢产物杀伤和降解。吞噬过程使白细胞的耗氧量激增，可达正常消耗量的 2～20 倍，并激活各种酶类，产生具有活性的氧代谢产物，其中次氯酸是强氧化剂和杀菌因子，氧自由基是另一种杀菌因子。

通过白细胞的吞噬作用，绝大多数病原体可以被杀灭和降解，但有些细菌在白细胞内处于静止状态，仍具有生命力及繁殖力，如结核分枝杆菌。一旦机体抵抗力下降，这些病原体又能繁殖，并可随吞噬细胞的游走在体内播散。生存在吞噬细胞内的细菌难以受到抗生素和机体防御机制的影响，故很难在机体内被消灭。

5. 炎细胞的种类及功能 常见的炎细胞有以下几种：

(1) 中性粒细胞：又称小吞噬细胞。胞浆内含丰富的中性颗粒、分叶核，有活跃的运动能力和较强的吞噬作用。常出现在炎症早期和化脓性炎症时，吞噬细菌、坏死组织碎片及抗原抗体复合物。中性颗粒为它的特殊颗粒，含溶菌酶和碱性磷酸酶。它的寿命较短，仅有3～4天，完成吞噬作用后很快死亡并释放出各种蛋白水解酶，能使炎区内的坏死组织和纤维蛋白溶解液化，有利于吸收或排出体外。

(2) 单核细胞及巨噬细胞：胞浆丰富，含微细颗粒或空泡，核呈肾形或椭圆形。含丰富的溶酶体，有趋化能力及较强的吞噬能力，并参与特异性免疫反应，摄取并处理抗原。常见于炎症后期、慢性炎症及非化脓性炎症、病毒感染、原虫感染等。可转变为类上皮细胞和泡沫细胞。对较大异物进行吞噬时，可形成多核巨细胞，如异物多核巨细胞和朗汉斯多核巨细胞。

(3) 嗜酸性粒细胞：胞浆内含许多较大的球形嗜酸性颗粒，颗粒内含多种酶。其运动能力较弱，有一定的吞噬作用，能吞噬抗原抗体复合物。常见于某些超敏反应和寄生虫感染性炎症。

(4) 淋巴细胞：体积最小，核圆形、浓染，胞浆极少，分 T 细胞和 B 细胞两类，有较弱的游走能力而无趋化性，无吞噬能力。常见于慢性炎症、病毒感染等。淋巴细胞与免疫功能密切相关。在某些肿瘤间质也可见到淋巴细胞。

(5) 浆细胞：呈卵圆形，核圆形，位于细胞的一侧，染色质呈车辐状排列，胞浆丰富、略呈嗜碱性，是产生抗体的主要场所，无趋化性和吞噬能力。常见于慢性炎症。淋巴细胞受抗原刺激后转化增殖成为浆细胞，产生抗体，参与体液免疫过程。

(6) 嗜碱性粒细胞和肥大细胞：这两种细胞在形态和功能方面有许多相似之处，细胞内均含嗜碱性、易染性颗粒，颗粒内均含有肝素和组胺，当受到炎症刺激时，细胞脱颗粒，释放组胺、肝素等炎症介质，引起炎症反应。常见于变态反应性炎症。

## 三、增生

增生（proliferation）是指炎症区域的细胞主要为内皮细胞、成纤维细胞和实质细胞的增生；另外，常伴有淋巴细胞及巨噬细胞的增生。增生是机体在炎症过程中的重要防御反应，如增生的巨噬细胞可以吞噬病原体和组织崩解产物；增生的肥大细胞和由淋巴细胞转化而来的浆细胞等，可以产生炎症介质和分泌多种抗体；增生的成纤维细胞、血管内皮细胞及局部浸润的炎细胞共同构成肉芽组织，可以限制炎症的蔓延，使受损组织得以修复。

炎症早期，增生改变常较轻微，而在炎症后期或慢性炎症时，增生改变则较明显。增生多是慢性炎症的主要表现，但少数炎症在早期就有明显的增生改变，如伤寒时大量巨噬细胞增生。增生一般具有防御意义，使损伤组织得以修复。但过度增生也会造成原有组织的破坏，影响器官的功能。

# 第四节　炎症的类型

## 一、炎症的病理学分类

根据炎症局部组织的基本病变将炎症分为变质性炎症、渗出性炎症和增生性炎症三大类型。但这种分类不是绝对的。即使同一致炎因子作用于同一患者，在不同条件下，炎症的主要病变也可以发生转化。

### （一）变质性炎症

变质性炎症（alterative inflammation）是指以组织细胞变性、坏死为主，而渗出与增生病变轻微。变质性炎症常发生于心、肝、肾、脑等实质器官的某些重症感染、中毒或变态反应等。如急性重型肝炎主要病变为肝细胞广泛坏死；流行性乙型脑炎主要病变为神经细胞的变性、坏死及脑软化灶形成；白喉外毒素引起的中毒性心肌炎可表现为心肌细胞变性、坏死。变质性炎症多呈急性经过，也可以迁延经久不愈。常常引起相应器官组织的结构破坏，导致其功能障碍。常见于急性炎症。

### （二）渗出性炎症

渗出性炎症（exudative inflammation）是以炎症灶内形成大量渗出物为特征。同时伴有一定程度的变质，而增生性改变比较轻微。渗出性炎症临床经过多为急性炎症，最为常见，且种类较多。

根据渗出物的主要成分和病变特点，一般将渗出性炎症分为浆液性炎症、纤维蛋白性炎症、化脓性炎症和出血性炎症等几种类型。

1. 浆液性炎症（serous inflammation）　是以血清渗出为主，其中混有少量白细胞及纤维蛋白。常发生于皮肤、黏膜、浆膜和疏松结缔组织等处。可引起炎性水肿、水疱、炎性积液。如皮肤二度烧伤时，渗出的浆液积聚于皮肤的表皮内形成水疱；感冒初期，鼻黏膜排出的大量浆液性分泌物；关节炎时关节腔的积液、胸膜炎时引起的胸腔积液等。

浆液性炎症病变一般较轻，渗出的浆液易被吸收，受损的细胞可完全再生，愈后不留痕迹。但浆液渗出过多可产生压迫现象，影响器官功能。如胸腔和心包腔渗出的浆液大量积聚时，可压迫肺和心脏而影响其功能。

2. 纤维蛋白性炎症（fibrinous inflammation）　是以渗出物中含有大量纤维蛋白为特征。在HE染色的切片中，渗出的纤维蛋白原凝聚成红染的网状、条状或颗粒状，其中常混有中性粒细胞、坏死细胞碎片等。

纤维蛋白性炎症好发于黏膜、浆膜和肺。多因细菌毒素或毒性物质导致血管壁严重受损、通透性明显升高造成。因致炎因子和发生部位不同，病变可各有一定特征。

（1）发生于黏膜者，渗出的纤维蛋白、白细胞，脱落的上皮细胞，坏死的黏膜组织和病原菌等混合在一起，形成一层灰白色膜状物覆盖于黏膜表面，称为假膜。因此，黏膜的纤维蛋白性炎症又称假膜性炎症。常见于肠、咽、喉、气管，如细菌性痢疾、白喉等。咽部白喉的假膜不易脱落，气管白喉的假膜易于脱落，脱落的假膜可阻塞支气管而引起窒息。细菌性痢疾坏死的肠黏膜与渗出的纤维素、中性粒细胞、红细胞和细菌一起形成假膜，假膜脱落随粪便排出，形成黏液便和黏液脓血便。

（2）发生于心包膜的纤维蛋白性炎症，由于心脏的不断搏动，心包的脏层和壁层心包膜相互摩擦，使渗出在心包腔脏层、壁层两层表面的纤维蛋白形成无数绒毛状物，称为“绒毛心”。

（3）肺的纤维蛋白性炎症：常见于大叶性肺炎。在大叶性肺炎的红色肝样变期和灰色肝样变期，肺泡腔内大量纤维素渗出，可导致肺实变。

纤维蛋白性炎症一般呈急性经过，如纤维蛋白渗出不多，一般可被溶解吸收或排出；如纤维蛋白渗出较多，而蛋白酶的量相对较少时，则纤维蛋白难以完全溶解吸收而发生机化，可致器官粘连。

3. 化脓性炎症（suppurative inflammation） 以中性粒细胞大量渗出为主，并伴有不同程度的组织坏死和脓液形成为特征。常由葡萄球菌、链球菌、脑膜炎奈瑟菌、大肠埃希菌、铜绿假单胞菌等化脓菌引起。

炎症灶内的坏死组织被中性粒细胞或组织崩解产物释放的溶蛋白酶溶解液化的过程，称为化脓。所形成的液体状物称为脓液。脓液的性状因感染的细菌不同而有所变化。葡萄球菌感染时脓液为黄绿色、混浊黏稠的液体；链球菌感染时脓液较为稀薄。脓液中含有大量渗出的中性粒细胞和脓细胞（变性坏死的中性粒细胞）以及溶解液化的坏死组织、细菌和少量的浆液等。根据化脓性炎症发生的原因和部位的不同，分为三种类型：

（1）脓肿（abscess）：为器官或组织内局限性化脓性炎症，其主要特征是局部组织发生坏死溶解，并形成充满脓液的腔，称为脓肿。可发生在皮下或内脏，常由金黄色葡萄球菌引起。该菌可产生毒素使局部组织坏死，继而大量中性粒细胞浸润，以后中性粒细胞崩解释放蛋白酶将坏死组织液化，形成含有脓液的空腔。同时，金黄色葡萄球菌还可产生血浆凝固酶，使渗出的纤维蛋白原变成纤维蛋白，加之在脓肿周围又有由肉芽组织所形成的脓肿膜所包裹，因而病变较局限。脓肿周围组织有充血、水肿及中性粒细胞等浸润。

疖是指单个毛囊、皮脂腺及其周围组织形成的脓肿。

痈是由多个疖互相融合，在皮下脂肪和筋膜组织中形成互相沟通的脓肿。

小的脓肿，可通过吸收而自行消退。较大的脓肿，脓液吸收困难，常需切开排脓或穿刺抽脓，以后由肉芽组织修复，形成瘢痕。在皮肤或黏膜的化脓性炎症时，由于皮肤或黏膜坏死、崩解脱落，可形成局部缺损，即溃疡。深部脓肿如向体表或自然管道穿破，可形成窦道或瘘管。深部脓肿如向体表或自然管道溃破形成只有一个开口的病理性盲管，称为窦道。深部脓肿如一端向体表穿破，另一端向自然管道穿破，形成连接体外与空腔器官之间或两个空腔器官之间的有两个以上开口的病理性管道，则称为瘘管。如肛门脓肿，可向皮肤穿破形成窦道，也可既向皮肤穿破又向肛管穿破，形成瘘管（图 4－4）。

（2）蜂窝织炎（phlegmonous inflammation）：在疏松结缔组织中发生的弥漫性化脓性炎症称为蜂窝织炎，常见于皮肤、肌肉和阑尾等。蜂窝织炎主要由溶血性链球菌引起。链球菌能分泌透明质酸酶，降解结缔组织基质的透明质酸；分泌链激酶，能溶解纤维蛋白。因此，细菌容易在组织内蔓延扩散，导致炎症不易局限，炎症病灶与正常组织界限不清，患者全身中毒症状严重。

（3）表面化脓和积脓：发生于黏膜或浆膜表面的化脓性炎症称为表面化脓，其特点是脓液向其表面渗出，深部组织无明显炎症反应。例如，化脓性支气管炎或化脓性尿道炎，渗出的脓液仅沿支气管或尿道排出体外。当表面化脓发生在浆膜腔、胆囊或输卵管等处或空腔器官开口处粘连，则脓液积存不易排出，称为积脓，如胆囊积脓、输卵管积脓等。

4. 出血性炎症（hemorrhagic inflammation） 它不是一种独立的炎症类型。炎症时，由于血管壁损伤严重，渗出物中含有大量红细胞，称为出血性炎症。其多与其他类型炎症混合存在，常见于某些传染病，如流行性出血热及钩端螺旋体病等。

附：卡他性炎 是指发生于黏膜的渗出性炎症。“卡他”（catarrh）系外来词，源于希腊语，有向下流的意思。依据渗出物的成分不同，卡他性炎又分为浆液性卡他性炎、黏液性卡他性炎、脓性卡他性炎等。

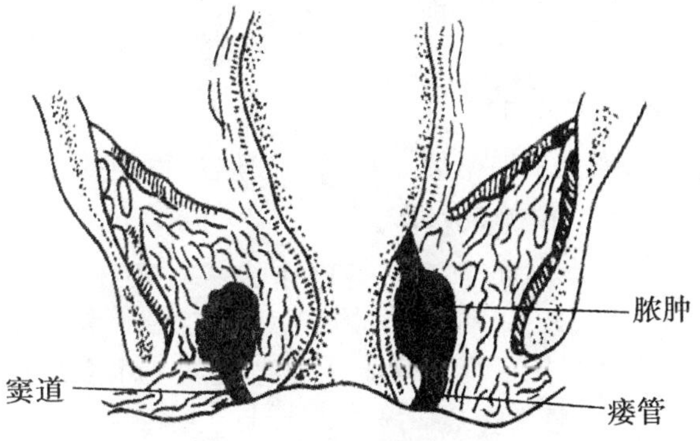


图 4-4 肛门周围脓肿窦道、瘘管

上述各种类型的炎症可单独发生，在有些炎症过程中两种不同类型炎症也可以并存，如浆液纤维蛋白性炎或纤维蛋白化脓性炎等。此外，在炎症发展过程中，一种类型炎症可转变为另一种类型，如上呼吸道感染时，早期浆液性卡他性炎可进一步发展成为黏液性卡他性炎、脓性卡他性炎、纤维蛋白性或化脓性炎。

**（三）增生性炎症**

增生性炎症（proliferative inflammation）是以组织、细胞增生为主要特征，而变质、渗出比较轻。除少数增生性炎症如伤寒、急性肾炎等属急性炎症外，大多数增生性炎症属慢性炎症。

增生性炎症可分为非特异性增生性炎症、肉芽肿性炎症、炎性息肉和炎性假瘤等。

1. 非特异性增生性炎症 各种变质、渗出性炎症如经久不愈，发展到慢性阶段时，病变则表现为以成纤维细胞、血管内皮细胞、淋巴细胞、巨噬细胞、浆细胞和单核细胞增生为主。同时有炎症灶局部的被覆上皮、腺上皮及其他实质细胞增生。

2. 肉芽肿性炎症 炎症局部以巨噬细胞及其演化的细胞增生为主，形成境界清楚的结节状病灶，称为肉芽肿性炎症，也称炎性肉芽肿。根据致炎因子和病变特点不同，肉芽肿性炎症可分为感染性肉芽肿和异物性肉芽肿两大类。

（1）感染性肉芽肿：由某些生物病原体引起，形成具有特殊结构的细胞结节，称为感染性肉芽肿。例如，结核性肉芽肿（结核结节）主要由上皮样细胞和一个或几个朗汉斯细胞组成；风湿性肉芽肿（风湿结节）主要由风湿细胞组成；伤寒性肉芽肿主要由伤寒细胞组成。不同病原体感染形成形态不同的肉芽肿，可根据典型的肉芽肿形态特点作出病理诊断，如找到结核性肉芽肿的形态结构就可诊断结核病。

（2）异物性肉芽肿：由外科缝线、粉尘、木刺、死骨片、寄生虫卵等引起，病变以异物为中心形成结节状病灶。异物性肉芽肿的形态特点是在异物周围由多少不等的巨噬细胞、异物性多核巨细胞和成纤维细胞包绕成结节状病灶。在肉芽肿中心以及巨噬细胞或多核巨细胞的胞浆内，常可找到不能被消化的异物。

（3）炎性息肉：是指在致炎因子的长期刺激下，局部黏膜上皮、腺体及纤维组织增生，形成突出于黏膜表面的息肉肿块，常见的有鼻息肉和子宫颈息肉。

（4）炎性假瘤：是局部组织的炎性增生而形成的境界清楚的肿瘤样团块。常发生于眼眶和肺。肉眼观及 X 线等辅助检查均可见似肿瘤的结节状团块。组织学上炎性假瘤由肉芽组织、炎细胞、增生的实质细胞及纤维组织构成，增生的细胞无异型性。临床上应注意炎性假瘤与真性肿瘤的鉴别。

## 二、炎症的临床分类

临床上，根据炎症发生、发展过程中持续时间的长短，大致可将炎症分为以下四型：

### （一）超急性炎症

超急性炎症（peracute inflammation）呈暴发性经过，炎症反应非常急剧，整个病程数小时至数天，短期内引起组织、器官的严重损害，甚至导致机体死亡。局部病变以变质和渗出为主，多见于变态反应性损害及器官移植时的超急性排斥反应。

### （二）急性炎症

急性炎症（acute inflammation）一般病程在 1 个月之内。起病急，症状明显，局部病变常以变质、渗出为主。炎症灶内常以中性粒细胞浸润为主，如急性阑尾炎、急性细菌性痢疾等。

### （三）慢性炎症

慢性炎症（chronic inflammation）病程长，一般在半年以上甚至持续数年。可由急性炎症转变而来，或因致炎因子的长期刺激所致。临床症状常不甚明显，局部病变多以增生变化为主，渗出改变不明显，浸润的炎细胞主要为淋巴细胞和浆细胞。慢性炎症可急性发作，即在慢性炎症的基础上转化为急性炎症，这常是由于机体免疫力低下、病原体大量繁殖与活动的结果，如慢性胆囊炎的急性发作。

### （四）亚急性炎症

亚急性炎症（ subacute inflammation）病程介于急性与慢性炎症之间，一般在 1 个月至数月。如亚急性重型肝炎、亚急性感染性心内膜炎等。病变特点是坏死和增生改变均较明显。

# 第五节　炎症的局部表现和全身反应

## 一、炎症的局部表现

炎症局部的临床表现为红、肿、热、痛和功能障碍，主要见于急性炎症。

1. 红　主要是由局部充血所致。最初由于动脉性充血，局部氧合血红蛋白增多，故局部组织呈鲜红色。以后随着炎症的发展，血流变慢甚至停滞，氧合血红蛋白减少，脱氧血红蛋白增多，局部组织变为暗红色，这是静脉性充血的结果。

2. 肿　急性炎症时，主要由于炎性充血、渗出物增多致炎性水肿。慢性炎症时，局部肿胀是因局部组织细胞增生所致。

3. 热　体表炎症时，炎区的温度较周围组织的温度高。这是由于局部动脉性充血、血流量增多、血流加快、代谢增强、产热增多所致。

4. 痛　炎症时局部疼痛与多种因素有关。炎症局部分解代谢增强，钾离子、氢离子积聚，刺激神经末梢引起疼痛；炎症渗出引起组织肿胀，张力升高，压迫或牵拉神经末梢引起疼痛；炎症介质如前列腺素、缓激肽等刺激神经末梢引起疼痛。

5. 功能障碍　炎症时实质细胞变性、坏死、代谢障碍，炎症渗出物的压迫或机械性阻塞，均可引起相应组织器官的功能障碍。如病毒性肝炎时，肝细胞变性、坏死，可引起肝功能障碍；急性心包腔积液时，可因压迫而影响心脏功能。此外，疼痛也可影响功能，如急性膝关节炎症可因疼痛而使膝关节活动受到限制。

## 二、炎症的全身反应

炎症病变主要在局部，但局部病变不是孤立的，它既受整体的影响，同时又影响整体，两者是相互联系、相互制约的。在比较严重的炎症性疾病，特别是当病原微生物在体内蔓延、扩散时，常可出现明显的全身反应。常见的全身反应有：

1. 发热　是炎症最重要的全身性反应之一。多见于病原微生物引起的炎症。一定程度的发热，能使机体代谢增强，促进抗体形成，增强吞噬细胞的吞噬功能和肝的解毒功能，从而提高了机体的防御能力。但过高热和长期发热，可影响机体的代谢过程，引起各系统特别是中枢神经系统的损害和功能紊乱，给机体带来危害。如果炎症病变严重，体温反而不升高，说明机体反应性差，抵抗力低下，是预后不良的征兆。

2. 白细胞计数的变化　在急性炎症，尤其是一些细菌性炎症，患者外周血液常出现白细胞计数增多，这也是机体的一种防御反应。白细胞计数常可达（15～20）$\times 10^9$/L，严重者可达 $30\times 10^9$/L 以上。

血液中增多的白细胞种类和程度与病因、炎症的严重程度和机体的反应性有关。如急性化脓性炎症以中性粒细胞增多为主，严重者幼稚中性粒细胞的比例增高（核左移现象）；慢性肉芽肿性炎症时以巨噬细胞增多为主；过敏性炎症及寄生虫性炎症以嗜酸性粒细胞增多为主；某些病毒性感染常以淋巴细胞增多为主。患者抵抗力差、感染严重时，血中白细胞可无明显增多或不增多。另外，有些病原体如流感病毒、伤寒杆菌等所致的炎症，外周血液中白细胞数可正常或减少，其机制不明。因此，对血中白细胞的计数和分类检查有助于疾病的诊断，具有重要的临床意义。

3. 单核巨噬细胞系统增生　炎症病灶中的病原体及其毒素、抗原抗体物质和组织崩解产物，可经淋巴管进入淋巴结或经血液到达肝、脾、扁桃体、骨髓等单核巨噬细胞系统，促使单核巨噬细胞系统的细胞增生，吞噬功能增强。临床表现为肝、脾、局部淋巴结肿大。

4. 实质器官的改变　炎症严重者，因病原微生物及其毒素进入血液以及发热、循环障碍等因素的影响，患者心、肝、肾等实质器官可出现不同程度的变性甚至坏死，表现出相应的临床症状和体征，并出现严重的功能障碍。如白喉外毒素吸收入血，引起的中毒性心肌炎。

# 第六节　炎症的结局

炎症的结局与致炎因子、机体抵抗力和治疗措施等因子有密切关系。一般来讲，炎症的结局有以下三种情况。

## 一、痊愈

大多数炎症病变能够痊愈。痊愈有以下两种情况。

1. 完全痊愈　由于机体抵抗力增强或经适当的治疗，炎症病因被消除，炎症灶内的坏死组织及渗出物被溶解吸收或排出体外，病灶周围同种细胞再生修复，病变组织的形态结构和功能完全恢复正常。

2. 不完全痊愈 若组织损伤范围较大、机体抵抗力较弱、组织再生能力有限或坏死组织和渗出物不能被完全溶解吸收，则由肉芽组织增生修复，使局部形成瘢痕或纤维粘连。此时，病变的组织器官的形态结构和功能不能完全恢复正常。

## 二、迁延不愈转为慢性

由于机体抵抗力较弱、治疗不及时或不彻底，致炎因子在机体内持续存在，炎症反复作用，炎症过程可由急性转为慢性，使炎症长期不愈，病情时轻时重。如慢性乙型肝炎、慢性纤维空洞型肺结核等。

## 三、蔓延扩散

由于机体抵抗力低下，感染的病原体毒力强、数量多，又未得到及时有效的治疗，病原体在体内大量繁殖，炎症灶则向周围扩散，并侵入淋巴管、血管扩散到全身，引起不良后果。

1. 局部蔓延 病原体可沿组织间隙或器官的自然管道向周围组织或器官扩散。如上呼吸道感染可引起支气管肺炎；肺结核沿支气管扩散，在肺的其他部位形成新的结核病灶。

2. 淋巴道扩散 病原微生物侵入淋巴管内，随淋巴液到达局部淋巴结，引起继发性淋巴管炎和淋巴结炎。如上肢感染可引起腋窝淋巴结炎，足部感染可引起下肢淋巴管炎及腹股沟处淋巴结炎。严重的淋巴道感染，病原微生物可进一步通过淋巴入血，引起血道扩散。

3. 血道扩散 病原微生物或某些毒性产物从炎症灶侵入血循环或其毒素被吸收入血，引起毒血症、菌血症、败血症和脓毒败血症，严重者可危及生命。

(1) 菌血症：细菌由局部病灶经血管或淋巴管侵入血流，从血液中可查到细菌，但并无全身中毒症状。

(2) 毒血症：细菌的毒素或毒性代谢产物被吸收入血，引起全身中毒症状。临床上出现高热、寒战等，严重者可出现中毒性休克。

(3) 败血症：毒性强的细菌入血，大量繁殖并产生毒素，引起全身中毒症状和病理变化。常出现皮肤和黏膜的多发性出血、淤点以及脾和全身淋巴结肿大等。此时血液中常可培养出致病菌。

(4) 脓毒败血症：化脓菌引起的败血症可进一步发展为脓毒败血症。此时除有败血症的表现外，还可形成多发性小脓肿。

（蔡玉梅）

# 第五章　常见炎症性疾病

## 第一节　风湿病

风湿病（rheumatic disease）是一种与A群乙型溶血性链球菌感染有关的变态反应性疾病。病变主要累及全身结缔组织及血管，最常侵犯心脏、关节、皮肤和血管等处。病变常反复发作，最终导致心瓣膜损害，形成风湿性心瓣膜病。

风湿病多发生在潮湿、阴冷的地区，儿童患者多见，初次发病多在5～15岁，以6～9岁为发病高峰，男女患病率无差别，出现心瓣膜病常在20～40岁。风湿病活动期，常有发热、皮疹、皮下结节等症状和体征。血液检查抗链球菌溶血素“O”滴度升高、白细胞增高、血沉加快等。

### 一、病因及发病机制

风湿病的发生与A群乙型溶血性链球菌感染有关，其依据为：①多发生于寒冷地区，与链球菌感染盛行地区一致；②风湿病常发生在咽炎后1～2周，患者血清抗链球菌抗体滴度升高；③抗生素可降低其发病率。但风湿病为非化脓性炎症，病灶内亦未能检出或培养出链球菌，因此不是链球菌直接作用所致。

风湿病的发病机制尚未完全明了，目前多数倾向于抗原抗体交叉反应学说，即链球菌细胞壁的C抗原引起的抗体可与结缔组织的糖蛋白发生交叉反应；链球菌细胞壁的M蛋白与存在于心脏、关节及其他组织中的糖蛋白也可发生交叉反应，导致组织损伤。

### 二、基本病变

风湿病大致分为如下三期：变质渗出期、增生期和瘢痕期。

#### （一）变质渗出期

风湿病的早期，病变部位结缔组织发生黏液样变性和纤维素样坏死，伴有少量渗出和炎细胞浸润。此期持续约1个月。

#### （二）增生期

增生期又称肉芽肿期，此期的特点是形成具有病理诊断特征的Aschoff小体（Aschoff body），亦称风湿小体或风湿小结。Aschoff小体是一种肉芽肿，多发生在心肌间质小血管附近，呈圆形或梭形，其中心部位可见纤维素坏死灶，周围有较多风湿细胞和成纤维细胞，外围有少量淋巴细胞和单核细胞。风湿细胞又称为阿少夫细胞（Aschoff cell），其特点是：体积大，胞质丰富、单核或双核，核膜清晰，染色质常集于核中央，纵切面上呈毛虫样，横切面上呈枭眼状（图5-1）。此期持续2～3个月。

#### （三）瘢痕期

瘢痕期又称愈合期，风湿小结由纤维细胞和胶原纤维所取代。此期持续2～3个月。

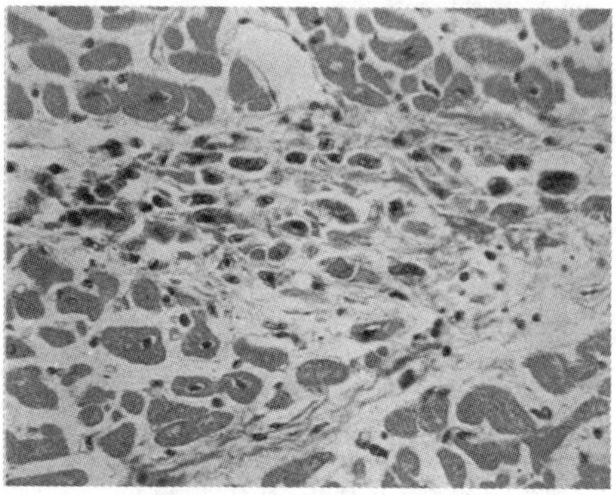

**图 5-1 风湿性心肌炎**
心肌间质可见梭形风湿小体

风湿病整个病变的自然经过为 4～6 个月，但由于反复发作，故不同时期的病变常同时并存。

## 三、各器官病变

### （一）风湿性心脏病

1. 风湿性心内膜炎　风湿性心内膜炎病变主要累及心瓣膜，以二尖瓣受累最多见，其次为二尖瓣和主动脉瓣同时受累，三尖瓣和肺动脉瓣很少受累。病变在瓣膜闭锁缘上形成单行排列、直径 1～2 mm 的疣状赘生物，呈灰白色半透明，附着牢固，不易脱落。赘生物由血小板和纤维素构成，即白色血栓。病变后期，赘生物逐渐机化，瓣膜发生纤维化和瘢痕形成。病变常反复，最终导致瓣膜增厚、变硬、缩短或彼此粘连，最终导致瓣膜病（瓣膜狭窄、关闭不全），使心脏血流动力学发生变化。

2. 风湿性心肌炎　主要累及心肌间质纤维组织，表现为间质水肿和 Aschoff 小体形成。

3. 风湿性心外膜炎　表现为浆液性或浆液纤维素性心外膜炎，形成心包积液，叩诊心界扩大，听诊心音遥远。当纤维素渗出较多时，心包脏、壁两层间的纤维蛋白随心脏不停搏动和牵拉而呈绒毛状，称绒毛心。如纤维素不能被溶解吸收，则可引起心包粘连，导致缩窄性心包炎，影响心脏跳动。

### （二）风湿性关节炎

约 70%的风湿病患者发生风湿性关节炎。最常累及膝、踝、肩、腕等大关节，表现为关节红、肿、热、痛和功能障碍，呈游走性，反复发作。渗出物容易吸收，一般不留后遗症。

### （三）风湿性动脉炎

急性期，血管壁的结缔组织发生黏液样变性和纤维素样坏死，并可形成 Aschoff 小体。最后，瘢痕形成，使动脉管腔狭窄。冠状动脉、肾动脉、脑动脉、主动脉、肺动脉均可累及。

### （四）皮肤病变

1. 环形红斑　多见于躯干和四肢皮肤，出现环形或半环形淡红色斑，边缘红，中央色泽正常。红斑处真皮浅层血管充血，周围水肿伴炎细胞浸润。1～2 天可自行消退。环形红斑对风湿病有诊断意义。

2. 皮下结节　多见于肘、腕、膝、踝关节附近伸侧面皮下，呈直径 0.5～2cm 的圆形或椭圆形、质硬、无压痛的结节。结节中心为纤维素样坏死，外周围绕风湿细胞和成纤维细胞。病变持续数周后消退。此种皮下结节对风湿病有诊断意义。

### （五）风湿性脑病

多见于 5～12 岁儿童，女孩较多，主要病变为脑的风湿性动脉炎和皮质下脑炎，主要累及大脑皮质、基底节、丘脑及小脑皮质，可发生神经细胞变性、胶质细胞增生及胶质结节形成。当锥体外系受累时，患儿出现肢体的不自主运动，称为小舞蹈症。

（于述伟）

# 第二节 慢性阻塞性肺疾病

慢性阻塞性肺疾病（chronic obstructive pulmonary disease，COPD）是一组以慢性不可逆性气道阻塞、呼气阻力增加和肺功能不全为共同特征的肺疾病总称。包括慢性支气管炎、肺气肿、支气管哮喘及支气管扩张症等疾病。本节主要介绍慢性支气管炎和肺气肿。

## 一、慢性支气管炎

慢性支气管炎（chronic bronchitis）是一种常见病，任何年龄均可发病，以老年人多见。临床上以病程长、迁延不愈、反复发作为特征，以咳嗽、咳痰、喘息为主要症状。凡是上述症状每年持续约3个月，连续2年以上即可诊断为慢性支气管炎。本病常于冬季或感冒后加重，北方较南方多见。晚期常并发阻塞性肺气肿和慢性肺源性心脏病。

### （一）病因及发病机制

1. 理化因素　理化因素是慢性支气管炎的常见原因，如：①吸烟：吸烟者比不吸烟者的患病率高2～8倍，吸烟时间越久、日吸烟量越大，患病率越高。②空气污染：大气污染与慢性支气管炎之间存在有明显的因果关系，环境中的烟尘和粉尘的反复刺激可引起支气管黏膜损伤。③气候因素：本病常在秋冬寒冷季节复发或加重。

2. 感染因素　呼吸道感染是慢性支气管炎发病和加重的重要原因。凡能引起感冒的病毒均能引起本病的发病和复发。呼吸道常驻寄生菌如流感嗜血杆菌、肺炎球菌、奈瑟球菌和甲型链球菌是主要的致病菌。

3. 过敏因素　喘息型患者多有过敏史，且以脱敏为主的综合治疗可取得较好的治疗效果，说明过敏与慢性支气管炎的发病有关。

4. 其他因素　40%～60%的慢性支气管炎患者有自主神经功能紊乱的表现，如自汗、夜间睡眠中流涎等。此外，机体抵抗力下降可致呼吸系统防御功能减弱，也与本病的发生有关。

### （二）病理变化

1. 上皮的损伤与修复　慢性支气管炎时，首先受损的是黏液-纤毛排送系统。由于炎性渗出和黏液分泌增多，使纤毛粘连、倒伏乃至脱落，纤毛上皮发生变性、坏死，但通过上皮的再生，可完全修复，若刺激过强或持续时间过久可伴有鳞状上皮化生。

2. 腺体增生、肥大、黏液化和退变　各种有害刺激因素均可引起气管、支气管腺体的变化，表现为大气道黏液腺增生、肥大，浆液腺可发生黏液化，小气道黏膜上皮杯状细胞增多。这种黏膜和腺体分泌功能亢进是患者出现咳嗽、咳痰症状的病理学基础。

3. 支气管壁的其他病变　早期支气管壁充血、水肿，淋巴细胞和浆细胞浸润。晚期支气管壁平滑肌、弹力纤维及软骨萎缩、破坏，发生纤维化、钙化甚至骨化。

### （三）临床病理联系

患者出现咳嗽、咳痰症状，一般为白色黏液泡沫样痰。支气管痉挛狭窄及黏液和渗出物阻塞可引起喘息，出现哮鸣音。小细支气管腔内及周围的炎性渗出物可引起干、湿啰音。长期小气道狭窄及阻塞可引起阻塞性通气障碍，呼气阻力增加，久之可并发阻塞性肺气肿。

## 二、肺气肿

肺气肿（pulmonary emphysema）是指末梢肺组织（包括呼吸性细支气管、肺泡管、肺泡囊和肺泡）因持续性含气量增加而呈过度扩张并伴有肺泡间隔破坏的一种肺疾病。肺气肿是常见而重要的慢性阻塞性肺疾病，也是支气管和肺疾病的常见并发症。

**（一）病因及发病机制**

肺气肿多继发于慢性支气管炎、频繁发作的支气管哮喘等支气管疾病。其他如吸烟、空气污染、各种有害气体及粉尘的吸入以及先天性 $\alpha_1$-抗胰蛋白酶缺乏也是重要的原因。

**（二）病理变化**

肺气肿的分类方法很多，一般按解剖组织学部位将肺气肿分为肺泡性肺气肿与间质性肺气肿两种类型。

1. 肺泡性肺气肿　病变发生于肺小叶内，常合并有小气道的阻塞性通气障碍，故也称为阻塞性肺气肿。按部位和范围可分为 3 型：①腺泡中央型：最常见，位于腺泡中央区的呼吸性细支气管呈囊状扩张，肺泡管、肺泡囊变化不明显；②腺泡周围型：腺泡远侧端肺泡管和肺泡囊扩张，呼吸性细支气管变化不明显；③全腺泡型：整个腺泡受累。重症者，气肿囊腔可融合成直径超过 2cm 的肺大疱，多位于胸膜下。

肺气肿多呈弥漫性，肺显著膨大，颜色苍白，切面可见扩大的肺泡囊腔。镜下，末梢肺组织膨胀，肺泡扩张，间隔变窄、断裂，相邻肺泡融合，形成较大囊腔。细小支气管可有慢性炎症改变。肺泡壁毛细血管床减少，肺小动脉内膜呈纤维性增生、肥厚。

2. 间质性肺气肿　系因肺泡间隔破裂，使空气进入肺间质所致。在肋骨骨折、胸壁穿透伤、哮喘或因剧烈咳喘使肺泡内压急骤升高时发生。肉眼可见气体在小叶间隔等处胸膜下形成囊状小气泡，分布在肺表面胸膜下，沿肺的间隔呈串珠状排列。气体也可沿支气管和血管周围组织间隙扩展至肺门、纵隔，甚至可达颈、胸部皮下组织形成皮下气肿，触诊有捻发感。

**（三）临床病理联系**

肺气肿病程进展缓慢。主要表现为肺活量减少、残气量增加及肺功能降低。随着肺气肿程度的加重，可出现胸闷、气短等症状，逐渐进展为休息时也出现呼吸困难。当合并呼吸道感染时，症状加重，并可出现缺氧、呼吸性酸中毒等症状。严重肺气肿患者，由于肺内残气量明显增多，肺容积增大，使患者胸廓前后径加大，肋间隙增宽，横膈下降，形成桶状胸。叩诊呈过清音，心浊音界缩小或消失，肝浊音界下降。触诊语音震颤减弱。听诊时呼吸音减弱，呼气延长。X 线检查示两侧肺野透亮度增加。肺气肿一旦形成，则难以恢复正常，最终导致慢性肺源性心脏病和肺性脑病。另外，在胸膜下有肺大疱形成者，在剧烈咳嗽或过度用力时，肺大疱破裂可发生自发性气胸。

（于述伟）

## 第三节　肺　炎

肺炎（ pneumonia）是肺的急性渗出性炎症。是呼吸系统的常见病，它可以是原发的独立性疾病，也可以是其他疾病的并发症。由于致病因素和机体反应性不同，肺炎的病变特点和累及范围也不一致，从而形成各种不同类型的肺炎。依照病因，分为细菌性、病毒性、支原体性和真菌性肺炎等；依照炎症累及的部位和范围，分为大叶性肺炎、小叶性肺炎和间质性肺炎等。临床多采用综合分类法。

呼吸系统的正常免疫防御机制，如对吸入气体的过滤和湿化、支气管纤毛黏液排泌系统、咳嗽反射、体液和细胞免疫功能的作用，使气管、支气管和肺泡组织保持无菌状态。多种因素（受寒、疲劳、醉酒、毒气吸入、病毒感染、低氧血症、肺水肿、人工气道、鼻胃管及糖皮质激素的应用等）可引起上述免疫防御机制受损，使带菌气体和（或）口咽部定植菌吸入，当进入下呼吸道的病原菌毒力较强或数量较多时，则容易发生肺炎。

## 一、大叶性肺炎

大叶性肺炎（lobar pneumonia）是以肺泡内纤维素渗出为主要病变特征的急性炎症。病变始于局部肺泡，迅速扩展到一个肺段乃至整个肺大叶并使其实变。本病多见于青壮年，临床表现为起病急骤，以寒战、高热开始，继而胸痛、咳嗽、咳铁锈色痰，严重者可有呼吸困难及发绀，伴有白细胞计数增高。本病呈自限性病程，经过7～10天，患者体温下降，症状消失。

### （一）病因及发病机制

本病90%以上由肺炎球菌引起。当机体受寒、过度疲劳、醉酒、感冒等使呼吸道防御功能被削弱时，细菌侵入肺泡，引起变态反应，使肺泡壁毛细血管通透性增高，浆液及纤维素大量渗出，细菌在肺泡内迅速繁殖，并随炎性渗出物一起通过肺泡间孔或呼吸性细支气管向临近肺组织蔓延，波及一个肺段或整个肺大叶。

### （二）病理变化及临床病理联系

大叶性肺炎属纤维素性炎。典型病程7～10天，可分为四期，每期2天左右。

1. 充血水肿期　发病1～2天，病变肺叶肿大、重量增加，呈暗红色；光镜下可见肺泡壁毛细血管扩张充血，肺泡腔内可见较多的浆液性渗出物及少量红细胞、中性粒细胞和巨噬细胞。

临床上患者因毒血症而表现为寒战、高热和外周血白细胞计数增高，咳嗽、咳痰，痰中或带有血丝。因细支气管和肺泡内仍有气体进出，故听诊可闻及湿啰音。肺部X线检查呈片状模糊阴影，渗出物中常可检出肺炎球菌。

2. 红色肝样变期　发病3～4天，病变肺叶肿大、重量增加，呈暗红色，质实如肝，切面呈粗糙颗粒状；光镜下可见肺泡壁毛细血管显著扩张充血，肺泡腔内充满大量纤维素及红细胞，夹杂少量的中性粒细胞和巨噬细胞。纤维素相互连接成网，可穿过肺泡间孔与邻近的肺泡纤维素网连接。

临床上，患者咳出铁锈色痰，系因肺泡腔内的红细胞被巨噬细胞吞噬，形成含铁血黄素混入痰中所致；叩诊呈浊音，语颤增强；听诊正常呼吸音消失，可闻及管状呼吸音。病变若波及胸膜可引起纤维素性胸膜炎，患者出现胸痛，可闻及胸膜摩擦音。痰中仍能检出肺炎球菌。X线检查可见大片致密阴影。

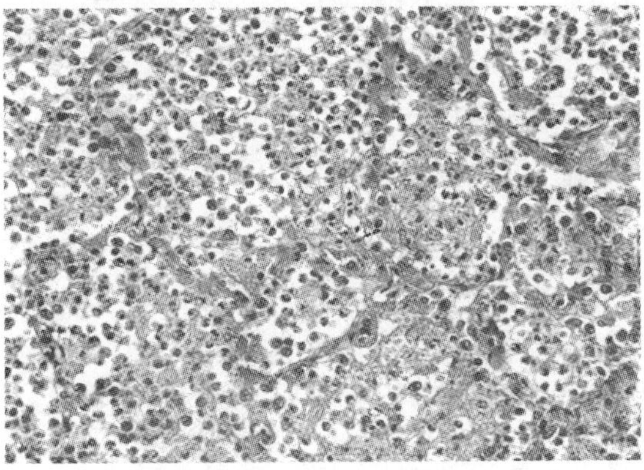

**图5-2　大叶性肺炎**

灰色肝样变期，肺泡壁毛细血管受压，肺泡腔内充满纤维素和中性粒细胞

3. 灰色肝样变期　发病5～6天，病变肺叶肿胀、灰白色，质实如肝。镜下可见肺泡壁毛细血管受压，肺泡腔内

有大量纤维素和中性粒细胞（图 5-2）。此时患者缺氧症状有所缓解，咳痰的性状转为黏液脓性痰，痰中不易检出细菌。

4. 溶解消散期 发病 1 周后进入此期。肺质地变软，肺实变消失，逐渐恢复正常结构。镜下可见纤维素等炎性渗出物逐渐溶解、吸收及咳出，肺泡重新充气。

大叶性肺炎的上述病理变化是一个连续的过程，病变各期无绝对的界限；即使在同一肺叶，不同部位的病变也可呈现为不同阶段。由于抗生素的有效治疗，干预了本病的自然经过，使病程缩短，典型大叶性肺炎的四期病变经过在实际的病例中已很少见到。

### （三）结局与并发症

绝大多数患者经及时治疗均可治愈，并发症较少见。主要有：①肺肉质变：纤维性渗出物不能完全吸收清除，由肉芽组织机化；②肺脓肿、脓胸：多见于金黄色葡萄球菌感染；③败血症或脓毒败血症；④中毒性休克。

## 二、小叶性肺炎

小叶性肺炎（lobular pneumonia）是以细支气管为中心及其所属肺组织的急性化脓性炎症，故又称为支气管肺炎。本病多发生于小儿、老人以及体弱或久病卧床者。冬春寒冷季节发病率较高。临床主要表现为发热、咳嗽、咳痰等症状，肺部可闻及分散的湿性啰音。

### （一）病因及发病机制

小叶性肺炎主要由细菌感染所致。最常见的病原菌为致病力较弱的肺炎球菌，其次为葡萄球菌、链球菌、嗜血流感杆菌、铜绿假单胞菌（绿脓杆菌）和大肠埃希菌（大肠杆菌）等，常是多种病菌混合感染。小叶性肺炎的发生常为机体抵抗力下降继发感染所致。

### （二）病理变化

双肺散在分布大小不等、形状不规则、暗红色或灰黄色实变病灶，一般直径在 1cm 左右（相当于肺小叶范围），肺下叶及背侧多见。严重者，病灶互相融合成片，甚至累及全叶，形成融合性小叶性肺炎。镜下，病灶内细支气管黏膜充血、水肿；纤毛柱状上皮变性、坏死脱落，管腔内充满中性粒细胞为主的炎性渗出物。细支气管黏膜上皮及肺泡壁常有破坏（图 5-3）。病灶周围肺组织呈不同程度的代偿性肺气肿和肺不张。

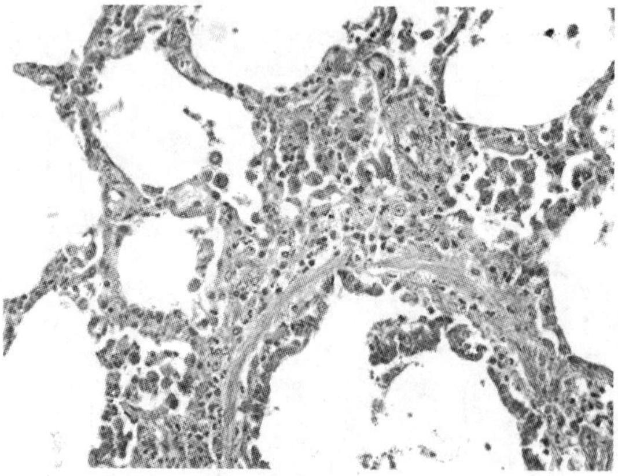

图 5-3 小叶性肺炎

以细支气管为中心的急性化脓性炎症

### （三）临床病理联系

小叶性肺炎由于炎性渗出物刺激支气管黏膜，患者常有咳嗽及咳痰，痰为黏液脓性。因病灶一般较小且散在分布，故肺实变的体征一般不明显。因病变细支气管及其所属肺泡内含有渗出物，故听诊可闻及湿性啰音。胸部 X 线检查可见肺内散在的、不规则斑点状或片状阴影。若及时治疗大多数患者能够治愈。但在幼儿和年老体弱者，特别是并发于其他严重疾病时，预后不良。

### （四）结局与并发症

小叶性肺炎经及时治疗多可痊愈。常见并发症有：心力衰竭、呼吸衰竭、肺脓肿、脓胸、脓气胸、脓毒败血症。支气管破坏严重者，可导致支气管扩张症。

## 三、病毒性肺炎

病毒性肺炎（viral pneumonia）常是各种病毒引起的肺组织炎症，因上呼吸道病毒感染向下蔓延所致。引起肺炎的病毒种类较多，常见的是流感病毒，其次有腺病毒、呼吸道合胞病毒等。病变主要侵犯肺间质，表现为支气管、细支气管壁及小叶间隔以及肺泡间隔充血、水肿，淋巴细胞、单核细胞浸润，肺泡间隔明显增宽。细支气管和肺泡上皮可增生肥大，并形成多核巨细胞，其内可见病毒包涵体，为诊断病毒性肺炎的重要组织学依据。

患者多为儿童，临床症状轻重不一。由于炎症对支气管黏膜的刺激，可引起剧烈咳嗽。因病毒血症可引起发热等全身中毒症状。严重者出现呼吸困难、发绀，甚至引起呼吸衰竭、心力衰竭和中毒性脑病。老年和体弱的患者容易合并细菌感染，但是大多数无并发症的病毒性肺炎预后良好。

## 四、支原体肺炎

支原体肺炎（mycoplasma pneumonia）是由肺炎支原体引起的一种间质性肺炎，病变与病毒性肺炎相似，主要累及肺间质，常呈节段性分布，多累及一个肺叶。因炎症对支气管黏膜的刺激，可引起阵发性、刺激性咳嗽，常为干咳。胸部X线检查可见肺内有斑点、片状模糊阴影等多样化影像。痰、咽拭子可培养出肺炎支原体。支原体肺炎预后一般良好，1～2周内恢复健康。血清中支原体IgM抗体的测定有诊断价值。

（于述伟）

# 第四节　慢性胃炎

慢性胃炎（chronic gastritis）是一种常见病，是由各种致病因素所致的胃黏膜慢性非特异性炎症，病变以胃窦部最常见。男性多于女性，随年龄增长发病率逐渐增高。慢性胃炎症状轻微，严重时可引起恶心、呕吐、上腹部不适和胃酸过少。可分为慢性浅表性胃炎、慢性萎缩性胃炎和慢性肥厚性胃炎等类型。胃镜检查可直接窥视胃黏膜的病变，并钳取病变组织进行病理检查，可确诊。

## 一、病因及发病机制

病因目前尚未完全明了，可能与下列因素有关：①长期慢性刺激：如长期酗酒、吃辛辣食物、吸烟、滥用水杨酸类药物。②十二指肠液反流对胃黏膜屏障的破坏。③自身免疫损伤。④幽门螺杆菌（HP）感染：幽门螺杆菌通过分泌尿素酶、空泡毒素等物质以及炎性介质引起胃黏膜损伤，破坏胃黏膜的防御屏障。

## 二、类型及病理变化

### （一）慢性浅表性胃炎

慢性浅表性胃炎（chronic superficial gastritis）为胃黏膜最常见的病变，以胃窦病变为主。胃镜检查示病变呈多灶或弥漫性胃黏膜充血、水肿，表面有灰白色或灰黄色分泌物，伴点状出血和糜烂。镜下见：炎性病变限于黏膜浅层（黏膜上 1/3），表现为水肿、点状坏死和表浅上皮坏死脱落，主要为淋巴细胞和浆细胞浸润，胃腺体无异常。

结局：慢性浅表性胃炎大多数可完全康复，少数可转化为慢性萎缩性胃炎。

**（二）慢性萎缩性胃炎**

慢性萎缩性胃炎（chronic atrophic gastritis）是以黏膜固有腺体萎缩伴肠上皮化生为特征。临床上可有胃内游离盐酸减少或缺乏、消化不良、上腹不适或钝痛、贫血等症状。慢性萎缩性胃炎分为 A 型和 B 型。A 型与自身免疫有关，多伴有恶性贫血，病变主要在胃体和胃底。B 型与自身免疫无关，病变主要在胃窦部，我国患者大多属此型。两型胃黏膜病变基本相同。由于萎缩胃黏膜薄而平滑，皱襞变浅，甚至消失，黏膜表面呈细颗粒状。胃镜检查见黏膜由正常的橘红色变为灰色；萎缩区黏膜明显变薄，周围正常胃黏膜隆起，以致界限清楚；黏膜下血管分支清晰可见。镜下观察：腺上皮萎缩，腺体变小并有囊性扩张，腺体数目减少。在黏膜固有层内有不同程度的淋巴细胞和浆细胞浸润。常出现上皮化生，在胃体和胃底部腺体的主细胞和壁细胞消失，出现类似幽门腺的黏液分泌细胞，称为幽门腺或假幽门腺化生。在胃窦病变灶内幽门腺消失，出现杯状细胞、吸收细胞和潘氏细胞，形态结构与小肠黏膜相似，称为肠上皮化生。目前认为肠上皮化生的胃黏膜易发生癌变。

**（三）慢性肥厚性胃炎**

慢性肥厚性胃炎（chronic hypertrophic gastritis）的病变常发生于胃底和胃体。肉眼见胃黏膜肥厚，皱襞肥大、加深、变宽，呈脑回状。镜下见黏膜全层肥厚，腺体增生、肥大、变长，有时穿过黏膜肌层。黏膜表面黏液分泌细胞数量增加，分泌增多。临床多数患者因胃酸分泌减少、黏液形成增多而致消化不良。大量蛋白质从胃液中丢失而导致低蛋白血症。

**（四）疣状胃炎**

疣状胃炎（gastritis verrucosa）是一种有特征性病理变化的胃炎，病变处胃黏膜呈结节状，痘疹样突起，中心有凹陷，形似"痘疹"。病变活动期，镜下可见病灶中心凹陷部上皮变性、坏死、脱落而发生糜烂、凹陷，有炎性渗出物覆盖。病变修复时，可见上皮再生或伴有不典型增生。

（陈淑敏）

## 第五节 病毒性肝炎

病毒性肝炎（viral hepatitis）是由肝炎病毒引起的以肝细胞变性坏死为主要病变的一种常见传染病。已知的肝炎病毒类型有甲型（HAV）、乙型（HBV）、丙型（HCV）、丁型（HDV）、戊型（HEV）和庚型（HGV）六种。我国乙型肝炎最多见，其次是丙型和甲型。其中，乙型、丙型肝炎与肝硬化、肝癌的发生有密切关系，甲型肝炎均为急性。病毒性肝炎是一种严重危害人类健康的传染病。各年龄和不同性别均可罹患。

### 一、病因及传播途径

各型肝炎病毒的传播途径不尽相同，主要通过消化道、血液、密切接触和垂直传播。

### 二、基本病理变化

各型病毒性肝炎均属于变质性炎症，以肝细胞变性、坏死为主，伴有不同程度的炎细胞浸润、肝细胞再生和纤维组织增生。

**（一）肝细胞变性、坏死**

1. 肝细胞变性 ①细胞水肿：肝细胞明显肿大，胞质疏松呈网状、半透明，称为胞质疏松化；若病变进一步发展，细胞体积更加肿大呈球形，胞质几乎完全透明，称为气球样变（图 5-4）。②嗜酸性变：单个肝细胞胞质水分脱失、浓缩，肝细胞体积缩小，部分胞质红染（嗜酸性增强）。

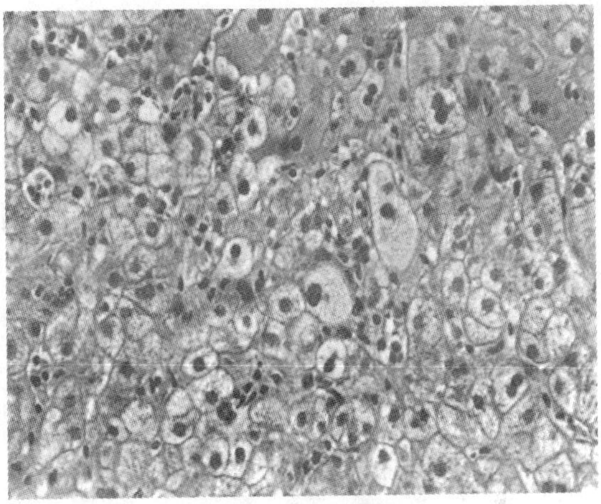

图 5-4 肝细胞水肿

2. 肝细胞坏死

(1) 溶解性坏死：由高度气球样变发展而来，肝细胞崩解、消失。按坏死的范围和程度不同，可分为：①点状坏死：指肝小叶内散在的几个肝细胞的坏死；②碎片状坏死：指肝小叶周边界板的肝细胞灶性坏死和崩解；③桥接坏死：指连接中央静脉与汇管区之间、两个汇管区之间或两个中央静脉之间的条带状坏死；④大块坏死：指几乎累及整个肝小叶的大范围坏死。

(2) 嗜酸性坏死：嗜酸性变继续发展，胞质进一步浓缩，核固缩或消失，最后形成浓染的深红色球形小体，称为嗜酸性小体。

**（二）炎细胞浸润**

在肝小叶内坏死灶或汇管区常有炎细胞浸润，主要为淋巴细胞和单核细胞，坏死灶内可见中性粒细胞。

**（三）增生**

1. 肝细胞再生 在坏死的肝细胞周围常出现肝细胞再生。再生的肝细胞体积较大，可呈双核。肝是否能够恢复原有正常结构，取决于网状支架是否完整。如果坏死较重，网状支架塌陷，再生的肝细胞则形成结构紊乱的细胞团，称为结节状再生。

2. 间质反应性增生和小胆管增生 间质反应性增生有：①Kupffer 细胞增生，突出于窦壁并可脱落于肝窦内，成为游走的巨噬细胞；②间叶细胞和成纤维细胞增生，参与损伤的修复。慢性或坏死较严重的病例，在汇管区或大片坏死灶内可见小胆管增生。

## 三、临床病理类型

**（一）急性（普通型）肝炎**

临床最常见，根据患者是否出现黄疸，分为黄疸型和无黄疸型两种。我国以无黄疸型多见，且主要为乙型病毒性肝炎，一部分为丙型。黄疸型肝炎病变略重，多见于甲型、丁型和戊型肝炎。

1. 病理变化 肝大，质地较软，表面光滑。镜下：肝小叶结构完好，肝细胞广泛变性，主要为胞质疏松化和气球样变，肝窦受压变窄，肝细胞内有淤胆现象；肝细胞坏死轻微，可见散在点状坏死和嗜酸性小体；坏死区与汇管区可见轻度炎细胞浸润。黄疸型坏死稍重，毛细胆管内常有淤胆和胆栓形成。

2. 临床病理联系 肝体积增大，包膜紧张，引起肝区疼痛。肝细胞坏死，细胞内酶释放入血，血清谷丙转氨酶（SGPT）升高，肝功能异常。病变较重者，胆红素代谢障碍，可出现肝细胞性黄疸。由于胆汁形成障碍，患者出现食欲缺乏、厌油腻等症状。

3. 结局 多数患者在6个月内可治愈。但乙型、丙型肝炎往往恢复较慢，其中乙型有5%～10%、丙型约70%可转变为慢性肝炎。

**（二）慢性肝炎**

病程持续半年以上者，即为慢性肝炎。造成肝炎慢性化的因素有感染病毒的类型、治疗不当、营养不良、免疫因素、伴有其他传染病、长期饮酒或服用肝毒性药物等。

1. 病理变化 根据肝细胞坏死、炎症、纤维化程度，将慢性肝炎分为轻度、中度、重度三种（表5-1）。

**表5-1 三种慢性肝炎病变比较**

| | 轻度 | 中度 | 重度 |
|---|---|---|---|
| 肝细胞坏死 | 点状坏死，偶见轻度碎片状坏死 | 中度碎片状坏死，桥接坏死 | 重度碎片状坏死，大范围桥接坏死 |
| 炎细胞浸润 | 有 | 明显 | 明显 |
| 纤维化程度 | 轻度 | 中度，纤维间隔形成 | 重度，纤维间隔分割肝小叶 |
| 肝小叶结构 | 保存 | 大部分保存 | 破坏 |

2. 临床病理联系 慢性肝炎的常见临床表现为肝大及肝区疼痛，重者还可伴有脾大。实验室检查结果是诊断的重要依据，如患者血清谷丙转氨酶、胆红素可有不同程度升高，白蛋白减低或白蛋白与球蛋白比例异常，凝血酶原活性下降等。

3. 结局 轻度慢性肝炎可以痊愈或病变相对静止。重度肝炎晚期，肝小叶结构紊乱形成假小叶，逐渐转变为肝硬化。若在慢性肝炎的基础上，发生新的大片坏死，即可转变为重型肝炎。

**（三）重型肝炎**

病情严重，较少见，根据其发病急缓和病变程度的不同，分为急性重型肝炎和亚急性重型肝炎。

1. 急性重型肝炎 少见，起病急，病程短，病情重，死亡率高。故临床上有暴发型肝炎之称。

（1）病理变化：肝体积明显缩小，以左叶为甚，重量可减轻至600～800g（正常成人为1300～1500g），切面呈黄色或红褐色，因而又称急性黄色肝萎缩或急性红色肝萎缩。镜下：肝细胞弥漫性大块坏死，坏死面积超过肝实质的2/3，仅在小叶周边残存少许变性的肝细胞；肝窦明显扩张充血甚至出血；Kupffer细胞增生肥大，吞噬活跃；坏死灶及汇管区大量炎细胞浸润。残存的肝细胞无明显再生现象。

（2）临床病理联系：由于大量肝细胞溶解坏死，可导致：①胆红素大量入血引起重度黄疸；②凝血因子合成障碍导致皮肤、黏膜出血；③肝功能衰竭，使其解毒功能障碍，导致肝性脑病。此外，由于毒血症和出血等因素，使肾血管强烈持续收缩，肾血液供应严重不足，可诱发急性肾衰竭，称为肝肾综合征。

（3）结局：本型肝炎预后极差，大多数在短期内死于肝性脑病、消化道大出血、肾衰竭、弥散性血管内凝血等。少数可迁延为亚急性重型肝炎。

2. 亚急性重型肝炎　多数由急性重型肝炎迁延而来，少数由急性普通型肝炎恶化进展而来。起病较急性重型肝炎缓和，病程较长，达数周至数月。

（1）病理变化：肝体积缩小，重量减轻，肝变形，左叶萎缩明显，表面可见大小不等的结节，质地略硬。镜下：既有肝细胞亚大块坏死，又有肝细胞结节状再生；小叶内、外可见明显炎细胞浸润，小叶周边有小胆管增生；较陈旧的病变区有明显的纤维组织增生。

（2）结局：如治疗及时得当，病变有停止进展的可能，但多数发展为坏死后性肝硬化。

（于述伟）

## 第六节　肝硬化

肝硬化（cirrhosis of liver）是一种慢性肝病。多种原因引起肝细胞弥漫性变性、坏死，继而出现纤维组织增生和肝细胞的结节状再生，这三种病变反复交错进行，使肝的正常小叶结构和血液循环逐渐被破坏和改建，肝变形、变硬而形成肝硬化。肝硬化的病程可长达数年、数十年或更长，早期由于肝功能代偿可无明显症状，后期则出现不同程度的门脉高压和肝功能不全的表现。

形态上，肝硬化可分为小结节型、大结节型、大小结节混合型和不完全分隔型。病因上，可分为病毒肝炎性、酒精性、胆汁性等。目前我国常用的是病因、病理变化和临床表现结合的综合分类法，将肝硬化分为门脉性、坏死后性、胆汁性、淤血性、寄生虫性等类型。其中以门脉性肝硬化最为常见，其次是坏死后性肝硬化。

### 一、门脉性肝硬化

门脉性肝硬化（portal cirrhosis）相当于形态学分类中的小结节型，是肝硬化中最常见的一种类型。

#### （一）病因及发病机制

门脉性肝硬化的病因较为复杂，可由多种原因引起。

1. 病毒性肝炎　是最常见的原因，占肝硬化的半数以上，其中又以慢性乙型肝炎和丙型肝炎发展为门脉性肝硬化者较多见。

2. 慢性酒精中毒　为欧美国家肝硬化的主要原因。

3. 营养缺乏　动物实验研究发现，饲喂缺乏蛋氨酸或胆碱类物质的动物，可经过脂肪肝发展成肝硬化。

4. 毒性物质中毒　许多毒性物质（如四氯化碳、二甲基氨基偶氮苯、二乙基亚硝胺、磷、砷等）和一些药物对肝有破坏作用，长期作用可引起肝硬化。

以上因素可引起肝细胞的变性坏死，但肝细胞可以通过再生修复。如果病因没有消除，肝细胞反复发生变性坏死、修复，当界板受损，纤维组织增生、分割肝小叶，肝细胞呈团块状增生，形成假小叶，肝的正常组织结构被破坏，肝质地变硬、变形，最终导致肝血液循环改建。

### (二）病理变化

肉眼观，早、中期肝体积正常或稍增大，后期肝体积缩小，重量减轻至 1000g 以下，肝硬度增加，表面呈细颗粒状或小结节状，结节直径不超过 1cm，大小较为一致。肝切面见黄褐色或黄绿色的圆形或类圆形的结节，弥漫地分布于全肝。结节周围有较窄的纤维间隔包绕（图 5-5）。镜下观，正常肝小叶结构被破坏，代之以许多假小叶，是肝硬化重要的形态学标志。假小叶是由广泛增生的纤维组织将肝细胞再生结节分割包绕成大小不等、圆形或椭圆形的肝细胞团（图 5-6）。假小叶特征是：①肝细胞团内常无中央静脉或偏位，也可见两个以上中央静脉；②假小叶内肝细胞索排列紊乱，可有不同程度的变性坏死及双核肝细胞；③包绕肝细胞团的纤维间隔较窄。有时汇管区也被包绕在假小叶内。小叶内常有淤胆现象。假小叶之间的纤维间隔中可见小胆管增生和淋巴细胞、浆细胞浸润。

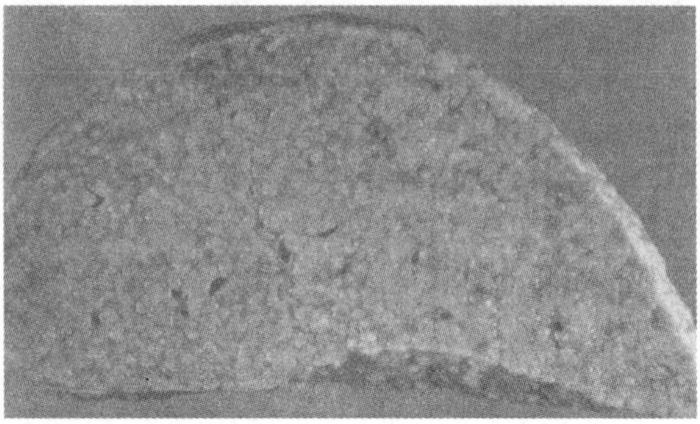

**图 5-5 门脉性肝硬化（大体）**

肝缩小、变硬，表面呈弥漫的细颗粒状

### （三）临床病理联系

肝硬化时，由于肝正常结构的破坏、肝内血液循环途径的紊乱，肝功能代偿逐渐丧失，导致了门脉高压症和肝功能不全。

1. 门脉高压症　正常门静脉压为 0.93～1.33kPa，肝硬化时，患者门脉压可升高到 2.5kPa。其形成机制是：①纤维组织增生使肝血管网受破坏而减少；②大量增生的纤维组织收缩及假小叶压迫，使肝内门静脉及肝静脉小分支扭曲阻塞，门静脉血液流入和肝内血液流出受阻；③门静脉与肝动脉之间形成异常吻合支，压力高的动脉血流入门静脉，门静脉压力增高；④小叶中央静脉周围纤维化和管腔闭塞等加重门静脉高压。门静脉高压使门静脉所属器官的静脉血回流受阻（图 5-7），主要临床表现为：

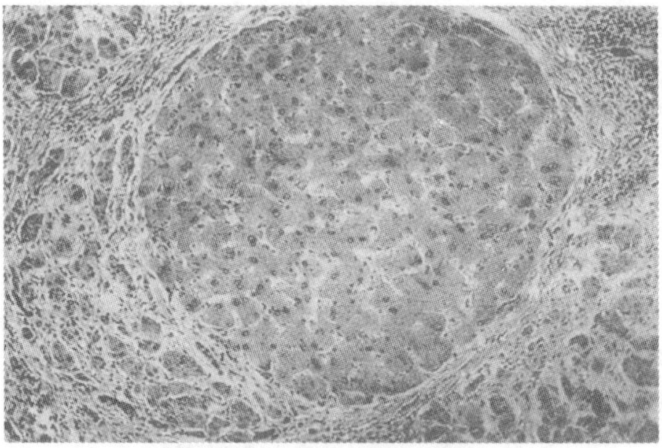

**图 5-6 门脉性肝硬化（镜下）**

中央的肝细胞团由增生的纤维组织所包绕，为一个典型的假小叶

（1）脾大：脾静脉回流受阻，脾因慢性淤血及结缔组织增生而肿大，常引起脾功能亢进。

（2）胃肠道淤血、水肿：因门静脉压力升高使胃肠道静脉血液回流受阻所致。患者可有食欲下降、腹胀、消化不良等症状。

（3）腹水：多发生于肝硬化晚期，为淡黄色、澄清透明的漏出液。主要与下列因素有

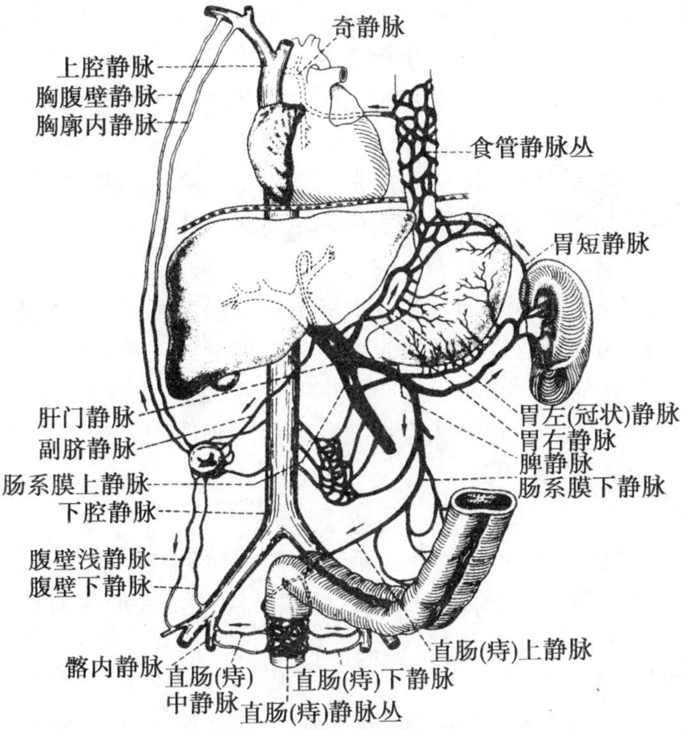


图 5-7　肝门静脉回流受阻时，侧支循环血流方向示意图

关：①门静脉压力增大使门静脉系统的毛细血管内压升高；②肝合成白蛋白减少等导致血浆胶体渗透压降低；③肝对醛固酮和抗利尿激素灭活能力减弱，继发钠、水潴留；④淋巴液回流不畅而经肝表面漏出。

（4）侧支循环形成：门静脉发生阻塞后，门静脉和腔静脉间的吻合支逐渐扩张形成侧支循环，使门静脉血流经侧支循环进入上、下腔静脉流回心脏。

①食管下段静脉曲张：门静脉血经胃冠状静脉、食管静脉丛、奇静脉入下腔静脉，常造成食管下段静脉曲张，可破裂发生致命性大出血，是肝硬化患者常见死因。

②直肠静脉丛曲张：门静脉血经肠系膜下静脉、直肠静脉丛、髂静脉入下腔静脉，常引起直肠静脉丛曲张，形成痔核，破裂时发生便血。

③脐周腹壁浅静脉曲张：门静脉血经副脐静脉、脐周围静脉，再向上经腹壁上静脉入上腔静脉，向下经腹壁下静脉入下腔静脉，常引起脐周围静脉曲张，出现所谓“海蛇头”现象。

2. 肝功能不全　肝功能不全的发生除肝细胞损伤外，肝内血液循环障碍也是一个重要的原因。主要有以下表现：

（1）血浆蛋白变化：患者血浆白蛋白含量减少，白蛋白/球蛋白下降或倒置。因肝细胞受损，合成白蛋白功能降低以及骨髓免疫球蛋白的生成增加所致。

（2）雌激素灭活减少：肝功能不全时，对雌激素的灭活作用减弱，雌激素水平增高，可造成局部毛细血管扩张，患者常在面、颈、胸、前臂及手背等处出现“蜘蛛痣”和手掌潮红，即所谓“肝掌”。在男性患者可出现乳腺发育、睾丸萎缩，在女性患者可出现月经紊乱等表现。

(3) 出血倾向：患者常出现鼻出血、牙龈出血和皮下瘀斑等，主要与肝合成凝血因子、纤维蛋白原减少以及脾功能亢进所致血小板数量减少有关。

(4) 黄疸：主要因肝细胞坏死、肝细胞内胆汁淤积和毛细胆管内胆栓形成等使血中胆红素含量增多所致。

(5) 肝性脑病：又称肝昏迷。肝性脑病是以意识障碍为主的神经精神综合征，是肝功能衰竭所致。肝性脑病是肝硬化最严重的并发症和主要死亡原因。

### (四) 结局

肝硬化早期，如能及时消除病因，接受积极治疗，病变可相对静止甚至减轻，肝功能有所改善。即使病变发展到相当程度，肝组织结构难以恢复到正常，但由于肝有巨大的代偿能力，适当的治疗仍可使病变处于相对稳定或停止发展的状态。晚期肝硬化则预后不良，造成死亡的主要原因有肝性脑病、食管静脉曲张破裂性大出血和严重感染等。

## 二、坏死后性肝硬化

坏死后性肝硬化（postnecrotic cirrhosis）相当于形态学分类中的大结节型和大小结节混合型肝硬化，发生率仅次于门脉性肝硬化。此型肝硬化是在肝实质广泛坏死的基础上发生，故得名。

### (一) 病因及发病机制

1. 病毒性肝炎　亚急性重型肝炎是此型肝硬化的主要原因。肝实质发生广泛坏死后，网状支架塌陷，纤维组织大量增生，肝细胞结节状再生，逐渐形成大结节型肝硬化；少数慢性肝炎反复发作且坏死较重时可导致大小结节混合型肝硬化。

2. 毒性物质中毒　一些毒性物质如引起肝实质广泛坏死，也可导致此型肝硬化。

### (二) 病理变化

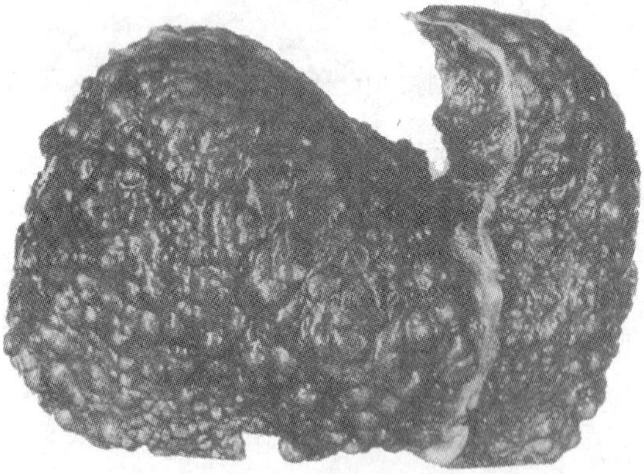

**图 5-8 坏死后性肝硬化（大体）**

体积明显缩小，表面有大小不等的粗大结节

此型肝硬化与门脉性肝硬化的不同点是：肉眼观，肝变形、变硬更为显著，体积明显缩小，尤以左叶为重。肝表面和切面所见结节较大，且大小悬殊、形状不规则，结节直径多超过 1cm，最大者可达 5cm 以上。结节间的纤维间隔较宽，且宽窄不一（图 5-8）。镜下观，假小叶形状大小不一，甚至在大的假小叶内可含有完整的肝小叶。肝细胞变性坏死明显，纤维间隔多数较宽且厚薄不均，炎细胞浸润和小胆管再生均较门脉性肝硬化显著。

### (三) 临床病理联系与结局

与门脉性肝硬化比较，坏死后性肝硬化一般病程较短，肝功能不全表现明显，癌变率较高。

（陈淑敏）

# 第七节　肾小球肾炎

肾小球肾炎（glomerulonephritis，GN）是以肾小球损害为主的一组疾病。主要临床表现有蛋白尿、血尿、水肿和高血压。肾小球肾炎可分为原发性和继发性。原发性肾小球肾炎是指原发于肾的独立性疾病，多数类型是抗原抗体反应引起的免疫性疾病；继发性肾小球肾炎是继发于其他疾病或全身性疾病的一部分，如红斑狼疮性肾炎、过敏性紫癜性肾炎、糖尿病肾病等。本节主要介绍常见的几种原发性肾小球肾炎。

## 一、病因及发病机制

肾小球肾炎的病因和发病机制尚未完全明了，但大量的研究证实大部分类型肾小球肾炎的发生是Ⅲ型变态反应导致的肾小球损伤。

1. 引起肾小球肾炎的抗原　①内源性抗原：肾小球固有成分可作为抗原，有以下几种：肾小球基底膜抗原，足细胞、内皮细胞和系膜细胞的细胞膜抗原，非肾小球抗原，如DNA、甲状腺球蛋白、肿瘤抗原等。②外源性抗原：如细菌、病毒、真菌和螺旋体等生物性抗原成分，以及药物、外源性凝集素和异种蛋白等。

2. 免疫复合物形成　机体针对上述抗原成分产生相应的抗体（主要为IgG、IgA和IgM抗体），抗原抗体反应引起肾小球内免疫复合物形成或沉积。

（1）原位免疫复合物形成：相应的抗体与肾小球内固定的或植入的抗原成分在肾小球原位直接反应，形成抗原-抗体复合物，近年来的研究证明其在肾小球肾炎的发生机制中起主要作用。由于抗原的性质不同，引起的抗体反应不同，导致的肾小球肾炎类型也不同。引起原位免疫复合物形成的抗原主要有以下三种：①肾小球基底膜抗原：肾小球基底膜在感染或某些因素的作用下，结构发生改变而具有抗原性，刺激机体产生抗自身肾小球基底膜抗体；或某些细菌、病毒的成分与肾小球基底膜有共同的抗原性，刺激机体产生的抗体可与肾小球基底膜发生交叉反应。该机制引起的肾炎称抗肾小球基底膜肾炎。用免疫荧光法可见免疫复合物沿肾小球毛细血管基底膜呈连续的线形荧光。属自身免疫性疾病，少见。②植入性抗原：细菌、病毒和寄生虫等感染的产物和某些药物等进入机体，首先与肾小球某一成分结合成植入性抗原，刺激机体产生相应抗体，抗原抗体在肾小球内原位结合成免疫复合物，引起肾小球肾炎。用免疫荧光法可见免疫复合物在肾小球内显示不连续的颗粒荧光。③其他抗原：除肾小球基底膜抗原外，肾小球内的其他成分也可以引起原位免疫复合物形成。动物模型证实，肾小管上皮细胞刷状缘抗原（Heymann抗原）与肾小球内足突细胞抗原具有共同的抗原性，可发生交叉免疫形成免疫复合物，引起肾小球肾炎，称为Heymann肾炎。用免疫荧光法可见免疫复合物在肾小球内沿肾小球毛细血管基底膜显示不连续的颗粒荧光。

（2）循环免疫复合物沉积：循环免疫复合物的抗原可以是外源性抗原，也可以是内源性抗原，但均不是肾小球本身成分。抗原刺激机体产生相应抗体，抗原再与抗体在血液循环中结合成免疫复合物，随血液循环流经肾时沉积在肾小球，从而引起肾小球肾炎。用免疫荧光法显示沿基底膜或系膜区域出现不连续的颗粒荧光。

不同类型的肾小球肾炎免疫复合物形成和沉积的部位不同。应用电镜可见电子致密物沉积于系膜区、内皮细胞与基底膜之间（内皮下）、足细胞与基底膜之间（上皮下）或基底膜内。

3. 免疫复合物形成和沉积导致肾小球肾炎的机制　免疫复合物无论是通过血液循环沉积

还是肾小球原位形成都不直接引起肾小球损伤，主要是通过各种炎症介质的释放导致肾小球受损而发生肾炎。其中，激活补体系统产生多种生物活性物质，在肾炎的发生中起重要作用。

补体在激活过程中产生C3a和C5a，可激发细胞释放组胺等血管活性物质，使毛细血管通透性增加。C5a又是阳性趋化物质，可吸引白细胞。补体的激活可使细胞溶解破坏。中性粒细胞、巨噬细胞、淋巴细胞、自然杀伤细胞和血小板等可产生多种蛋白溶解酶、血管活性物质等，参与肾小球肾炎的变质、渗出和增生等病理变化过程。

此外，细胞免疫也在肾小球肾炎发生中起作用，某些肾小球肾炎无免疫复合物沉积。在人类或实验动物引起肾小球肾炎的肾小球内可见激活的巨噬细胞、T细胞。淋巴细胞和巨噬细胞释放的细胞因子可刺激系膜细胞增生，使系膜基质增加，引起肾小球硬化。

## 二、基本病变

肾小球肾炎的类型多，病变复杂。但仍有炎症基本病变之变质、渗出、增生的规律可循。

1. 变质性变化　各种蛋白溶解酶和细胞因子的作用，导致基底膜通透性增加，肾小球固有细胞变性，乃至纤维素样坏死。

2. 渗出性变化　常有白细胞渗出，主要是中性粒细胞和单核细胞。渗出的中性粒细胞释放蛋白水解酶，破坏内皮细胞、上皮细胞及基底膜，引起滤过膜通透性增加，红细胞漏出，肾小球内有时可见纤维蛋白渗出。

3. 增生性变化　肾小球内细胞数目增多，主要是系膜细胞、内皮细胞、肾小囊上皮细胞增生等。晚期系膜基质增多，间质纤维化，导致肾小球硬化。

## 三、临床病理联系

不同的肾小球肾炎根据临床表现并结合其他检查结果、临床经过等，可分为下列临床综合征：

1. 急性肾炎综合征　发病急，常表现为少尿、血尿、轻至中度蛋白尿，伴高血压和轻度水肿。重症可出现氮质血症甚至肾衰竭。常见于急性弥漫性增生性肾小球肾炎（acute diffuse proliferative glomerulonephritis）。

2. 快速进行性肾炎综合征　发病急，病情进展快，在出现严重血尿、蛋白尿改变后迅速发生少尿或无尿，伴氮质血症，并发展为急性肾衰竭。常见病理类型是新月体性肾小球肾炎（crescentic glomerulonephritis）。

3. 慢性肾炎综合征　病程长，逐渐发展为慢性肾功能不全。表现为多尿、夜尿、低渗尿、高血压、氮质血症和尿毒症。见于硬化性肾小球肾炎（sclerosing glomerulonephritis）。一般为其他各型肾小球肾炎的终末阶段。

4. 肾病综合征　临床表现为高度蛋白尿、高度水肿、高脂血症和低蛋白血症等一组症状，简称“三高一低”。弥漫性膜性肾小球肾炎（diffuse membranous glomerulonephritis）、轻微病变性肾小球肾炎（minimal change glomerulonephritis）等多种类型的肾炎均有此特征。

5. 反复发作性或持续性血尿　发病急或缓，常表现为肉眼血尿或镜下血尿，一般无肾小球肾炎的其他症状。常见病理类型是IgA肾病（IgA nephropathy）。

6. 隐匿性肾炎综合征　患者无症状，仅有镜下血尿或蛋白尿。常见病理类型是系膜增生性肾小球肾炎（mesangial proliferative glomerulonphritis）。

## 四、肾小球肾炎的病理类型

原发性肾小球肾炎的病理形态学分类主要依据光学显微镜检查、免疫荧光或免疫组织化学及电子显微镜检查等的综合所见。几种常见肾小球肾炎比较见表5-2。

临床上根据临床表现通常将肾小球肾炎分为急性、急进性、慢性、隐匿性和肾病综合征。肾小球肾炎的临床表现和病理类型之间存在一定的联系，如弥漫性增生性肾小球肾炎、新月体性肾小球肾炎分别相当于临床上急性肾小球肾炎和急进性肾小球肾炎，但并无肯定的对应关系。一种病理类型可有多种临床表现，而一种临床表现又可来自多种病理类型。因此，病理分型必须通过肾活体组织检查才能确定。

**表5-2 几种常见肾小球肾炎比较**

| 类型 | 光镜 | 电镜 | 免疫荧光 | 临床表现 | 预后 |
|---|---|---|---|---|---|
| 急性肾小球肾炎 | 膜细胞、内皮细胞增生 | 上皮下有驼峰状突 | 毛细血管壁粗颗粒状沉积 | 儿童、青少年多发，急性肾炎综合征 | 多数预后较好 |
| 新月体性肾炎 | 壁层上皮细胞增生成新月体 | 基底膜不规则增厚、断裂缺损 | IgG和C3沿毛细血管壁呈线状沉积 | 快速进行性肾炎综合征 | 新月体越多、预后越差 |
| 膜性肾小球肾炎 | 弥漫性基底膜增厚 | 足突融合，基底膜增厚 | IgG和C3沿毛细血管壁呈颗粒状沉积 | 肾病综合征 | 慢性肾功能不全 |
| 轻微病变性肾小球肾炎 | 近曲小管上皮细胞脂肪变、玻变 | 足突细胞的足突融合 | 肾小球病变部位IgM和C3沉积 | 肾病综合征 | 预后较好，皮质类固醇治疗效果好 |
| 硬化性肾小球肾炎 | 肾小球纤维化、玻变 | 多无特异性发现 | 多无特异性发现 | 慢性肾炎综合征 | 肾功能不全 |

### （一）急性弥漫性增生性肾小球肾炎

急性弥漫性增生性肾小球肾炎（acute diffuse proliferative glomerulonephritis）简称急性肾小球肾炎。其病理特点是肾小球内毛细血管内皮细胞和系膜细胞肿胀增生。儿童、青少年多发，是临床最常见的肾炎类型。

本病的发生与A群乙型溶血性链球菌感染引起的变态反应有关，多数患者在扁桃体炎、咽喉炎和皮肤化脓等链球菌感染1～2周后发病，也称链球菌感染后肾小球肾炎。发生机制是链球菌或其他病原体的抗原成分使机体产生相应的抗体，抗原、抗体在血液循环中形成免疫复合物，沉积于肾小球内引起肾小球肾炎。因此，临床上有效预防链球菌感染可减少本病的发生。

1. 病理变化

（1）肉眼观：双侧肾轻到中度肿大，被膜紧张，表面充血变红，有的表面有散在出血点，故有“大红肾”（图 5－9）和“蚤咬肾”（图 5－10）之称；切面见肾皮质增厚，皮髓质分界清楚。

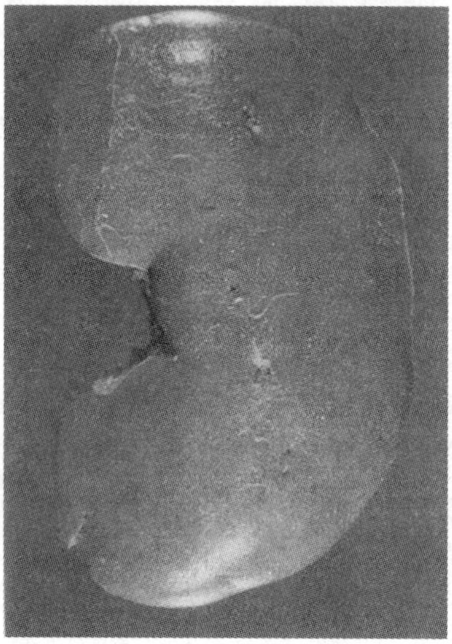

**图 5－9 大红肾（大体）**

肾肿大，表面充血变红

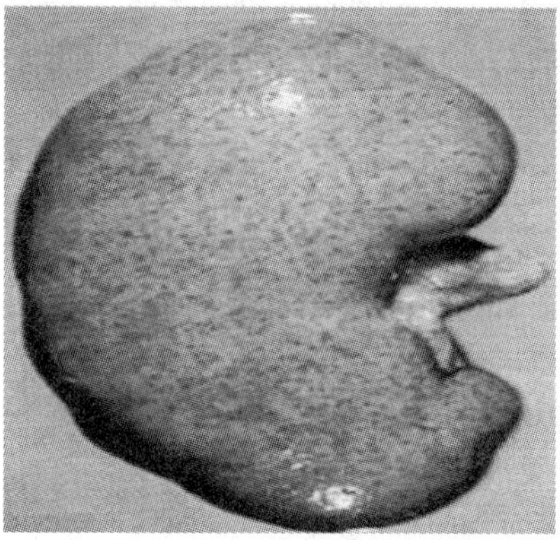

**图 5－10 蚤咬肾（大体）**

肾表面散布较多出血点

（2）镜下观：①弥漫性肾小球受累：病变特点是双侧肾绝大多数肾小球内系膜细胞、内皮细胞明显增生、肿胀，细胞数目显著增多，可见多少不等的中性粒细胞和单核细胞浸润（图 5－11）。增生的细胞使毛细血管管腔狭窄，甚至闭塞。②肾小管的继发病变：较轻。由于肾小球缺血，所属肾小管上皮细胞可有细胞水肿，管腔内常有透明管型、红细胞管型等。③肾间质充血、水肿，少量淋巴细胞和中性粒细胞浸润。

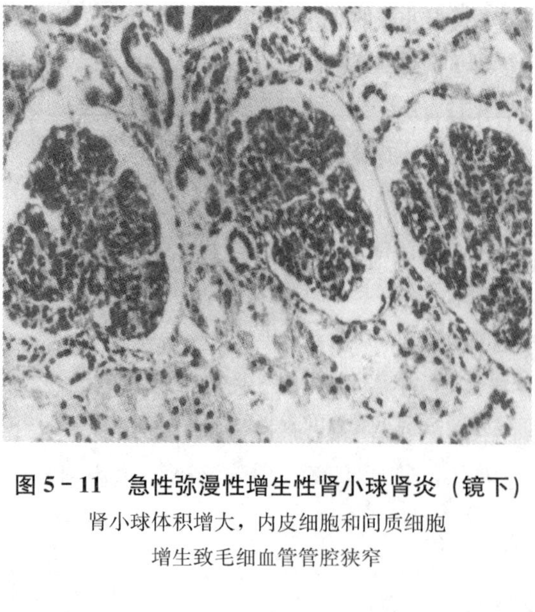

**图 5－11 急性弥漫性增生性肾小球肾炎（镜下）**

肾小球体积增大，内皮细胞和间质细胞增生致毛细血管管腔狭窄

2. 临床病理联系　本型肾炎起病急，临床主要表现为急性肾炎综合征。

（1）尿的变化：①少尿或无尿：由于肾小球内细胞明显肿胀增生，压迫毛细血管，血流减少使肾小球滤过率明显降低，而肾小管病变轻，重吸收相对正常。②血尿、蛋白尿：为肾小球毛细血管受损、通透性增高所致。③管型尿：滤过膜受损，致肾小管的蛋白质、红细胞和白细胞凝集成透明管型、红细胞管型和颗粒管型，尿液可检出。

（2）水肿：患者一般有轻到中度水肿，首先从组织疏松的眼睑和面部开始。水肿发生机制主要是少尿引起水钠潴留和变态反应引起的毛细血管通透性增加所致。

（3）高血压：约70%的患者有轻到中度高血压，主要原因可能与水钠潴留引起的血容量增加有关。

3. 结局 大多数预后较好，尤其是儿童链球菌感染后肾小球肾炎。

**（二）新月体性肾小球肾炎**

新月体性肾小球肾炎（crescentic glomerulonephritis）因大量新月体形成而得名。临床发病急，进展快，又称为快速进行性肾小球肾炎（rapidly progressive glomerulonephritis）。主要病变特征为多数肾小球囊壁层上皮细胞增生形成新月体，主要临床表现为急进性肾炎综合征。本病少见，好发于青壮年。

1. 病理变化

（1）肉眼观：双侧肾弥漫性肿大，颜色苍白，切面肾皮质增厚。

（2）镜下观：肾小球毛细血管壁断裂、出血和大量纤维素进入肾小囊腔内，刺激肾小囊壁层上皮细胞增生形成新月体（图5－12）。早期新月体成分是增生的肾小囊上皮细胞，其间混有单核细胞、中性粒细胞和纤维素。以细胞成分为主的新月体称细胞性新月体。进而增生的细胞转化为成纤维细胞，并产生胶原纤维，形成细胞和纤维共存的细胞纤维性新月体。后期，细胞成分完全被纤维组织代替，形成纤维性或硬化性新月体。肾间质纤维化，肾小管萎缩。

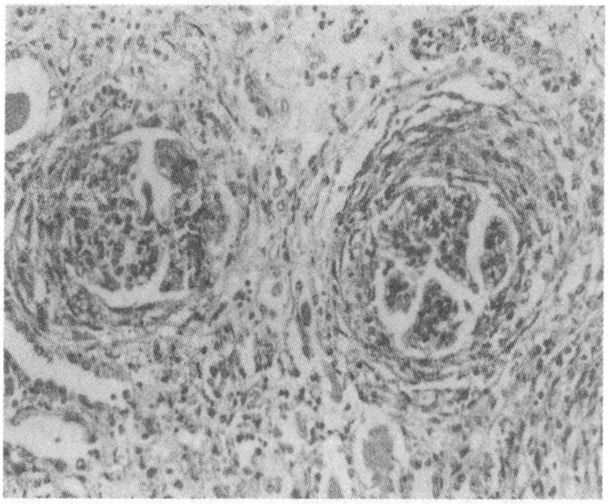

**图5－12 新月体性肾小球肾炎（镜下）**

肾小球囊内壁增厚形成新月体（左）和环状体（右），血管丛受压萎缩

2. 临床病理联系 临床表现为快速进行性肾炎综合征。

（1）血尿：因肾小球毛细血管纤维素样坏死，基底膜断裂，通透性明显增加而红细胞大量漏出，故有明显血尿。也有蛋白尿或伴轻度水肿。

（2）少尿、无尿、氮质血症：大量的新月体形成阻塞肾小球囊，迅速出现少尿甚至无尿。血中含氮代谢产物不能滤过排出，在体内潴留而出现氮质血症。短期内还可发展为急性肾衰竭、尿毒症。

（3）高血压：大量肾小球因纤维化和玻璃样变，造成肾小球缺血，通过肾素-血管紧张素系统作用及水钠潴留均可引起血压升高。

3. 结局 有新月体的肾小球不超过全部肾小球的50%，患者预后较好。如有新月体的肾小球超过全部肾小球的50%以上，患者预后较差，导致肾功能不全，最终需要肾透析和肾移植治疗。

**（三）弥漫性膜性肾小球肾炎**

弥漫性膜性肾小球肾炎（diffuse membranous glomerulonephritis）主要病变特征是弥漫性肾小球基底膜显著增厚，而肾小球内其他炎症变化不明显，又称膜性肾病。青、中年人多见。发病缓慢，病程较长，临床上主要表现为肾病综合征。

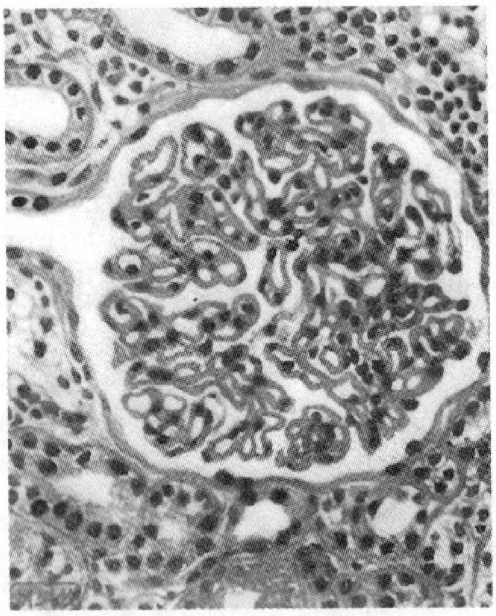

**图 5-13 弥漫性膜性肾小球肾炎（镜下）**

基底膜显著增厚，部分毛细血管管腔狭窄、闭塞

1. 病理变化

（1）肉眼观：双侧肾弥漫性肿大，颜色苍白，称为“大白肾”。

（2）镜下观：绝大多数肾小球基底膜明显增厚（图 5-13）。肾小球内细胞无增生，也无渗出现象。晚期由于基底膜显著增厚，毛细血管管腔变窄，大部分肾小球缺血，发生纤维化玻璃样变。

2. 临床病理联系 弥漫性膜性肾小球肾炎是引起成人肾病综合征最常见的原因。

（1）高度蛋白尿：基底膜严重损伤，通透性明显增高，大量血浆蛋白（包括大分子蛋白）由肾小球滤过，引起严重的非选择性蛋白尿。

（2）低蛋白血症：因大量蛋白质从尿液丢失，血浆蛋白明显降低。

（3）高度水肿：血浆蛋白明显降低，使血浆胶体渗透压下降；加之肾缺血，肾素-血管紧张素-醛固酮系统活性增强，水钠潴留，出现全身性高度水肿。

（4）高脂血症：机制未完全明了，可能与低蛋白血症引起肝合成脂蛋白增多有关。

3. 结局 病变轻者，经治疗可逐渐缓解。但多数反复发作，对激素治疗不敏感，发病后十年左右进展至慢性肾功能不全。

**（四）轻微病变性肾小球肾炎**

轻微病变性肾小球肾炎（minimal change glomerulonephritis）是指光镜下肾小球无明显改变或病变轻微而得名，因肾小管上皮细胞脂肪变性，又称脂性肾病，是引起儿童肾病综合征的最常见原因。本病发病可能与 T 细胞免疫功能异常有关。

1. 病理变化

（1）肉眼观：肾增大，颜色苍白，切面皮质厚，呈黄白色条纹（肾小管细胞脂肪变性）。

（2）镜下观：肾小球基本正常，近端肾小管上皮细胞脂肪变性及玻璃样变。

2. 临床病理联系 临床表现为肾病综合征。尿内蛋白成分主要是小分子白蛋白，属于选择性蛋白尿。

3. 结局 本病多见于儿童，预后佳，90%以上患者用皮质类固醇治疗效果好，少许病例可发生肾功能不全。

**（五）硬化性肾小球肾炎**

硬化性肾小球肾炎（chronic sclerosing glomerulonephritis）是许多类型肾小球肾炎的终末阶段，即慢性肾小球肾炎晚期。病变呈进行性发展，大多数肾小球纤维化、玻璃样变。多见于成人，预后差，最终导致慢性肾衰竭。

1. 病理变化

（1）肉眼观：两侧肾对称性固缩，表面呈微小颗粒状，故称之为继发性颗粒性固缩肾（图 5-14）。切面皮质变薄，皮髓质分界不清。

（2）镜下观：大量（超过全部肾小球的 50%）肾小球纤维化、玻璃样变（图 5-15）。硬化肾小球所属肾小管萎缩、消失，玻璃样变的肾小球相互靠拢集中。残留肾单位常呈代偿性肥大，肾小球体积增大，肾小管扩张。间质纤维组织增生并有大量淋巴细胞、浆细胞浸润。间质内小动脉硬化，管壁增厚，管腔狭窄。

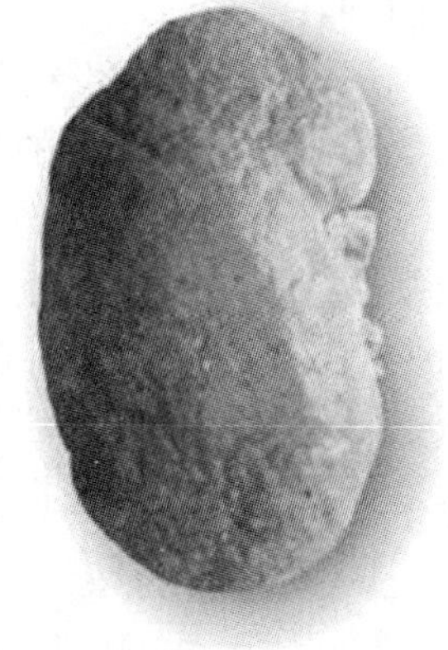

5-14 硬化性肾小球肾炎（大体）
肾体积缩小，质地变硬，表面呈细小颗粒状（颗粒性固缩肾）

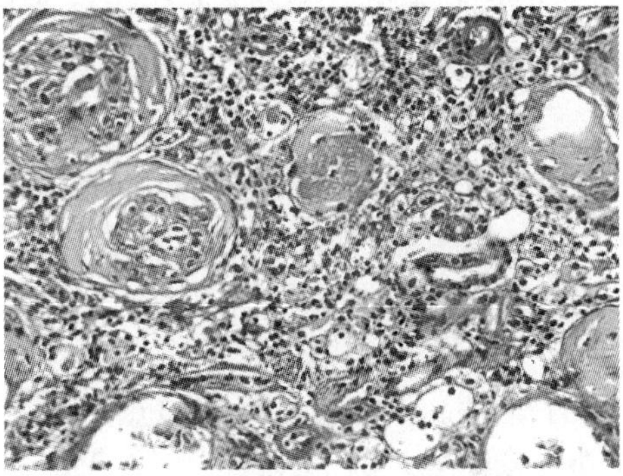

图 5-15 硬化性肾小球肾炎（镜下）
病变的肾小球萎缩、纤维化、玻璃样变性，相应肾小管也萎缩、纤维化或消失

2. 临床病理联系 硬化性肾小球肾炎因是其他类型肾小球肾炎发展而来，较早阶段仍有其他肾炎的表现，后期均表现为慢性肾炎综合征。

(1) 尿的变化：多尿、夜尿、低渗尿，是由于大量肾单位结构破坏，功能丧失所致。残存起代偿作用的肾小球血流快，滤过率增高，肾小管内尿液流速快，重吸收不足。尿液溶质少，比重下降，常固定在 1.010 左右。因代偿肾单位结构功能相对正常，故蛋白尿、血尿和管型尿都不如早期明显。

(2) 肾性高血压：大多数肾小球纤维化、玻璃样变，肾缺血，肾素-血管紧张素增多，患者出现高血压。高血压又促使动脉硬化，使肾缺血加重，血压持续增高。

(3) 肾性贫血：由于肾结构大量破坏，肾促红细胞生成素减少，加之代谢产物潴留，抑制骨髓造血和红细胞破坏增多，患者常有贫血。

(4) 氮质血症：病变进展，残存肾单位进行性减少，代谢废物大量潴留。血中非蛋白氮含量增高。

3. 结局 本型肾炎病程长短不一，早期合理治疗，病情可稳定多年。晚期预后不佳，常因慢性肾功能不全导致尿毒症、高血压引起脑出血和心力衰竭以及机体抵抗力降低继发感染而死亡。目前较理想的疗法是血液透析和肾移植。

（万能章）

## 第八节 肾盂肾炎

肾盂肾炎（pyelonephritis）主要是由细菌引起肾盂、肾间质的化脓性炎症，是泌尿系统的常见病。可发生于任何年龄，女性多见，是男性的 9～10 倍。肾盂肾炎分为急性和慢性两种类型。

## 一、病因及发病机制

肾盂肾炎是由细菌直接感染所致，主要是革兰阴性菌，以大肠埃希菌最多见，占85%，其他有变形杆菌、产气杆菌、葡萄球菌等。感染途径有以下两种：

1. 上行性感染　肾盂肾炎的感染多是上行性感染引起。首先引起尿道炎或膀胱炎，细菌再沿输尿管或输尿管周围的淋巴管上行到肾盂，引起肾盂、肾小管和肾间质的炎症。病变可累及一侧或两侧肾。

正常情况下，排尿对尿道有冲洗自净作用，膀胱壁内白细胞及膀胱黏膜产生的局部抗体（分泌型IgA）具有抗菌作用，细菌不易在尿道繁殖，呈无菌状态。因此，上行性感染常有诱因：如尿道结石、前列腺增生、妊娠子宫压迫等引起的尿道阻塞时，可致尿流不畅、尿液潴留，有利于细菌感染、繁殖；导尿、膀胱镜检查及其他尿道手术引起的尿道损伤为细菌感染提供了条件。女性较男性尿道短，易发生上行性感染，且男性前列腺液含有抗菌物质等原因使女性发病率较高。

2. 血源性感染　细菌从身体某处感染灶侵入血流，随血流到达肾，引起急性肾盂肾炎。如细菌性心内膜炎等，病原菌多为葡萄球菌，两侧肾常同时受累。

## 二、肾盂肾炎的类型

### （一）急性肾盂肾炎

急性肾盂肾炎（acute pyelonephritis）是肾盂、肾小管和肾间质的急性化脓性炎症。

1. 病理变化

（1）肉眼观：单侧肾或双侧肾增大、充血、质软。表面散在大小不等的黄白色脓肿，脓肿周围是紫红色充血带。肾盂黏膜充血、水肿，表面有脓性渗出物覆盖，有时可见小出血点。

（2）镜下观：肾盂黏膜充血、水肿，大量中性粒细胞浸润和向表面渗出；肾间质形成脓肿或条索状化脓病灶，肾小管上皮细胞坏死、崩解，管腔内可见大量脓细胞（图5-16）。血源性感染引起皮质内形成多发性小脓肿，进而破入肾小管，蔓延至肾盂。早期肾小球常无病变，严重时大量肾组织破坏可累及肾小球。

2. 临床病理联系

（1）感染中毒症：患者发病急骤，有发热、寒战、血中中性粒细胞增多等症状。

（2）腰部酸痛：肾体积增大，被膜紧张，炎症累及肾周围组织引起腰痛。

（3）尿液变化：①脓尿，化脓性病灶破入肾小管及肾盂表面化脓，因而尿中可查出脓细胞，有的形成白细胞管型。②菌尿，尿液培养可找到致病菌。③蛋白尿。④管型尿。⑤血尿。

（4）膀胱刺激征：由于尿路的急性炎症对膀胱和尿道黏膜的刺激，出现尿

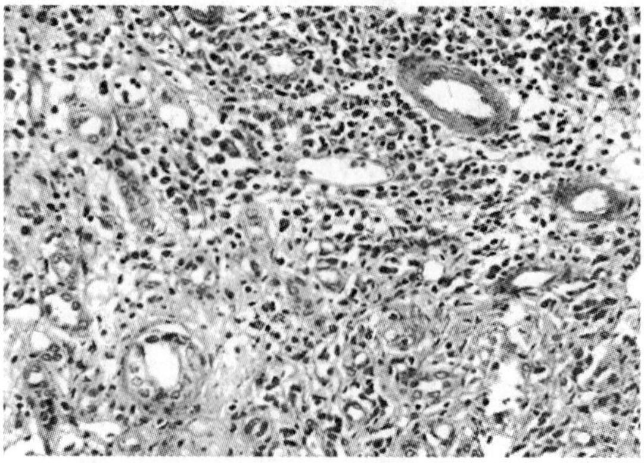

**图5-16　急性肾盂肾炎（镜下）**

肾盂黏膜、间质充血、水肿，有大量中性粒细胞浸润，肾小管变性、坏死

频、尿急、尿痛等膀胱刺激征。

急性肾盂肾炎一般无明显的肾单位病变，肾功能损害少见。

3. 结局 急性肾盂肾炎如及时彻底治疗，细菌被消灭，症状大多可短期内消失而痊愈。治疗不彻底或尿路阻塞未解除，反复发作则可转为慢性肾盂肾炎。部分患者可出现并发症：①急性坏死性肾乳头炎，见于糖尿病患者或尿路阻塞患者；②肾盂积脓，由于尿路高位阻塞所致；③肾周围脓肿，化脓性炎侵破肾包膜，扩展至肾周围组织，形成肾周围脓肿。

**（二）慢性肾盂肾炎**

慢性肾盂肾炎（chronic pyelonephritis）多为急性肾盂肾炎反复发作逐渐进展而来；但也有的患者临床上急性肾盂肾炎表现不明显，隐性进展至慢性阶段；甚至有的难以明确细菌感染及尿路阻塞，不能证明与细菌感染有直接关系，推测这部分慢性肾盂肾炎的发病是细菌感染后，迟发性出现抗肾小管成分的细胞性自身免疫异常引起的。

1. 病理变化

（1）肉眼观：一侧肾或双侧肾体积缩小、变硬，表面高低不平，有不规则凹陷性瘢痕，又称瘢痕肾。如双肾病变，则不对称性缩小。切面可见肾被膜增厚，皮髓质界限不清，肾乳头萎缩，肾盂肾盏变形，肾盂黏膜增厚、粗糙。

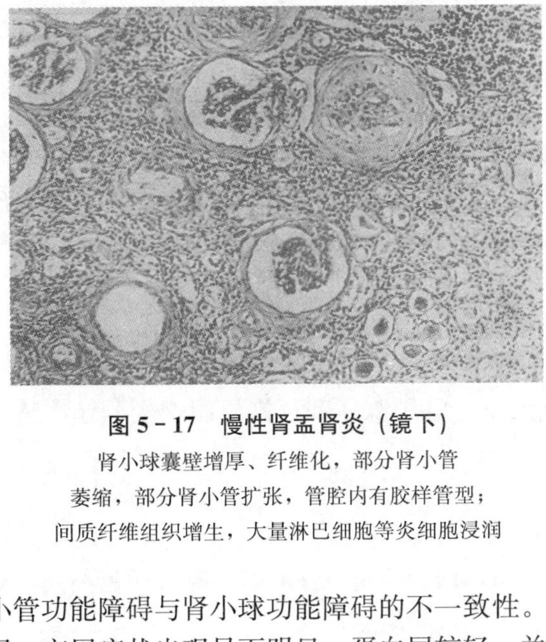

**图 5-17 慢性肾盂肾炎（镜下）**

肾小球囊壁增厚、纤维化，部分肾小管萎缩，部分肾小管扩张，管腔内有胶样管型；间质纤维组织增生，大量淋巴细胞等炎细胞浸润

（2）镜下观：病变呈不规则灶性或片状分布，以肾间质和肾小管受累最为严重。肾间质纤维化，大量淋巴细胞和巨噬细胞浸润，淋巴滤泡形成。部分肾小管萎缩、坏死、消失。部分肾单位代偿性肥大，肾小管扩张，管腔内充满红染的胶样管型，形似甲状腺滤泡，称为甲状腺样变。晚期，肾小球发生萎缩、纤维化、玻璃样变。动脉内膜高度增厚，管腔狭窄（图 5-17）。肾盂肾盏均有慢性炎症，可见淋巴细胞、浆细胞浸润，有的黏膜上皮破坏，因纤维增生而增厚，上皮甚至鳞状化生。

2. 临床病理联系 病程较长，呈反复急性发作。临床表现的特征之一是肾小管功能障碍与肾小球功能障碍的不一致性。因肾小管病变早而严重，其浓缩功能降低，多尿、夜尿症状出现早而明显，蛋白尿较轻。并出现缺钾、缺钠和酸中毒。急性发作时，患者表现为腰痛、发热、脓尿、菌尿等。晚期由于肾单位损害，亦有高血压、氮质血症和贫血等，与硬化性肾小球肾炎的临床表现相似。

3. 结局 慢性肾盂肾炎病程长，及时有效治疗可控制病变发展；若病变广泛并累及双肾者，患者多死于慢性肾衰竭，也可因严重高血压死于心力衰竭。

（万能章）

## 第九节 慢性子宫颈炎

慢性子宫颈炎（chronic cervicitis）是育龄妇女最常见的疾病，多发生于分娩、流产或手术损伤子宫颈后，病原体侵入而引起感染。

### 一、病因及发病机制

病原体主要为链球菌、肠球菌、大肠埃希菌及葡萄球菌。特殊的病原体包括沙眼衣原体、淋球菌、单纯疱疹病毒和人类乳头状瘤病毒。另外，长期的慢性刺激、性生活不洁或分娩时细菌侵入等，均可导致慢性子宫颈炎。

### 二、病理变化

慢性子宫颈炎的主要病理变化多为宫颈外口病变处黏膜呈鲜红色，糜烂样，肿胀，触之发韧。镜下子宫颈黏膜充血、水肿，间质内淋巴细胞、浆细胞及单核细胞等慢性炎细胞浸润。子宫颈柱状上皮及腺上皮常伴有不同程度的鳞状上皮化生。慢性子宫颈炎的临床病理类型有：

1. 子宫颈糜烂（cervical erosion） 指子宫颈阴道部的鳞状上皮因炎症而坏死脱落，形成表浅缺损，称为真性糜烂，临床较少见。常见的子宫颈糜烂实际上是假性糜烂，表现为子宫颈管黏膜柱状上皮下移取代了子宫颈阴道部损伤的鳞状上皮。由于柱状上皮较薄，上皮下血管容易显露而呈红色。临床检查可见宫颈外口周围呈境界清楚的红色糜烂区。

2. 子宫颈息肉（cervical polyp） 由于子宫颈黏膜上皮、腺体和固有层结缔组织局限性增生而形成。直径为数毫米到数厘米不等，呈粉白色或粉红色，常有蒂。镜下主要由腺体和结缔组织构成，表面覆以单层柱状上皮或鳞状上皮。

3. 子宫颈腺囊肿 慢性子宫颈炎时，子宫颈管腺体的开口被化生的鳞状上皮或黏液阻塞，使黏液潴留，腺体扩大成囊状，又称纳博特囊肿（Nabothian cyst）。

4. 子宫颈肥大 是由于长期慢性炎症刺激下，宫颈腺体和结缔组织增生，导致整个子宫颈不同程度的肥大、变硬，可达正常宫颈的2～4倍。

### 三、临床病理联系

白带增多。根据病原菌种类及炎症程度不同，白带的量、性质、气味及颜色不同，如乳白色黏液状、淡黄色脓性等。时有白带带血、腹坠、腰酸等症状。

（万能章）

# 第六章　肿　瘤

肿瘤（tumor，neoplasm）是一大类常见病、多发病。肿瘤可分为良性肿瘤与恶性肿瘤。恶性肿瘤严重危害人类的健康、心理和生命。恶性肿瘤一般通称为癌症（cancer）。在欧美一些国家，癌症的死亡率仅次于心、脑血管疾病而居第二位。在我国，城市居民恶性肿瘤死亡率居死因第一位，农村居民恶性肿瘤死亡率居死因第三位。随着人口老龄化，肿瘤的发病率和死亡率都有增加。我国常见恶性肿瘤的死亡率依次为胃癌、肝癌、肺癌、食管癌、大肠癌、白血病、淋巴瘤、子宫颈癌、鼻咽癌、乳腺癌等。

## 第一节　肿瘤的概念

肿瘤是机体在各种致瘤因素的作用下，局部组织的细胞基因突变或基因表达调控异常，导致其失控性增生和分化障碍而形成的新生物，常表现为局部肿块。

在体内外致瘤因素作用下，使细胞的基因发生突变，导致正常细胞转变为肿瘤细胞。正常细胞转变为肿瘤细胞后，便表现为形态、功能和代谢的异常，因而获得了新的生物学特征：①不同程度地失去了分化成熟的能力，不能分化为正常的成熟细胞。②生长旺盛，并具有相对的自主性，即使致瘤因素不存在的情况下，瘤细胞仍能继续分裂增生，持续性生长。③具有侵袭性和转移的特性。

## 第二节　肿瘤的特性

### 一、肿瘤的一般形态与组织结构

#### （一）肿瘤的大体形态

1. 形状　肿瘤形状多种多样，与发生部位和肿瘤性质有关。发生于深部组织和器官内的良性肿瘤多呈结节状、分叶状、哑铃状或囊状；发生于体表和空腔器官内的肿瘤常突出于皮肤、黏膜表面，呈息肉状、蕈伞状、乳头状或菜花状；恶性肿瘤则大多呈浸润包块状、弥漫肥厚状或因坏死脱落而呈溃疡状（图 6－1）。

2. 大小　肿瘤的大小相差悬殊。小者肉眼不易发现，只有在显微镜下才能发现，如原位癌。大者肿瘤直径可达数十厘米，重量可达数千克乃至数十千克。肿瘤的大小与肿瘤的性质、发生的部位和生长的时间有一定的关系。一般来说，生长在体表和大的体腔内的良性肿瘤体积较大。生长在小腔道内或深部组织的肿瘤因生长相对受限常较小。恶性肿瘤或颅腔内肿瘤，在体积不是很大时，就已危及患者生命，故体积较小。因此，不能以肿瘤的大小来判断肿瘤的良恶性。

3. 颜色　肿瘤的颜色与其起源组织、血液供应状况等因素有关。一般肿瘤的切面呈灰白色或灰红色，也可根据其色泽大致推测为何种肿瘤，如脂肪瘤呈浅黄色，血管源性瘤呈暗红色，黑色素瘤呈黑褐色，间叶组织肉瘤多呈鱼肉状。当肿瘤发生变性、坏死、出血或感

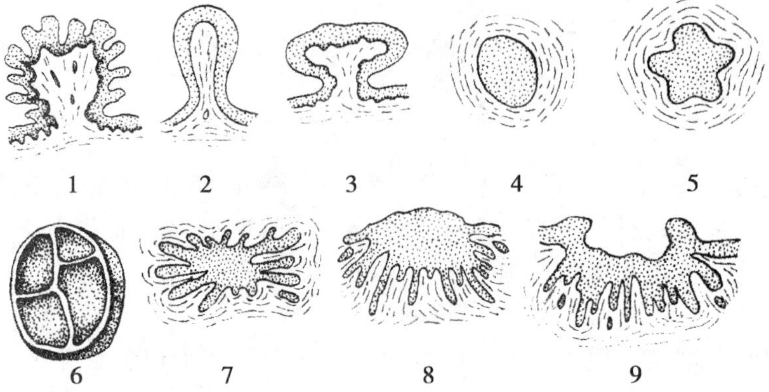


**图 6-1 肿瘤的外形与生长方式模式图**

1. 乳头状（外生性生长）；2. 息肉状（外生性生长）；3. 蕈伞状（外生性生长）；4. 结节状（膨胀性生长）；5. 分叶状（膨胀性生长）；6. 囊状；7. 蟹足状（侵袭性生长）；8. 向表面突起并向深部侵袭；9. 溃疡状

染，或肿瘤成分复杂时，可见多种颜色混杂，呈现多彩状。

4. 硬度 肿瘤的硬度与组织来源、肿瘤的实质和间质的多少有关。如脂肪瘤、腺瘤质地较软，纤维瘤、平滑肌瘤质地较韧，骨瘤则质地较硬。同一组织的肿瘤，实质多于间质的较软，反之则较硬。此外，肿瘤的继发性改变也会影响其硬度，如当肿瘤发生玻璃样变、钙化、骨化时，肿瘤质地变硬；而当肿瘤发生坏死、液化、囊性变时，肿瘤的质地则变软。

5. 数目 肿瘤数目不等，通常为一个，称单发瘤；也可以同时或先后发生多个原发肿瘤，称多原发瘤，如多发性子宫平滑肌瘤、多发性神经纤维瘤、家族性腺瘤性结肠息肉病多达数个、数十甚至数百个。恶性肿瘤多发者少见。当同一患者体内同时或先后发生一个以上原发性恶性肿瘤时，称为多原发性癌。它们的原发部位和组织学类型可以相同，也可以不相同。在对肿瘤进行检查时，应全面仔细，注意多个肿块之间的联系。分清原发和继发性肿瘤之间的关系。

6. 包膜 一般说来，良性肿瘤常有完整包膜，与周围组织分界清楚，容易完整摘除；而恶性肿瘤呈树根样浸润性生长，大多无包膜，与周围组织分界不清，不易完整摘除，手术时应扩大切除范围，减少复发。

**（二）肿瘤的组织结构**

肿瘤由实质和间质两部分构成。

1. 实质 肿瘤的实质即肿瘤细胞的总称，是肿瘤的主要成分和特异成分。不同组织来源的肿瘤，实质是不相同的。根据肿瘤实质的形态来识别肿瘤的组织来源，判断肿瘤的生物学特性；根据肿瘤实质的分化成熟程度和异型性来判断肿瘤的良、恶性。大多数肿瘤只有一种实质成分，如腺瘤的实质是分化较好的腺上皮。少数肿瘤可由两种或两种以上实质成分构成，如乳腺纤维腺瘤含有纤维组织和腺体两种实质，而畸胎瘤含有多种实质。

2. 间质 肿瘤的间质成分不具特异性，主要由结缔组织和脉管组成，对肿瘤实质起支持和营养的作用。目前认为间质血管的多少与肿瘤生长的速度有关。肿瘤间质中可有淋巴细胞和单核细胞浸润，是机体对肿瘤的免疫反应，具有积极意义。此外，肿瘤间质中还可见到成纤维细胞和肌成纤维细胞，可能通过增生、收缩包绕肿瘤细胞而限制瘤细胞活动，遏制瘤细胞沿血管、淋巴管播散。少数肿瘤无间质，如原位癌、白血病。

## 二、肿瘤的异型性

肿瘤组织无论在细胞形态还是组织结构上都与其起源的正常组织有不同程度的差异，这种差异称为异型性（atypia）。异型性是肿瘤细胞分化障碍在形态学上的表现。肿瘤的异型性反映了肿瘤组织的分化程度。肿瘤细胞的异型性越小，则与其起源的正常组织越相似，表示肿瘤组织的分化程度较高，肿瘤的恶性程度较低。反之，肿瘤细胞的异型性越大，则与其起源的正常组织差异越大，表示肿瘤组织的分化程度较低，肿瘤的恶性程度较高。异型性的大小是诊断和鉴别良、恶性肿瘤的重要形态学依据。

### （一）肿瘤组织结构的异型性

1. 良性肿瘤　细胞分化较成熟，一般异型性不明显，与其起源的正常细胞形态相似。因此，良性肿瘤的异型性主要表现在组织结构的空间排列方式上与其起源的组织有一定差异，结构排列紊乱，可失去原有的组织排列结构。如纤维瘤的细胞与正常纤维细胞的形态很相似，只是其排列与正常纤维组织不同，呈束状或编织状排列。

2. 恶性肿瘤　组织结构异型性明显，瘤细胞的排列更为紊乱，失去正常的排列结构或层次。如腺癌，其腺体大小及形态极不一致，数目异常增多，腺体拥挤，可呈“背靠背”、“共壁”、“筛状”等结构；肿瘤细胞排列紧密、重叠或层次增多，常失去极向。腺癌低分化时，腺样结构可消失，以致难以辨认其组织来源。

### （二）肿瘤细胞的异型性

良性肿瘤细胞的异型性小，一般与其来源的正常细胞相似。恶性肿瘤的细胞具有明显的异型性，可见如下特点：

1. 肿瘤细胞的多形性　恶性肿瘤细胞一般比起源的正常细胞大，且明显大小、形态不一，可出现瘤巨细胞。分化差或未分化的瘤细胞则小而一致，呈明显幼稚分化状态。

2. 核的多形性　恶性肿瘤细胞的核一般较正常细胞明显增大，且大小、形态颇不一致，可见双核、多核、分叶核、巨核、奇异形核等，呈明显的多形性；核质比例失调；核染色质粗大，分布不均，常堆积在核膜下使核膜增厚；核仁肥大、数目增多；核分裂象增多，可见不对称性、三极或多极、顿挫型等病理性核分裂象（图 6-2）。病理性核分裂象对诊断恶性

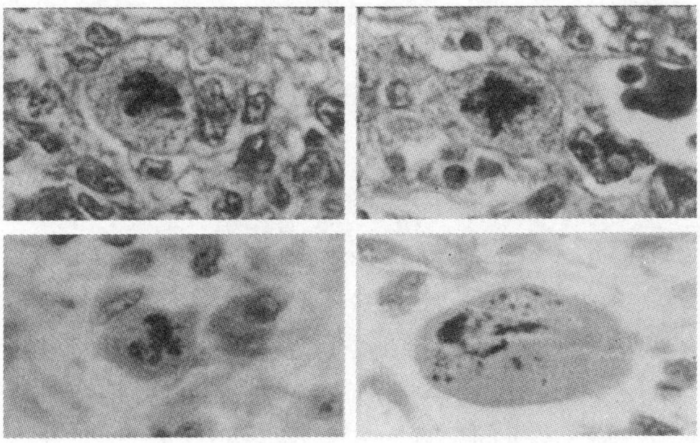

**图 6-2　病理性核分裂象**

不对称性、三极或多极、顿挫型等病理性核分裂象

肿瘤具有重要意义。

3. 胞浆的改变 由于瘤细胞胞浆内核蛋白体增多而多呈嗜碱性。

## 三、肿瘤的生长与扩散

### （一）肿瘤的生长

1. 肿瘤的生长速度 各种肿瘤的生长速度有极大的差别，主要取决于肿瘤细胞的分化成熟度。一般而言，良性肿瘤由于分化程度高，成熟程度高，生长速度较缓慢，病史可为数年甚至长达数十年。如果生长缓慢的良性肿瘤在短期内生长速度突然加快，要高度警惕发生恶变的可能。恶性肿瘤分化程度低，成熟程度低，生长速度较快，短时间内可形成较大肿块，并且常因血液、营养供应不足，易发生坏死。

2. 肿瘤的生长方式 主要有以下三种。

（1）膨胀性生长：是大多数良性肿瘤的生长方式。这种生长方式如吹气球样逐渐增大，不侵袭周围组织，而将周围组织推开或挤压，因而形成结节状、分叶状的肿块，常有完整的包膜，与周围组织分界清楚。临床检查时可以推动，易于手术切除，切除后很少复发。

（2）浸润性生长：为大多数恶性肿瘤的生长方式。瘤细胞沿周围组织间隙、血管或淋巴管内侵入，宛如树根长入泥土一样，侵袭并破坏周围组织、淋巴管或血管，因而没有完整包膜，与邻近组织分界欠清。临床检查时肿瘤移动性差或固定，手术切除范围广，且不易切除干净，术后常易复发。

（3）外生性生长：发生在体表、体腔表面或有腔器官表面的肿瘤，常向表面生长，形成乳头状、息肉状、菜花状和蕈状的外形。良性肿瘤多为单纯的外生性生长，恶性肿瘤在外生性生长的同时向深部或周围组织浸润性生长。

### （二）肿瘤的扩散

肿瘤的扩散是恶性肿瘤的特点，其方式有直接蔓延和转移两种。

1. 直接蔓延 肿瘤细胞沿着组织间隙或血管、淋巴管、神经束衣，向周围组织浸润，破坏邻近器官或组织，并继续生长，称为直接蔓延。如晚期宫颈癌蔓延到直肠、膀胱、宫旁组织或骨盆壁。恶性肿瘤细胞由原发部位像藤蔓一样连续不断向周围组织伸延即广泛浸润性生长。直接蔓延可导致癌灶扩大，造成癌性粘连，增加了手术切除的难度，并为转移创造了条件。

2. 转移 恶性肿瘤细胞从原发部位侵入血管、淋巴管、体腔，被带到其他部位继续生长，形成与原发瘤同样类型的肿瘤，这个过程称为转移。所形成的肿瘤称为转移瘤。转移是恶性肿瘤最重要的生物学特性，也是难以根治和导致患者死亡的最重要原因。常见的转移途径有以下三种。

（1）淋巴道转移：是癌最常见的转移途径。癌细胞首先侵入毛细淋巴管，大多按淋巴液引流方向到达局部淋巴结，形成淋巴结内转移癌。癌细胞到达局部淋巴结后，先聚集于边缘窦，继续生长增殖并累及整个淋巴结，使受累的淋巴结增大、变硬、粘连成团，表现为无痛性肿大，质硬，切面呈灰白色。局部淋巴结发生转移后，癌细胞可再经输出淋巴管到达另一组淋巴结形成转移瘤（图 6-3）。如胃癌常先转移至附近的胃小弯淋巴结，进一步转移到较远处的主动脉旁及肝门淋巴结，晚期经胸导管转移到更远的锁骨上淋巴结。临床上需要注意，局部淋巴结肿大并非都是癌转移，也可能是机体局部免疫反应或炎症反应的结果。

（2）血道转移：瘤细胞从原发部位侵入毛细血管或小静脉，进入血管，这些瘤细胞若能

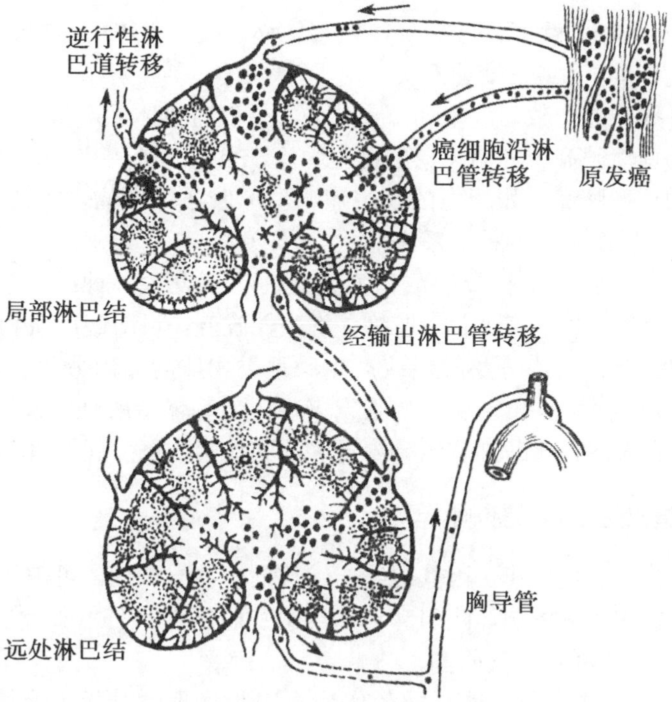


图 6－3　癌的淋巴道转移示意图

逃避机体免疫，可穿过血管内皮和基底膜，侵入组织继续生长，形成转移瘤。肉瘤、肝癌、肺癌和绒毛膜上皮癌易经血道转移。血道转移的途径常与血流方向一致，侵入到体循环静脉的瘤细胞多在肺内形成转移瘤；侵入门静脉系统的瘤细胞首先转移至肝内。肺和肝是肿瘤转移最常累及的器官。

（3）种植性转移：体腔内器官的恶性肿瘤蔓延到器官浆膜面时，瘤细胞可脱落并像播种一样散落在体腔浆膜或体腔器官表面形成转移瘤，这种转移方式称为种植性转移，多见于腹腔器官的肿瘤，如胃癌侵及浆膜后，可种植到大网膜、腹膜、肠及卵巢等处。此外，偶见因手术操作不慎，导致肿瘤医源性种植性转移，应引起重视。

### 四、肿瘤的复发

肿瘤的复发是指恶性肿瘤经过正规治疗，获得一段消退或缓解期，后又重新出现同样肿瘤。如胃癌手术后吻合口复发、白血病化疗后缓解复发等。引起复发的因素是多方面的，主要与手术切除不净、切口种植和隐性转移灶的存在等有关。

## 第三节　肿瘤对机体的影响

肿瘤对机体的危害程度主要与肿瘤的性质、生成时间及生长部位等有关。

## 一、良性肿瘤对机体的影响

良性肿瘤分化较成熟，生长缓慢，无浸润与转移，故对机体的影响较小，主要是局部压迫和阻塞，且与发生部位和继发变化有关。

1. 体表良性肿瘤　除少数可发生局部症状外，一般对机体无严重影响。

2. 腔道器官的良性肿瘤　如消化道的良性肿瘤，可引起肠腔狭窄、梗阻、肠套叠。

3. 重要器官的良性肿瘤　如颅内的脑膜瘤、星形胶质细胞瘤，可压迫脑组织、阻塞脑脊液循环引起颅内高压等相应的神经系统症状。

4. 继发性改变　当肿瘤生长较快或供血不足时，可发生各种继发性改变，如黏液变、囊性变及出血、坏死等，如子宫黏膜下肌瘤伴继发性改变，可引起出血和感染。

5. 具有产生激素功能的内分泌肿瘤或产生激素类物质的非内分泌良性肿瘤，常因某种激素或激素类物质分泌过多，出现相应的临床表现。如垂体嗜酸性腺瘤可分泌促生长激素，引起巨人症、肢端肥大症；胰岛细胞瘤分泌过多的胰岛素，可引起低血糖综合征等。

## 二、恶性肿瘤对机体的影响

恶性肿瘤分化低，生长迅速，因其侵袭与转移的生物学特性，可破坏器官的结构和影响其功能，常对机体造成严重影响，除引起局部压迫和阻塞症状外（如食管癌引起吞咽困难，肺癌引起呼吸困难），还可有以下危害。

1. 破坏组织器官的结构与功能　如骨肉瘤可引起病理性骨折；晚期肝癌破坏肝组织，引起肝功能损害；恶性肿瘤常发生转移，如脑转移后可致患者死亡。

2. 出血和感染　恶性肿瘤常因瘤细胞的侵袭破坏作用或缺血性坏死而发生出血。如鼻咽癌出现血涕、肺癌出现痰中带血、大肠癌出现血便、膀胱癌出现无痛性血尿等。肿瘤组织坏死、出血可继发感染，常排出恶臭分泌物，如晚期子宫颈癌、阴茎癌等。发生于消化道者更易并发溃疡、出血甚至穿孔，引起急性腹膜炎。

3. 疼痛　恶性肿瘤晚期，肿瘤浸润和压迫神经引起顽固性疼痛。如肝癌的肝区疼痛、鼻咽癌侵犯三叉神经引起头痛等，给患者造成极大痛苦。

4. 发热　肿瘤代谢产物、坏死分解产物或继发感染等毒性产物被吸收可引起发热。

5. 恶病质　恶性肿瘤晚期，患者出现食欲低下、极度消瘦、严重贫血等进行性全身衰竭的状态，称为恶病质（cachexia）。其发生机制尚未阐明，可能与多种因素有关，如患者食欲差、进食少和消化吸收障碍；并发出血、感染、发热；肿瘤组织坏死的毒性产物引起机体代谢紊乱；恶性肿瘤生长迅速，消耗机体大量营养物质等。

6. 副肿瘤综合征　少数肿瘤（主要为癌，如肺癌、肝癌、肾癌等）患者，可因肿瘤产生“异位激素”和其他生物活性物质或受不明原因的毒性及免疫性因素作用，使机体出现内分泌症状和神经、肌肉、骨关节、皮肤及肾等损害，并伴有血液、代谢和免疫功能异常等一系列复杂的临床表现，称为副肿瘤综合征，也称肿瘤相关综合征或肿瘤伴随综合征。这些症状不能用肿瘤的扩散或以肿瘤起源组织所产生的激素来解释，但可随肿瘤的缓解而减轻，也可因肿瘤复发而加剧。副肿瘤综合征有助于肿瘤的早期发现，具有十分重要的临床意义。

## 第四节　良性肿瘤与恶性肿瘤的区别

区别肿瘤的良、恶性具有很重要的临床意义。它是选择肿瘤治疗方案的重要依据，对患者的治疗效果和预后判断具有重要的实际意义。如果把良性肿瘤误诊为恶性肿瘤，必然要进行一些不恰当的破坏性治疗，将给患者带来不应有的痛苦、损害、精神与经济负担。反之，将恶性肿瘤误诊为良性肿瘤，就会延误治疗时机，或者治疗不彻底导致复发、转移，危及患者生命。正确区分良、恶性肿瘤，必须根据肿瘤的病理形态改变并结合其临床表现，进行综合分析，才能作出客观、正确的诊断。现将良、恶性肿瘤的区别简要归纳如表 6-1。

**表 6-1　良性肿瘤、恶性肿瘤的区别**

| | 良性肿瘤 | 恶性肿瘤 |
|---|---|---|
| 分化程度 | 分化成熟，异型性小，与起源组织相似，核分裂象少或无 | 分化不成熟，异型性大，与起源组织不相似，核分裂象多见，常见病理性核分裂象 |
| 生长速度 | 缓慢 | 较快 |
| 生成方式 | 多呈膨胀性生长或外生性生长，常有包膜或蒂形成，边界清楚，有一定活动度 | 多呈浸润性生长或外生性生长，无包膜，边界不清楚，常粘连固定，不活动 |
| 继发性改变 | 较少发生坏死、出血、感染 | 常发生坏死、出血、溃疡形成及感染 |
| 转　移 | 不转移 | 常有转移 |
| 复　发 | 很少复发 | 易复发 |
| 对机体的影响 | 较小，主要为局部压迫或阻塞。发生在重要器官也可引起严重后果 | 较大，除压迫或阻塞外，可侵袭、扩散破坏组织器官，引起坏死、出血、合并感染；晚期出现恶病质 |

值得注意的是，良性肿瘤与恶性肿瘤间并无截然界限，它们之间的区别并不是绝对的。如血管瘤虽为良性，但无包膜，常呈侵袭性生长。基底细胞癌虽为恶性，但一般生长较慢，很少发生转移。有些肿瘤的组织学形态和生物学行为介于良性与恶性之间，称为交界性肿瘤，如膀胱乳头状瘤、卵巢黏液性囊腺瘤等。它们可有上皮增生，并有一定的异型性，但无间质浸润。交界性肿瘤具有不同程度的潜在恶性表现，临床上应针对其生物学行为采取相应的治疗措施，以免复发或恶变。肿瘤的良、恶性也并非一成不变，有些良性肿瘤可转变为恶性肿瘤，如结肠的息肉状腺瘤可恶变为腺癌。而个别恶性肿瘤（如黑色素瘤）在一定条件下可停止生长甚至完全消退，但这种情况毕竟是极少数，绝大多数恶性肿瘤不能自然逆转为良性。

## 第五节　肿瘤的命名与分类

机体的任何组织几乎都可能发生肿瘤，其组织学类型繁多，生物学行为和临床表现各不相同，必须进行科学的命名和分类，才能进行正确的诊断和治疗。

## 一、肿瘤的命名

肿瘤的命名原则一般根据肿瘤组织的来源和肿瘤的性质来命名。

### （一）良性肿瘤的命名

良性肿瘤的命名通常在起源组织后加“瘤”字。如来源于腺上皮的良性肿瘤称为腺瘤；来源于脂肪组织的良性肿瘤称为脂肪瘤。也可结合肿瘤形态特点来命名，如某些组织肿瘤呈乳头状生长称为乳头状瘤。

### （二）恶性肿瘤的命名

1. 起源于上皮组织的恶性肿瘤统称为“癌”。如起源于鳞状上皮的恶性肿瘤称为鳞状细胞癌；起源于腺上皮的恶性肿瘤称为腺癌。

2. 起源于间叶组织的恶性肿瘤称为“肉瘤”。如纤维肉瘤、骨肉瘤、脂肪肉瘤等。

少数肿瘤中既有癌组织成分又有肉瘤的成分称为“癌肉瘤”。应当指出，“癌”与“癌症”是两个不同概念，癌是指起源于上皮组织的恶性肿瘤，一般人所说的癌症是泛指所有的恶性肿瘤。

### （三）其他命名方式

1. 起源于幼稚组织及神经组织的肿瘤称为“母细胞瘤”，多数为恶性肿瘤，如神经母细胞瘤、肾母细胞瘤。少数为良性肿瘤，如骨母细胞瘤、脂肪母细胞。

2. 以人名来命名的恶性肿瘤，如尤文（Ewing）瘤、霍奇金（Hodgkin）淋巴瘤。

3. 采用习惯名称，以“病”或“瘤”称呼，如白血病、精原细胞瘤。

4. 按瘤细胞形态命名，如肺燕麦细胞癌、印戒细胞癌、透明细胞肉瘤。

5. 具有多项分化潜能的生殖细胞发生肿瘤，往往含有三个胚层的多种组织成分，如牙齿、毛发、油脂、幼稚的血管和神经等，排列结构混乱，称畸胎瘤。

## 二、肿瘤的分类

目前肿瘤的分类仍以形态学为基础，通常根据组织来源将肿瘤分为五大类，每类又根据其分化程度和生物学行为，分为良性肿瘤与恶性肿瘤两大类。现将各种组织来源的常见肿瘤列于表 6 - 2。

**表 6 - 2 肿瘤分类举例**

| 组织起源 | 良性肿瘤 | 恶性肿瘤 | 好发部位 |
|---|---|---|---|
| **一、上皮组织** | | | |
| 鳞状上皮 | 乳头状瘤 | 鳞状细胞癌 | 乳头状瘤常见于皮肤、鼻、鼻窦、喉等处；鳞状细胞癌常见于子宫颈、皮肤、食管、鼻咽、肺、喉和阴茎等处 |
| 基底细胞 | | 基底细胞癌 | 头面部皮肤 |
| 移行上皮 | 乳头状瘤 | 移行细胞癌 | 膀胱、肾盂 |
| 腺上皮 | 腺瘤 | 腺癌 | 腺瘤多见于乳腺、甲状腺；腺癌多见于胃、肠、乳腺、甲状腺 |

续表

| 组织起源 | 良性肿瘤 | 恶性肿瘤 | 好发部位 |
|---|---|---|---|
| **二、间叶组织** | | | |
| 纤维结缔组织 | 纤维瘤 | 纤维肉瘤 | 四肢 |
| 脂肪组织 | 脂肪瘤 | 脂肪肉瘤 | 皮下、腹膜后 |
| 平滑肌组织 | 平滑肌瘤 | 平滑肌肉瘤 | 子宫及胃肠道 |
| 横纹肌组织 | 横纹肌瘤 | 横纹肌肉瘤 | 肉瘤多见于头颈、生殖泌尿道及四肢 |
| 血管组织 | 血管瘤 | 血管肉瘤 | 皮肤、皮下、肌肉、肝 |
| 淋巴管组织 | 淋巴管瘤 | 淋巴管肉瘤 | 皮肤、皮下、唇、舌 |
| 软骨组织 | 软骨瘤 | 软骨肉瘤 | 四肢长骨及短骨 |
| 成骨组织 | 骨瘤 | 骨肉瘤 | 骨瘤多见于颅骨、长骨；骨肉瘤多见于长骨两端，以胫骨上端、股骨下端多见 |
| **三、淋巴造血组织** | | | |
| 淋巴组织 | | 淋巴瘤 | 颈部、纵隔、肠系膜和腹膜后淋巴结 |
| 造血组织 | | 各种白血病 | 骨髓、淋巴结及周围血液 |
| | | 多发性骨髓瘤 | 椎骨、胸骨、肋骨、颅骨、长骨 |
| **四、神经组织** | | | |
| 神经鞘细胞 | 神经鞘瘤 | 恶性神经鞘瘤 | 头、颈、四肢等处神经 |
| 神经纤维组织 | 神经纤维瘤 | 神经纤维肉瘤 | 皮肤神经、腹膜后、后纵隔神经 |
| 交感神经节 | 节细胞神经瘤 | 神经母细胞瘤 | 神经节细胞瘤见于纵隔、腹膜后；神经母细胞瘤见于肾上腺髓质 |
| 胶质细胞 | 胶质细胞瘤 | 恶性胶质细胞瘤 | 大脑 |
| **五、其他** | | | |
| 黑色素细胞 | 黑痣 | 黑色素瘤 | 皮肤、皮下、眼 |
| 胎盘组织 | 葡萄胎 | 绒毛膜上皮癌、恶性葡萄胎 | 子宫 |
| 生殖细胞 | | 无性细胞瘤 | 卵巢 |
| | | 精原细胞瘤 | 睾丸 |
| 三个胚层组织 | 畸胎瘤 | 恶性畸胎瘤 | 卵巢、睾丸、纵隔、骶尾部 |

## 三、癌与肉瘤的区别

前已述及，癌与肉瘤均为恶性肿瘤，由于它们来源的组织、临床与病理变化有所不同。正确掌握癌与肉瘤的特点，对诊断和治疗均有实际意义。癌与肉瘤两者之间的区别如表 6-3。

表 6-3 癌与肉瘤的区别

| | 癌 | 肉瘤 |
|---|---|---|
| 组织来源 | 上皮组织 | 间叶组织 |
| 发病率 | 较高，约为肉瘤的 9 倍 | 较低 |
| 发病年龄 | 多发生于 40 岁以上成人 | 多发生于青少年 |
| 大体特点 | 灰白色，质较硬、干燥、颗粒状 | 灰红色，质较软、湿润、鱼肉状 |
| 组织学特点 | 癌细胞聚集成巢，实质与间质分界清楚，间质血管较少 | 肉瘤细胞弥散分布，不成巢状，实质与间质分界不清，间质内血管丰富 |
| 网状纤维染色 | 癌巢被网状纤维包绕，但癌细胞之间无网状纤维 | 肉瘤细胞间有网状纤维，并包绕瘤细胞 |
| 转移 | 多经淋巴道转移 | 多经血道转移 |

# 第六节 癌前病变、非典型增生及原位癌

早期识别癌前病变、非典型增生及原位癌是防止肿瘤发生、发展及早期诊断和治疗肿瘤的重要环节。

## 一、癌前病变

癌前病变（precancerous lesion）是指某些统计学上癌变潜能（危险）较大的良性病变。癌的发生是一个逐渐演进的过程，如能及时治愈，便可能恢复正常。反之，则有可能发展为癌。认识并重视癌前病变（疾病），对减少肿瘤的发生率具有重要的实际意义。常见的癌前病变（疾病）有慢性子宫颈炎伴宫颈糜烂、慢性萎缩性胃炎及胃溃疡、黏膜白斑、纤维囊性乳腺病（乳腺囊性增生病）、大肠绒毛状腺瘤、结肠及直肠的腺瘤性息肉、家族性多发性结肠息肉病、乳头状瘤、肝硬化、慢性溃疡性结肠炎、皮肤慢性溃疡、结肠慢性血吸虫病、隐睾、日光角化病及交界痣等。

## 二、非典型增生

非典型增生（atypical hyperplasia）又称异型增生（dysplasia），是指上皮细胞过度增生，并具一定程度的异型性。表现为增生的细胞大小不一、形态多样、层次增多；细胞排列紊乱、极向丧失；核大而浓染，核质比例增大，核分裂增多，但多属正常，尚不具备癌的诊断标准。

非典型增生常发生于鳞状上皮或黏膜表面被覆的腺上皮。根据异型性的程度和累及范围，可分为轻、中、重三级。轻度非典型增生只累及上皮层下部的 1/3 以内；中度非典型增

生累及上皮层下部的 1/3 以上，但不超过 2/3。当病因消除后，轻、中度非典型增生可恢复正常。非典型增生超过 2/3 但未达上皮全层时称重度非典型增生。

## 三、原位癌

原位癌（carcinoma in situ）是指癌细胞仅局限于上皮全层，尚未突破基底膜的癌，故又称为非浸润癌。如食管、子宫颈和乳腺小叶原位癌。原位癌可长期保持不变，也可自行消退，或发展为浸润癌。因上皮或表皮内无血管和淋巴管，故原位癌不发生转移，如能早期发现、积极治疗，完全可以治愈。原位癌是早期癌，早期发现和积极治疗原位癌，可防止其发展为浸润癌，从而提高治愈率。

# 第七节　常见肿瘤举例

## 一、常见上皮组织肿瘤

是从上皮组织（包括被覆上皮与腺上皮）发生的肿瘤，最常见。

### （一）良性上皮组织肿瘤

1. 乳头状瘤　由被覆上皮发生，常见于皮肤、喉、外耳道、阴茎、膀胱等处。肉眼观：呈外生性生长，形成手指样或乳头状突起，并可呈菜花状或绒毛状外观，肿瘤的根部常有细蒂与正常组织相连。镜下观：每一乳头表面覆盖增生的上皮细胞，分化良好，乳头的轴心为由血管和结缔组织间质构成（图 6－4）。乳头状瘤切除后一般不复发，但发生于外耳道、膀胱及阴茎者易复发或癌变。

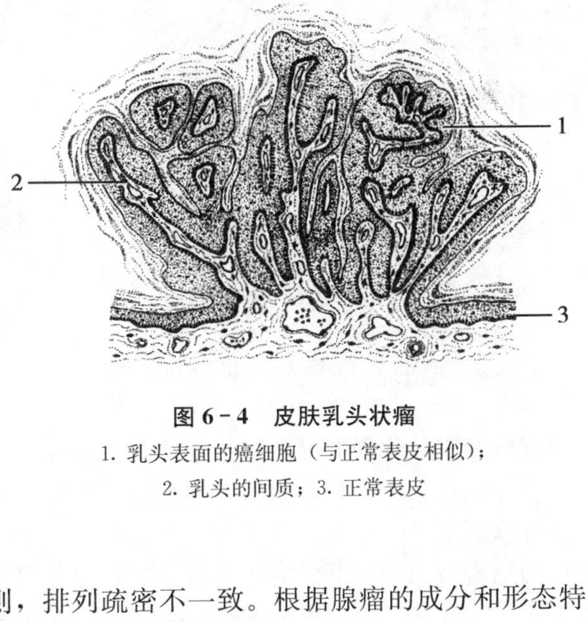


**图 6－4　皮肤乳头状瘤**

1. 乳头表面的瘤细胞（与正常表皮相似）；2. 乳头的间质；3. 正常表皮

2. 腺瘤　起源于腺上皮的良性肿瘤。常见于甲状腺、乳腺、胃肠道、卵巢、涎腺等处。腺瘤的腺体与其起源的腺体在结构上相似，也具一定的分泌功能，细胞分化良好。肉眼观：腺器官的腺瘤呈结节状，常有完整包膜，黏膜腺的腺瘤多呈息肉状。镜下观：瘤细胞分化良好，瘤细胞构成的腺体与其起源的腺体不同之处在于腺体大小不一，形态不规则，排列疏密不一致。根据腺瘤的成分和形态特点，又可分为息肉状腺瘤、纤维腺瘤、多形性腺瘤、囊腺瘤四种类型。

### （二）恶性上皮组织肿瘤

由上皮组织发生的恶性肿瘤称为癌，多见于中老年人，是临床上最常见的一类恶性肿瘤。癌的常见类型有以下几种。

1. 鳞状细胞癌　来源于鳞状上皮或鳞状上皮化生的组织，如皮肤、口腔、食管、唇、子宫颈、阴道、阴茎或支气管鳞状上皮化生部位等。肉眼观：呈菜花状或溃疡状。镜下观：

异型性明显的上皮样癌细胞聚集成不规则的条索、片块状癌巢，与间质分界清楚。癌组织突破基膜向深层组织浸润生长、破坏。根据分化程度可分为三级，鳞癌Ⅰ级：癌巢清楚（癌巢即癌细胞呈团块状或条索状排列的结构）。癌细胞间可见细胞间桥，中央常出现同心圆状的角化珠（癌珠）（图 6－5）。鳞癌Ⅲ级：癌细胞异型性明显，无角化珠，甚至无细胞间桥。鳞癌Ⅱ级，形态改变介于Ⅰ级和Ⅲ级之间。

2. 基底细胞癌　来源于基底细胞，多见于中老年人面部，如眼睑、颊和鼻翼等处。镜下观：癌巢主要由深染的多角形或梭形的基底细胞样的癌细胞构成。肿瘤生长缓慢，常向表面破溃形成不规则性溃疡，并向深部组织浸润生长，但很少转移。临床上呈低度恶性经过，对放射性治疗敏感，预后较好。

3. 移行细胞癌　来源于膀胱、输尿管、肾盂的移行上皮，常呈多发性乳头状，乳头纤细而质脆。可形成溃疡或广泛浸润膀胱壁。镜下观：癌细胞呈多层排列，分化好者似移行上皮，分化差者异型性明显。临床表现为无痛性血尿，易广泛侵袭和早期转移。

4. 腺癌　来源于腺上皮的恶性肿瘤，多发生在胃肠道、乳腺、子宫体、甲状腺等处。肉眼观：息肉状、结节状或溃疡状。镜下观：高分化腺癌细胞形成大小不等、形态不规则的腺样结构。腺样结构拥挤，可呈“背靠背”、“共壁”、“筛状”等结构；肿瘤细胞排列紧密、重叠或层次增多，常失去极向，异型性明显（图 6－6）。

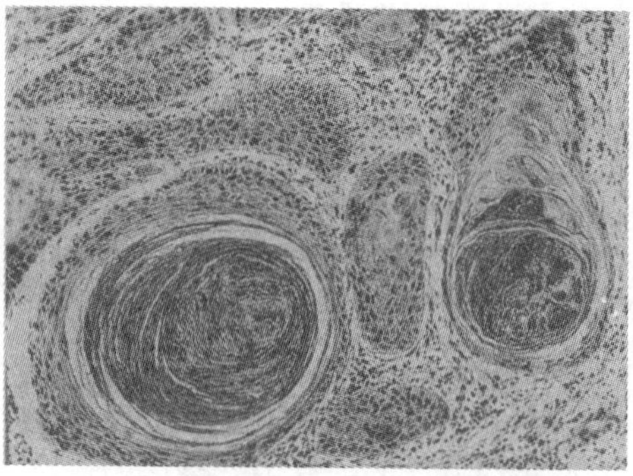

**图 6－5　分化较好的鳞状细胞癌**

图示典型的癌细胞巢，其中两个细胞巢中央形成同心圆状的角化珠

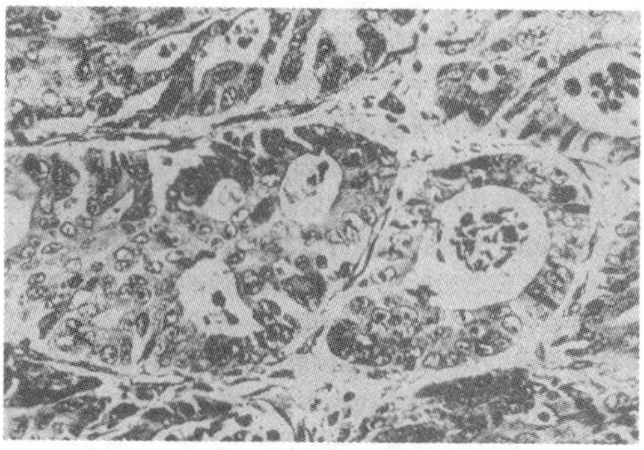

**图 6－6　直肠腺癌（管状腺癌）**

癌细胞分化良好，癌巢大多呈腺样结构

根据癌细胞分化程度可分为：①高分化腺癌：形成大量腺体结构。②中分化腺癌：大部分形成腺体结构，少部分形成实性细胞团。③低分化腺癌：少部分形成腺体结构，大部分形成实性细胞团。

根据细胞组织形态可分为：①实性癌：分化很差，癌细胞不形成腺体，而形成实性细胞团或条索。②硬癌：内有大量的纤维组织、少量的癌细胞条索，因而质地硬韧，故名硬癌。③髓样癌：内有大量癌细胞、少量的纤维组织，因而质地如脑髓一样软，故名髓样癌。④单纯癌：癌巢与间质两者相当时。⑤黏液腺癌：癌细胞分泌大量的黏液，形成黏液湖，癌细胞漂浮在黏液中。肉眼下，肿瘤呈半透明的胶胨状，因而又称胶样癌。⑥印戒细胞癌：癌细胞内黏液将细胞核推向一侧，使细胞呈戒指样。

## 二、常见间叶组织肿瘤

### （一）良性间叶组织肿瘤

1. 纤维瘤 来源于纤维组织。常发生在四肢及躯干的皮下。肉眼观：为结节状，有包膜，切面灰白，并见纵横交错的编织状条纹，质地韧硬。镜下观：肿瘤由分化好的成纤维细胞、纤维细胞和胶原纤维构成，胶原纤维呈束状，互相编织；间质为血管及疏松结缔组织。肿瘤生长缓慢，切除后一般不复发。

2. 脂肪瘤 来源于脂肪组织，是最常见的一种良性肿瘤，常发生在颈、肩背部、四肢的皮下组织。肉眼观：多为单发，呈分叶状或结节状，有包膜，切面淡黄色，质地柔软，似正常脂肪组织。镜下观：肿瘤由分化成熟的脂肪细胞构成，与正常脂肪组织的区别是常有不均等的纤维组织和血管构成的间隔。脂肪瘤除局部压迫外常无明显症状，极少恶变，切除后不复发。

3. 平滑肌瘤 来源于平滑肌组织。多见于子宫、胃肠道等处。肉眼观：呈结节状，可单发，亦可多发，境界清楚，有或无包膜，切面灰白色，编织状。镜下观：可见肿瘤由形态较一致的梭形平滑肌样瘤细胞构成，排列呈束状或栅栏状，细胞核为长杆状，两端圆钝，状如腊肠，可作为与纤维瘤相鉴别的依据。

4. 血管瘤 好发于皮肤、皮下、肌肉和肝、脾等处。肉眼观：无包膜，边界不清，呈浸润性生长，鲜红色或紫红色。皮肤或黏膜血管瘤呈斑块状，内脏血管瘤多呈结节状。镜下观：可分为毛细血管瘤、海绵状血管瘤及混合型血管瘤三种类型。淋巴管瘤由增生的淋巴管构成，内含淋巴液。好发于唇、舌、颊、口底、腋窝、腹腔处，界限清楚或不清楚，呈蜂窝状或囊状。分为毛细淋巴管瘤、海绵状淋巴管瘤、囊状淋巴管瘤三种类型。

### （二）恶性间叶组织肿瘤

1. 纤维肉瘤 起源于纤维组织，是肉瘤中最常见的一种，好发于四肢和躯干的深部组织。发生在婴儿的纤维肉瘤，预后较成人纤维肉瘤好。肉眼观：瘤体呈结节状或不规则形，可有假包膜，切面呈粉红色，质地均匀，鱼肉样外观。镜下观：分化好者异型性小，由梭形瘤细胞和胶原纤维组成，束状或交织排列，似正常纤维组织；分化差者瘤细胞丰富，异型性明显，胶原、网状纤维少见，生长快，易复发和转移。

2. 平滑肌肉瘤 好发于子宫及胃肠道，偶见于腹膜后、肠系膜、大网膜及皮下软组织。多见于中老年人。肉眼观：瘤体呈不规则结节状，可有假包膜。镜下观：分化较好者瘤细胞呈梭形，异型性不明显，相互交织状排列；分化差者呈显著异型性，排列紊乱，核分裂象易见。核分裂象多少对平滑肌肉瘤的诊断及其恶性程度判断有重要意义。

3. 骨肉瘤 起源于骨母细胞，是最常见的骨恶性肿瘤，多见于青少年男性。好发于四肢长骨，尤以股骨下端和胫骨上端最多。肉眼观：呈梭形肿块，切面灰白色或灰红色，鱼肉状。常出血、坏死，侵犯、破坏骨皮质，并可侵犯周围组织。镜下观：瘤细胞呈圆形、梭形或多角形，异型性明显，瘤细胞可形成肿瘤性骨样组织或骨组织，是诊断骨肉瘤最重要的组织学依据。瘤组织常侵犯、破坏骨皮质，将骨膜掀起，在肿瘤上、下端和掀起的骨膜之间形成三角形隆起，在X线上称为Codman三角。由于骨膜掀起，在骨膜和骨皮质之间形成与骨长轴垂直的放射状反应性增生的骨组织，X线上显示日光放射状阴影。上述X线显示的特征对骨肉瘤的诊断具有重要意义。骨肉瘤生长快，侵袭破坏能力强，常经血道转移到肺，预后差。

## 三、其他组织肿瘤

1. 恶性淋巴瘤　是来源于淋巴结和淋巴结以外的淋巴组织的恶性肿瘤，是青少年最常见的恶性肿瘤之一。临床主要表现为淋巴结无痛性肿大，随着病变发展可出现发热、衰弱、消瘦、贫血和局部压迫症状，可伴有肝、脾大。根据病理组织学检查，可分为：

（1）霍奇金淋巴瘤：在显微镜下出现具有特征性的 R－S 细胞（即所谓的“镜影”细胞）。

（2）非霍奇金淋巴瘤：又可分为 B 细胞、T 细胞和组织细胞型三种类型。

2. 白血病　白血病是骨髓造血干细胞发生的恶性肿瘤。其特征为骨髓内异常增生的白细胞取代了正常骨髓组织。这种增生的异常白细胞侵入血液，浸润到肝、脾、淋巴结和其他器官。临床上常有贫血，出血，肝、脾、淋巴结肿大。周围血液检查示白细胞总数增多，幼稚的白细胞增多。骨髓涂片示原始和幼稚的白细胞增多。根据病情缓急，白细胞成熟程度分为急性与慢性白血病；根据起源组织分为粒细胞性和淋巴细胞性白血病。

3. 黑痣和黑色素瘤

（1）黑痣：是皮肤黑色素细胞的良性增生性病变。根据痣细胞的所在部位，分为皮内痣、交界痣和混合痣，后两者更易恶变为黑色素瘤。

（2）黑色素瘤：是黑色素细胞发生的恶性肿瘤。可以为原发，也可以由黑痣转变而来。黑痣迅速增大，颜色加深，出血、溃疡常为恶变征象。瘤细胞呈多边形或梭形，胞质内可见黑色素颗粒，核大，核仁红染。瘤细胞呈巢状、条索状或腺泡状排列。

4. 畸胎瘤　是由多潜能的生殖细胞发生的肿瘤，由两个或三个胚层的组织构成。肉眼观为实性或囊性，囊内可见多量的毛发及油脂。肿瘤实质可有鳞状上皮、皮脂腺、汗腺、骨、软骨、平滑肌、支气管上皮、肠上皮、脑组织，甚至可见牙齿、甲状腺组织。根据分化程度可分为良性和恶性。畸胎瘤最常发生在卵巢和睾丸，也可发生在纵隔、腹膜后、骶尾部等处。

# 第八节　肿瘤的病因和发病机制

人类要攻克癌症，关键是明确肿瘤的病因及发病机制。随着分子生物学研究的不断深入，近年来对一些肿瘤的病因及发病机制的认识有了较大进展，但至今尚未完全阐明，还有待进一步深入探索。

## 一、肿瘤的病因

肿瘤的病因十分复杂，包括外界致癌因素（外因）和机体内在因素（内因）两个方面，其中往往有多种因素的综合作用。

### （一）外界环境致癌因素

1. 化学性致癌因素　现已知化学致癌物达 2000 多种，其中有些可能和人类肿瘤形成有关。随着现代化工业的发展和乡镇企业的崛起，将会产生一些新的化学致癌物。保护环境已引起医学界的广泛关注。

（1）多环芳烃类化合物：如 3，4－苯并芘、苯并蒽、甲基胆蒽等。这类物质存在于煤焦油、工厂排出的煤烟、汽车的尾气、卷烟点燃的烟雾中。肺癌的发病率逐年上升，吸烟与大气的工业污染是公认的危险因素。熏烤的鱼、肉等食品中也含有多环芳烃类化合物。

(2) 亚硝胺类化合物：这类物质致癌作用强，致癌谱广。亚硝胺类物质在自然界中不多，但合成亚硝胺的前身物亚硝酸盐和二级胺，普遍存在于动物食品的保存剂、着色剂和腐败的蔬菜中，在胃内酸性环境中合成亚硝胺。亚硝胺与消化系统恶性肿瘤、鼻咽癌、肺癌有密切关系。

(3) 真菌毒素：以黄曲霉毒素研究较多，霉变的花生、玉米、豆类和谷类物质中含量很高，主要诱发肝癌。

(4) 其他化学致癌物：氨基偶氮染料与肝癌发生有关；芳香胺类化合物与膀胱癌发生有关；微量元素中的砷可引起皮肤癌、肝癌，铬可引起肺癌等。

2. 物理性致癌因素　主要是通过损伤细胞的染色体，使细胞癌基因激活和肿瘤抑制基因失活，从而导致肿瘤发生。

(1) 电离辐射及紫外线照射：已被证实与恶性肿瘤的发生有关。长期接触X射线及镭、钴、铀、氡等放射性同位素，白血病和皮肤癌的发病率明显升高，过量的紫外线照射易引起皮肤癌。日本长崎、广岛在第二次世界大战时因原子弹爆炸受到辐射的幸存居民，慢性粒细胞白血病、甲状腺癌、乳腺癌等肿瘤发生率明显增高。

(2) 慢性刺激与损伤：慢性机械性和炎症非特异性刺激可致细胞增生，在此基础上可发生癌变，如慢性皮肤溃疡、慢性胃溃疡、慢性胆囊炎、慢性子宫颈炎等可由异型增生发展为癌。临床上骨肉瘤、睾丸肿瘤和脑瘤等患者常有局部外伤史。

(3) 异物：有证据表明，长期接触大量石棉或石棉制品可导致胸膜间皮瘤的发生。此外，动物实验证明，植入体内的塑料、金属、玻璃纤维等可诱发各种肉瘤。

3. 生物性致癌因素

(1) 病毒：虽然迄今不能明确肯定病毒可直接诱发人类肿瘤，但越来越多的证据显示人类某些恶性肿瘤可能与病毒有关。已知能引起人类或动物肿瘤的病毒有上百种，其中2/3为RNA病毒，1/3为DNA病毒。DNA病毒致瘤机制主要表现在两个方面：①直接作用：病毒感染细胞后，其基因组DNA不整合到细胞基因组内，病毒的复制不会受到干扰，大量的病毒复制最终导致细胞死亡；②引起肿瘤细胞转化：病毒感染后其基因整合到宿主的DNA中去，改变细胞的生长分化导致肿瘤的发生。如EB病毒可能与Burkitt淋巴瘤和鼻咽癌有关，人类乳头状瘤病毒可能与子宫颈癌有关，乙型肝炎病毒可能与肝癌有关，人类T细胞白血病和淋巴瘤的发生也与病毒有关。

(2) 幽门螺杆菌：幽门螺杆菌引起的慢性胃炎与胃低度恶性B细胞性淋巴瘤的发生有关，但机制未明。绝大多数胃淋巴瘤伴有幽门螺杆菌的感染，对胃淋巴瘤患者采用抗生素治疗可以使部分淋巴瘤消退。

(3) 寄生虫：已知日本血吸虫病与结肠癌的发生有关，华支睾吸虫病与胆管细胞性肝癌的发生有关，埃及血吸虫病与膀胱癌的发生有关。

**(二) 肿瘤发生的内在因素**

1. 遗传因素　大量流行病学和临床资料显示，5%～10%的人体肿瘤的发生与遗传因素有关。但绝大多数是易感性和倾向性而言，与直接遗传有关的只有少数不常见的肿瘤。

(1) 呈常染色体显性遗传的肿瘤：遗传因素在肿瘤发生中起决定作用，其特点是有明显家族史，以常染色体显性遗传的规律遗传，常早年发病，呈多发性。如视网膜母细胞瘤、家族性结肠多发性腺瘤病等。其发病学基础是肿瘤抑制基因（如Rb、p53、APC等）的突变或缺失所致。

(2) 呈常染色体隐性遗传的肿瘤：遗传因素不决定肿瘤的发生，只决定肿瘤的易感性，如着色性干皮病患者经紫外线照射后易患皮肤癌，毛细血管扩张性共济失调症患者易患白血病和淋巴瘤。其发病学基础是DNA修复基因突变，导致DNA修复缺陷。

(3) 遗传因素与环境致癌因素起协同作用的肿瘤：遗传因素与环境因素在肿瘤发生中起协同作用，环境因素可能更重要，大多数肿瘤属此类。

2. 免疫因素　机体免疫功能状态在肿瘤的发生、发展中起着十分重要的作用。肿瘤是异常增生的新生物，各种致瘤因素导致的基因突变或基因表达异常，是导致肿瘤发生的关键步骤。基因异常必然导致肿瘤细胞表达异常的肿瘤蛋白，宿主免疫系统可以识别并排除它，这种识别并消灭“非己”或“外来”的转化细胞的功能，称为机体免疫监视。正常细胞恶性转化后，有些异常基因表达的蛋白可以引起免疫系统的反应。这就是机体产生抗肿瘤免疫反应的前提。T细胞在肿瘤免疫中起着重要作用，它可以直接杀伤瘤细胞或释放淋巴因子杀伤瘤细胞；除T细胞外，K细胞、NK细胞、巨噬细胞和B淋巴细胞在破坏和溶解肿瘤细胞方面也起着一定的作用。所以临床上如先天性免疫缺陷、大量应用免疫抑制剂或获得性免疫缺陷综合征(AIDS)患者，恶性肿瘤的发病率明显增高。病理组织学观察也表明，恶性肿瘤组织内淋巴细胞浸润较多者比瘤组织中淋巴细胞较少的预后要好。另外，恶性肿瘤细胞可以破坏机体免疫系统，从而阻止机体免疫系统对瘤细胞的识别和攻击。有关免疫与肿瘤的关系是十分复杂的问题，至今还没有获得统一的认识。

3. 种族和地理因素　有些肿瘤在不同种族和地区的发病率有明显差别，如鼻咽癌常发于我国广东人；欧美国家乳腺癌的年死亡率高，约为日本的5倍；而日本胃癌的年死亡率比美国高7倍。说明种族和地理因素与肿瘤有一定的相关性。

4. 性别和年龄因素　女性乳腺癌、胆囊癌、甲状腺癌、膀胱癌等的发生率高于男性，而肺癌、食管癌、胃癌、肝癌、结肠癌、鼻咽癌等则以男性多见。性别上的差异，可能因男女染色体不同，也可能与某一性别较多地接受某些致癌因子的作用有关。年龄对肿瘤的发生也有一定影响。如神经母细胞瘤、肾母细胞瘤、髓母细胞瘤等好发于儿童；骨肉瘤、横纹肌肉瘤好发于青年人；而大部分癌则在老年人中多见。一般说来，肿瘤的发病率随年龄的增大而增加。这种现象是体细胞突变积累的结果。

5. 内分泌因素　在疾病或某种原因引起内分泌失调的情况下，由于激素不平衡，能使某些激素持续作用敏感组织，可能导致细胞的增殖与癌变。如乳腺癌的发生与雌激素持续增高有明显依赖关系；垂体与甲状腺之间的激素不平衡，多是人类甲状腺癌的一种病因。

6. 心理、社会因素　目前十分重视并强调心理、社会因素在致癌中的作用。有资料表明，心理因素(如精神创伤、情绪抑制、精神紧张等)与肿瘤的发生、发展及预后有一定的关系。心理、社会因素可以通过神经-内分泌-免疫系统的功能紊乱而影响组织的代谢和生长过程，或(和)削弱机体的抗肿瘤免疫防御功能，从而为肿瘤的发生、发展提供有利条件。

## 二、肿瘤的发病机制

肿瘤的发病机制迄今尚未完全阐明，在这方面曾提出了各种各样的学说和假说。近年来随着分子生物学的迅速发展，特别是对癌基因和肿瘤抑制基因的研究，初步揭示了某些肿瘤的病因及发病机制，并认为恶性肿瘤的发生是一个长时期的多因素作用分阶段的过程。现将肿瘤的发病机制简述如下：

### （一）癌基因的激活

癌基因（oncogene）是指存在于病毒或细胞基因组的一类在一定条件下能使正常细胞转变为恶性细胞的核苷酸序列，根据其来源不同可分为病毒癌基因（viral oncogene，v－onc）和细胞癌基因（cellular oncogene，c－onc）。病毒癌基因根据其来自 RNA 肿瘤病毒或 DNA 肿瘤病毒，又分为 RNA 病毒癌基因和 DNA 病毒癌基因。细胞癌基因是在正常细胞内 DNA 中发现与病毒癌基因几乎完全相同的 DNA 序列，对细胞的增殖、分化起正调控作用，在正常情况下以非激活形式存在，故又称为原癌基因（proto－oncogene）。原癌基因在多种因素的作用下被激活转变为癌基因。原癌基因的活化可通过结构改变（基因突变），也可以是基因表达调节的改变（原癌基因过度表达），从而产生癌蛋白调节其靶细胞的代谢，促使正常细胞逐步转化为肿瘤细胞。因此原癌基因的激活是肿瘤发生过程中的一个关键步骤。

### （二）肿瘤抑制基因的失活

肿瘤抑制基因（tumor suppressor gene）是指存在于细胞基因组内的一类能够抑制肿瘤发生的核苷酸序列，又称抗癌基因（antioncogene）。肿瘤抑制基因的产物能抑制细胞的增长。若肿瘤抑制基因失活，正常细胞可转变为肿瘤细胞。

### （三）凋亡调节基因和 DNA 修复调节基因的改变

肿瘤的发生不仅与原癌基因激活和肿瘤抑制基因失活有关，而且与凋亡调节基因和 DNA 修复调节基因的改变也有关。

肿瘤分子生物学、流行病学及遗传学等方面的研究表明，肿瘤的发生是一个非常复杂的多步骤的过程，是多种癌基因和抑癌基因等参与的事件。肿瘤的发生由致癌物（致癌物是可以引起恶性肿瘤发生的物质）起启动作用，引起癌症发生过程中的始发变化，促癌物（本身无致癌性，但可增强致癌物的致癌作用的物质）起促进作用。细胞的完全恶性转化，一般需要多个基因的改变，如数个癌基因的激活和（或）肿瘤抑制基因的失活，以及调节基因等的变化。目前，结肠癌的发生过程研究得比较清楚，即其发生过程为：从肠上皮增生到癌的演进过程中，发生多步骤的癌基因突变和肿瘤抑制基因失活。这些分子事件与形态学改变有很好的关联（图 6－7）。一个细胞要积累这些基因改变，一般需要较长的时间。所以，癌症在年龄较大的人群中发生率较高。

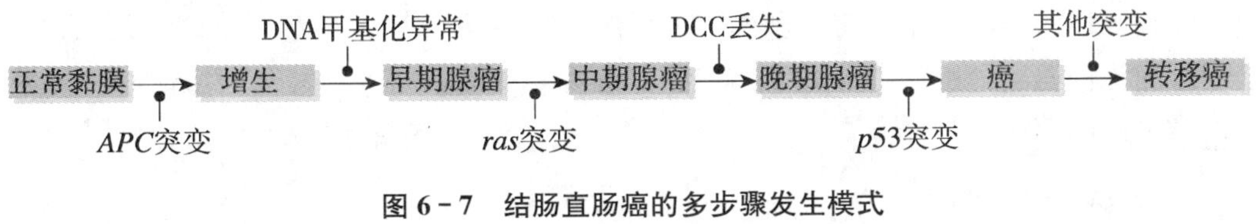


**图 6－7　结肠直肠癌的多步骤发生模式**

综上所述，目前认为肿瘤发生的基本模式如下：致癌因素引起基因损伤，激活原癌基因和（或）灭活肿瘤抑制基因，可能还累及凋亡调节基因和（或）DNA 修复基因，使细胞呈多克隆性增生，在促进因子作用下，基因进一步损伤，发展为单克隆性增生，通过演进和异化，形成具有不同生物学特性的亚克隆，获得无限制生长的能力，并可发生浸润和转移（图 6－8）。

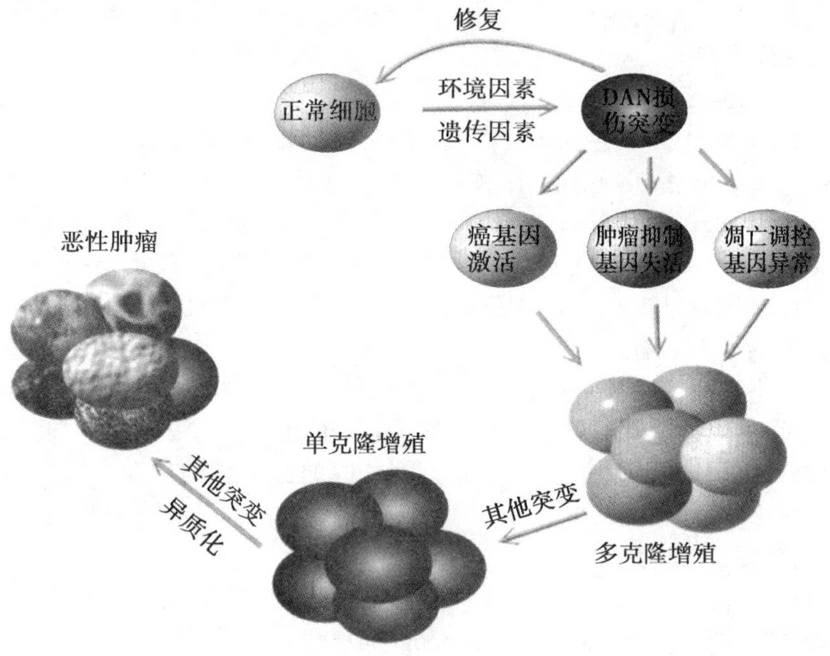


图 6-8 恶性肿瘤形成的基本模式

## 第九节 肿瘤的病理诊断

肿瘤的病理诊断是临床治疗的依据。肿瘤的病理诊断可确定肿瘤的性质（良性或恶性）、组织来源、累及范围。常用的病理学检查方法如下：

### 一、脱落细胞学检查

阴道涂片、痰涂片、胸腔积液和腹水涂片、尿液离心涂片、食管拉网涂片、鼻咽癌胶球细胞涂片、胃冲洗液离心涂片及各种内镜细胞涂片等，均可用来筛查患者，检查器官有无肿瘤细胞，为进一步检查提供依据。

### 二、针吸细胞学检查

细针穿刺吸取肿块内少量细胞，进行细胞涂片检查，可进一步确定肿块性质。这一方法首先从乳腺肿块的诊断开始，可达到 80％的确诊率。近年来，B 型超声、CT 诊断使得能进一步对体内深部器官（甲状腺、肝、前列腺、骨等）的肿块开展细针穿刺活检，取得了创伤小、确诊率高的效果。

### 三、活体组织检查

经内镜（纤维胃镜、纤维结肠镜、纤维支气管镜、膀胱镜、阴道镜、腹腔镜等）取出小块组织或手术切除小块组织送病理检查，以确定诊断。在紧急情况下，如手术过程中，可进行冰冻切片检查，1 小时内即可获得准确的诊断，为决定进一步治疗方案提供诊断依据。

（唐忠辉）

# 第七章　常见的恶性肿瘤

## 第一节　肺　癌

肺癌（carcinoma of the lung）是严重危害身体健康的常见恶性肿瘤之一。多数起源于支气管黏膜上皮，又称支气管癌。20 世纪 50 年代以来，世界各国肺癌的发病率与死亡率呈上升趋势，尤以人口密度大的发达工业城市更明显。我国肺癌的发病率和死亡率在 20 世纪 90 年代也呈明显增长趋势。患病年龄多在 40～60 岁，以男性多见，男女发病率之比为(4～5)∶1，但近年来，女性发病率逐年增多。

### 一、病因

肺癌的发生因素很多，目前认为主要与以下因素有关。

1. 吸烟　流行病学和临床观察表明，吸烟是肺癌发生的最危险因素。有资料显示，吸烟者比不吸烟者的肺癌发生率要高 25 倍，80％～90％的男性发病者与吸烟有关。患肺癌的危险性与吸烟时间长短、吸烟的量有关。烟内有 22 种致癌物质，长期吸烟使呼吸道上皮增生、鳞状上皮化生、非典型增生及癌变。

2. 空气污染　肺癌与大气污染密切相关，工业废气、汽车废气、家庭排烟中含有苯并芘、亚硝胺类等致癌物。

3. 职业因素　长期接触石棉、砷、铬、煤焦油等化学致癌物及放射物质的工人发病率较高。

### 二、病理变化

#### （一）肉眼类型

根据肺癌的发生部位及大体形态特点将其分为三种主要类型。

1. 中央型　位于肺门部，从主支气管或叶支气管发生的肺癌，约占全部肺癌的 60％～70％。早期癌组织侵犯管壁，局限在支气管腔内，进而侵犯管壁周围肺组织，并经淋巴道蔓延至支气管淋巴结，肺内癌块与肺门淋巴结转移灶互相融合，在肺门及附近形成灰白色的巨大癌块，形状不规则或呈分叶状，与肺组织界限不清（图 7－1）。以鳞癌和小细胞癌为主。

2. 周围型　位于肺叶周边，由段以下支气管发生的肺癌，占肺癌总数的 30％～40％。肿块多呈球形或结节状，直径 2～8cm（图 7－2）。以腺癌为主。

3. 弥漫型　较少见，占肺癌的 2％～5％。癌发生于细支气管或肺泡，呈弥漫性分布，往往侵犯部分大叶或全肺叶，或呈大小不等的多发性结节散布于多个肺叶内，要注意与转移性肺癌及肺炎区别。

#### （二）组织学类型

根据 1981 年 WHO 制订的分类，并结合国内外病理学专家的有关报道，将肺癌的组织学类型分为四种基本类型。

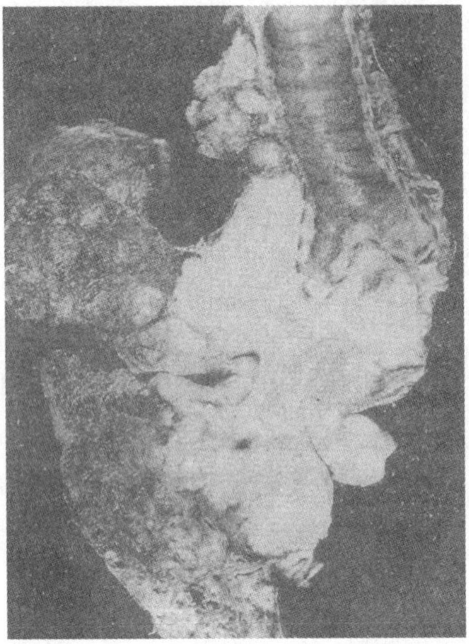

**图7-1 右支气管中央型肺癌**

主支气管壁增厚，可见灰白色的癌组织

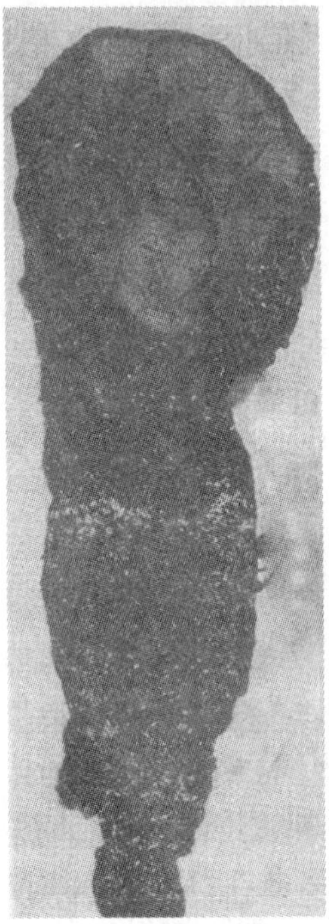

**图7-2 右上叶周围型肺癌**

肿块位于肺叶的周边部，呈结节状，
与支气管的关系不明显

1. 鳞状细胞癌 为常见类型，占肺癌的30%～50%。患者多为中老年男性，多有吸烟史。肉眼观：多为中央型，在支气管黏膜上皮发生鳞状上皮化生的基础上而发生癌变。癌灶分界不清、灰白色、多有坏死。组织学上可分为高分化、中分化和低分化三种类型。以低分化型鳞癌多见。

2. 腺癌 占肺癌的30%～35%。女性较多，大多与吸烟无关。肉眼观：多数为周围型。组织学上可分为高分化、中分化和低分化腺癌。高分化腺癌可见癌细胞形成腺腔结构；低分化腺癌镜下观无明显腺腔形成，癌细胞大小不等呈实体状。肺腺癌的一些特殊类型还有支气管肺泡癌、骄林溃疡（瘢痕癌）和黏液癌等。

3. 小细胞癌 又称小细胞未分化癌，因癌细胞小，形似燕麦，故又称燕麦细胞癌（oat cell carcinoma）。占肺癌的20%～25%，为肺癌中分化程度最低、恶性程度最高的类型。与吸烟有一定的关系，生长快，转移早，预后差。肉眼观：多为中央型。镜下观：癌细胞小呈短梭形或淋巴细胞样，胞质少，形似裸核，癌细胞密集成群，由结缔组织加以分隔。电镜证实属神经内分泌癌，起源于支气管黏膜上皮内嗜银细胞，属胺前体摄取与脱羧作用瘤(amine precursor-up-take and decarboxylation tumor，APUD瘤)。

4. 大细胞癌 又叫大细胞未分化癌，占肺癌的10%～15%。癌细胞体积大，为其主要特征，胞质丰富，核大，核仁明显，有的出现多核瘤巨细胞。此癌恶性程度高，生长快，易经血道广泛转移。

## 三、扩散与转移

1. 直接蔓延　中央型肺癌常直接侵入纵隔、心包、周围血管、喉返神经及膈神经。肺尖部肺癌可侵犯或压迫颈交感神经、臂丛神经。周围型肺癌可蔓延到胸膜、胸壁。

2. 转移　肺癌发生转移较快，较多见。主要经淋巴道转移，常转移到支气管旁、肺门及纵隔、锁骨上和腋下淋巴结。晚期经血道转移到脑、肝、骨和肾等处。

## 四、临床病理联系

肺癌患者早期症状往往不明显，发病隐匿，少数患者临床与X线检查呈阴性，而痰涂片为阳性，手术切除证实为支气管黏膜原位癌或早期浸润癌。患者典型临床症状可有咳嗽、胸痛、咯血、持续发热等。中央型肺癌常表现为咳嗽、咯血和胸痛等；癌肿压迫大支气管时可出现呼吸困难，可并发肺部感染；侵犯胸膜时可引起胸痛及胸腔积液；侵犯或压迫神经可引起相应的临床表现；转移到各器官时则引起相应器官的功能异常或疼痛。

肺癌多数为隐匿，早期易被忽略，预后大多不良，因此早发现、早诊断和早治疗尤其重要。对于40岁以上特别是有长期吸烟史，并有咳嗽、咯血、气急、胸痛等症状者，定期进行胸透、痰细胞学检查或纤维支气管镜等检查，对肺癌的早期诊断有很大的价值。

（唐忠辉）

# 第二节　鼻咽癌

鼻咽癌（nasopharyngeal carcinoma）是起源于鼻咽黏膜上皮和腺体的恶性肿瘤。我国南方各省多见，特别是广东、广西、福建等省发病率最高。发病年龄多在40～50岁，男性多于女性。

## 一、病因

鼻咽癌的病因尚未完全清楚。一般认为与下列因素有关。

1. EB病毒　目前较多研究资料显示，本病的发生与EB病毒（Epstein－Barr virus，EBV）感染有密切关系，癌细胞内存在EBV－DNA和核抗原（EBNA）。约90%的患者血清中有与EB病毒核抗原、膜抗原和壳抗原等多种抗原相应的抗体，而抗EB病毒壳抗原的IgA抗体阳性率可达97%，有一定的诊断价值。但EB病毒如何使上皮细胞发生癌变的，其机制尚不清楚。

2. 遗传因素　根据流行病学调查，有些鼻咽癌患者有家族聚集性和种族易感性，提示与遗传因素有关。

3. 化学致癌物　经研究提示有些化学物质如多环芳烃类、亚硝胺类、微量元素镍等与鼻咽癌有一定关系。我国学者曾用亚硝胺诱发大鼠鼻咽癌，提示环境因素是鼻咽癌的病因之一。

## 二、病理变化

鼻咽癌最常发生于鼻咽顶部，其次是外侧壁和咽隐窝，前壁发生较少，两个部位同时发生的也较常见。

肉眼观：呈结节状、菜花状或溃疡型肿块，有的癌组织向表面隆起不明显而向黏膜下浸润。早期局部黏膜仅有些黏膜粗糙或稍隆起。有的病例，在原发癌尚未发现之前，已有颈部淋巴结转移。

组织学类型可分为以下四种基本类型。

1. 鳞状细胞癌　分为高分化鳞癌、中分化鳞癌和低分化鳞癌，以低分化鳞癌多见，高分化鳞癌的癌巢分层明显，还可见大量角化珠。中分化鳞癌可见少量角化珠，癌细胞常呈巢状结构。低分化鳞癌癌巢呈片状及条索状排列，癌细胞大小形状不一，胞质丰富，核大深染，无角化现象。癌细胞中证实有 EB 病毒的 DNA。

2. 腺癌　多来自鼻咽黏膜的柱状上皮，也可来自鼻咽腺体的导管上皮。分高分化腺癌和低分化腺癌。前者可呈乳头状、管状及腺泡状。后者多为弥漫浸润，或见围成腺腔的倾向。

3. 泡状核细胞癌　亦称大圆细胞癌，较多见。癌巢不规则，癌细胞体积大，胞质丰富，境界不清，呈合体状，胞核大，圆形或卵圆形，染色质少，着色浅，呈空泡状，有 1～2 个肥大核仁。

4. 未分化癌　少见，恶性度高。癌细胞小，胞质少，呈小圆形或短梭形，弥漫分布，不呈明显癌巢结构。

## 三、扩散与转移

1. 直接蔓延　癌组织向上侵犯颅底部，经破裂孔侵入颅内损害第Ⅱ～Ⅵ对脑神经，向外扩展侵犯耳咽管进入中耳，向前侵犯鼻腔或眼眶，向后侵犯颈椎。

2. 淋巴道转移　由于鼻咽黏膜固有层的淋巴管丰富，因而鼻咽癌常在早期出现颈部淋巴结转移，先转移到咽后淋巴结，然后到颈深上淋巴结，多为同侧。临床上一般在乳突尖下方或胸锁乳突肌上段前缘出现无痛性肿大的淋巴结。

3. 血道转移　晚期可经血道转移，以转移至肝、骨、肺处最常见，亦可转移至纵隔、硬脑膜、肾、肾上腺和胰腺等处。

## 四、临床病理联系

鼻咽癌患者早期可出现持续偏头痛、鼻塞、鼻出血、耳鸣等症状，甚至出现听力下降，继而伴有颈部淋巴结无痛性肿大。也有些患者早期没有什么症状，以胸锁乳头肌上端前缘出现无痛性肿块而就诊。癌细胞侵犯第Ⅱ～Ⅵ对脑神经时，分别引起失明、眼球活动受限、眼球往外下运动障碍，三叉神经支配区感觉过敏和疼痛，复视和眼球外展运动障碍。经血道转移到远处器官，则引起相应的临床表现。

鼻咽癌恶性程度比较高，但对放射治疗比较敏感，其中泡状核细胞癌最为敏感，其次为鳞癌。故临床上以低分化鳞癌和未分化癌对放射治疗效果较好。

（唐忠辉）

# 第三节 食管癌

食管癌（carcinoma of esophagus）是起源于食管黏膜上皮或腺体的恶性肿瘤。本病在我国华北及河南地区较常见，尤其太行山区附近、河南省林州市为主要高发区。患者发病年龄多在40岁以上，尤以50～60岁者居多，男性多于女性。

## 一、病因

病因尚未阐明，根据流行病学调查发现，可能与以下因素有关。

1. 饮食习惯　流行病学调查显示，饮烈性酒、吸烟及长期进食过热、过硬或粗糙食物与本病发生有关；我国食管癌高发区居民嗜好食用自制酸菜习惯，酸菜中有亚硝酸盐，合成的亚硝胺是一种强致癌化合物，实验可诱发动物食管癌。

2. 环境因素　食管癌高发区的土壤中，钼、锌、铜等其他微量元素缺乏，钼是硝酸盐还原酶的成分，钼在降低植物的硝酸盐含量中起重要作用，缺钼使农作物的硝酸盐含量增多，后者还原为亚硝酸后，与二级胺结合，生成具有强烈致癌作用的亚硝胺类物质。

3. 遗传因素　流行病学调查发现，食管癌患者的家族中有连续三代以上患此病的；还发现河南省林州市食管癌高发区的移民中，虽然地理与生活环境改变，患此病的仍相对高发，可能与遗传有一定关系。

## 二、病理变化

食管癌多发生在食管三个生理性狭窄处，以食管中段狭窄部为多见，下段狭窄部次之，上段狭窄部最少。根据病理变化，结合临床表现和影像学检查，将食管癌分为早期和中晚期两类。

### （一）早期食管癌

仅局限于食管黏膜表皮内或仅侵及黏膜层或黏膜下层的癌，尚未累及肌层，称为早期食管癌。肉眼观：局部异常不明显，癌变处有的黏膜色泽较正常黏膜稍红，或呈轻度糜烂，或表面黏膜较粗糙，略呈颗粒状。按形态特征可分为隐伏型、糜烂型、斑块型和乳头型。钡餐检查，食管基本正常或管壁轻度局限性僵硬。镜下观：多为原位癌或黏膜内癌；或为黏膜下癌，但未侵犯肌层，无淋巴结转移。组织学类型几乎均为鳞癌。

早期食管癌及时手术，5年存活率可达90%以上，预后较好。但由于早期食管癌临床表现轻微，易被忽视，发现率较低。对可疑病例，可采取食管拉网脱落细胞检查以确诊。

### （二）中晚期食管癌

中晚期食管癌已侵及食管肌层以外的癌，患者有较明显的临床症状。

1. 肉眼类型　肉眼形态分为四型（图7-3）。

（1）髓质型：最多见。癌组织在食管管壁内浸润生长，管壁均匀增厚，管腔变窄，癌组织切面灰白色，质软，似脑髓组织。

（2）蕈伞型：肿瘤主要向腔内生长，如蕈伞状向管腔内隆起，常累及食管周径的一部分或大部分，底部仅波及肌层表浅部。

（3）溃疡型：癌组织表面形成外形不整、边缘隆起、底部凹凸不平的溃疡，其底部深达肌层。

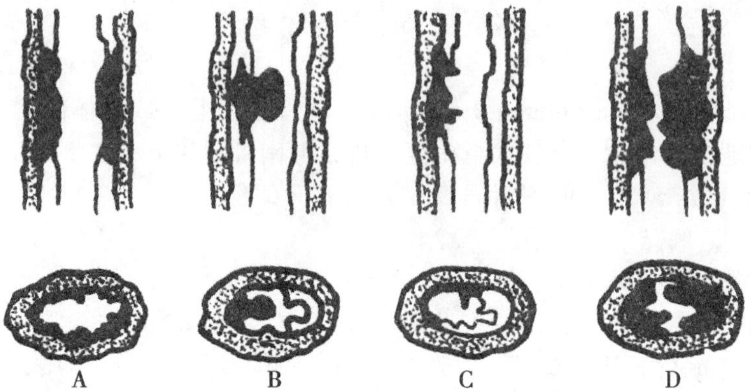


**图 7-3 中晚期食管癌肉眼类型示意图**

A：髓质型；B：蕈伞型；C：溃疡型；D：缩窄型

（4）缩窄型：较少见。癌组织在食管壁内呈浸润型生长，累及食管全周，形成环形狭窄，狭窄上端管腔扩张明显。

2. 组织学类型 有鳞状细胞癌、腺癌、小细胞癌及腺棘皮癌等类型。以鳞状细胞癌最常见，约占 90%，腺癌次之，未分化癌少见。按分化程度，可将鳞癌分为三级，即Ⅰ级（高分化）、Ⅱ级（中度分化）、Ⅲ级（低分化）。

## 三、扩散与转移

1. 直接蔓延 癌组织穿透管壁可侵犯邻近器官，上段癌侵犯气管、喉；中段癌侵犯支气管、肺、胸导管；下段癌侵犯贲门、心包、膈等处。

2. 淋巴道转移 主要经食管淋巴引流方向转移，上段癌转移到颈及上纵隔淋巴结；中段癌转移到食管旁及肺门淋巴结；下段癌转移到食管旁、贲门、腹腔上部淋巴结。

3. 血道转移 见于晚期患者，转移至肝、肺为多见。也可转移至胃、骨或肾上腺等处。

## 四、临床病理联系

早期食管癌多无明显症状，有时出现胸骨后疼痛、烧灼感、噎哽感，但均较轻微，易被忽视。随着病变发展，中晚期出现典型症状，进行性吞咽困难。晚期逐渐出现恶病质，最后因全身衰竭而死亡。少数患者可死于食管-主动脉瘘引起的大出血。

内镜检查有助于食管癌的早期发现和诊断。近年来，使用食管镜结合细胞学刷片和病理组织学检查已成为确诊食管癌的最主要方法。

（唐忠辉）

# 第四节 胃 癌

胃癌（carcinoma of stomach）是由胃黏膜上或腺体发生的恶性肿瘤，为消化道最常见的恶性肿瘤，是我国最常见的恶性肿瘤之一。我国高发地区主要分布在西北及沿海各省。好发年龄为 40～60 岁，男性多于女性。

## 一、病因

病因至今尚未阐明，可能与下列因素有关。由于胃癌有明显的区域性分布，故认为胃癌的发生与环境因素和居民的生活、饮食习惯有关。如水土中缺乏某种元素；长期食用含黄曲霉毒素及亚硝胺或其前体物的食品；习惯食用肉类熏制食品、过热的食物等；还与慢性萎缩性胃炎、慢性胃溃疡及幽门螺杆菌的感染等有密切关系；还有人认为遗传因素、吸烟以及真菌感染等均与胃癌的发生相关。

## 二、病理变化

胃癌的好发部位为胃窦部，尤以胃小弯侧多见，约占 75%，其余为胃底贲门部和胃体。根据病变进程分为早期胃癌和进展期（中晚期）胃癌两大类。

### （一）早期胃癌

早期胃癌（eary gastric carcinoma）癌组织浸润只限于黏膜层及黏膜下层。肉眼类型分为以下三种类型。

1. 隆起型　较少见。肿瘤从胃黏膜表面显著隆起，有的呈息肉状。癌组织仅局限于黏膜内。

2. 浅表型　肿瘤表面较平坦，或稍隆起于黏膜表面，有时仅表现为黏膜粗糙、糜烂。

3. 凹陷型　最为常见。癌组织较周围组织凹陷，有溃疡形成，但仍局限于黏膜下层。

镜下：多为原位癌或高分化管状腺癌，其次为乳头状腺癌，未分化型癌少见。

早期胃癌可由纤维胃镜活检发现，及时手术治疗预后良好，5 年存活率可达 80%～100%。

### （二）进展期胃癌（中晚期胃癌）

进展期胃癌指癌组织浸润至黏膜下层以下、肌层或胃壁全层，一般有扩散或转移，预后差。

1. 肉眼类型　分为以下三种类型（图 7－4）。

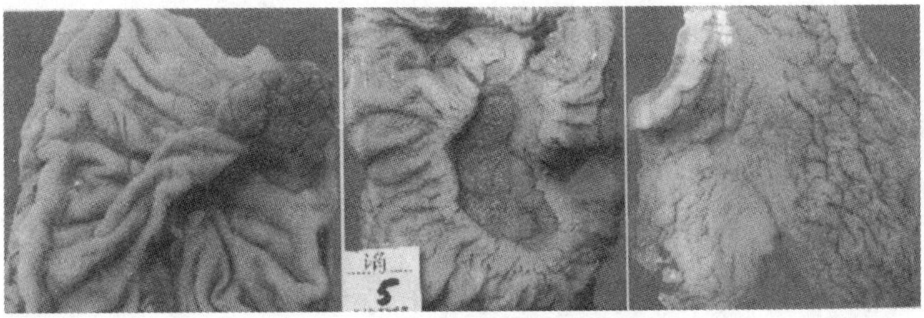

**图 7－4　进展期胃癌肉眼类型**

左：息肉型；中：溃疡型；右：浸润型（革囊胃）

（1）息肉型或蕈伞型：肿块主要向胃腔内生长，呈息肉状、蕈伞状或菜花状突入骨腔。

（2）溃疡型：癌组织坏死形成边缘隆起似火山口状的较深溃疡，直径多超过 2cm，溃疡底部凹凸不平，常有出血和坏死。需注意与良性溃疡的区别（表 7－1）。钡餐显影如龛影。

表 7-1 良、恶性溃疡的肉眼形态鉴别

| | 胃溃疡 | 溃疡型胃癌 |
|---|---|---|
| 外形 | 圆形或椭圆形 | 溃疡不整形，围堤状或火山口状 |
| 大小 | 溃疡直径一般小于 2cm | 溃疡直径一般大于 2cm |
| 边缘 | 整齐，不隆起 | 不整齐，隆起 |
| 深度 | 较深 | 较浅 |
| 底部 | 较平坦 | 凹凸不平，有坏死、出血 |
| 周围黏膜 | 黏膜皱襞向溃疡集中 | 黏膜皱襞中断、呈结节状肥厚 |

(3) 浸润型：癌组织向胃壁呈局限性或弥漫性浸润生长，与周围组织无明显界限，胃壁增厚、变硬、黏膜皱襞大部分消失。当癌组织弥漫性浸润伴大量纤维组织增生时，胃壁增厚、变硬，胃腔缩小，黏膜皱襞消失，似皮革制品，称革囊胃（1initisplastica）。

以上三种类型，如癌细胞形成大量黏液，癌块呈半透明胶冻状，则称为胶样癌。

2. 组织学类型　以腺癌为主，多为分化较好的腺癌，也可为实体癌和未分化癌。

(1) 乳头状腺癌：在腺样结构内出现乳头状结构，癌细胞呈高柱状，恶性程度低。

(2) 管状腺癌：癌组织呈腺样结构，分化程度高，恶性程度低。

(3) 低分化腺癌：癌组织腺样结构不明显，癌细胞排列成实性细胞巢，癌细胞异型性明显，恶性度较高。

(4) 黏液腺癌：癌细胞产生大量黏液，分泌在细胞外或间质中的黏液形成大片的“黏液湖”，癌细胞漂浮在黏液中。

(5) 印戒细胞癌：癌细胞胞质内含有大量黏液，将核挤向一边，似印戒状。癌细胞弥漫浸润，不形成腺管，恶性程度高。

(6) 未分化癌：癌细胞小，大小较一致，胞质少，弥漫成片，恶性度高。

除以上类型外，还有一些少见的特殊类型，如鳞癌、腺鳞癌、壁细胞癌、神经内分泌癌等。

## 三、扩散与转移

1. 直接蔓延　癌组织直接沿胃壁扩散，穿透浆膜后侵犯至肝、脾、大网膜等邻近组织和器官。

2. 淋巴道转移　为胃癌的主要转移途径。首先，转移至幽门下及胃小弯淋巴结，以后转移至腹主动脉旁、肝门及肠系膜淋巴结。晚期，可转移至左锁骨上淋巴结。

3. 血道转移　多见于胃癌晚期。癌细胞经门静脉转移至肝，也可转移至远处的器官，如肺、骨、脑等。

4. 种植性转移　胃癌浸润至浆膜后，可脱落至腹腔，种植于腹膜及盆腔器官浆膜上。如在卵巢形成转移性黏液癌，称为 Krukenberg 瘤。

## 四、临床病理联系

早期胃癌常无明显症状。随着肿瘤的生长及继发的出血坏死，中晚期胃癌胃黏膜广泛破坏，分泌胃酸减少，表现为上腹部不适、食欲减退、消化功能障碍、消瘦、贫血等。癌组织侵犯胃壁神经，有持续性上腹部疼痛。癌组织破溃导致大便潜血，侵袭大血管引起上消化道大出血。癌组织位于幽门及贲门部，可引起梗阻，出现呕吐或吞咽困难。肿瘤较大时，上腹部可触及肿块。晚期胃癌可出现恶病质及转移等症状。

（唐忠辉）

# 第五节　大肠癌

大肠癌（carcinoma of large intestine）又称结肠-直肠癌，是来源于大肠黏膜上皮或腺上皮的恶性肿瘤。近年来我国的大肠癌发病率呈逐年上升的趋势，为消化道常见的肿瘤之一。好发于中、老年人，高峰年龄为30～50岁，男性多于女性。临床上以贫血、消瘦、大便次数增多、排黏液血便为主要表现，部分患者出现肠梗阻。如能早期发现、早期治疗，预后良好。

## 一、病因

病因尚未完全明确。目前认为，大肠癌的发生与高营养、低纤维饮食有关，此类食物不利于有规律的排便，因而延长了肠黏膜与这类食物中可能含有的致癌物质的接触时间。流行病学调查发现，高脂肪饮食的人群大肠癌发病率高，该人群肠道内胆汁酸、中性类固醇物质的含量以及厌氧菌数量都比低脂肪饮食的人群高。肠道内的厌氧菌可把胆汁酸、中性类固醇物质转化为促癌或致癌物质，如多环芳香化合物等。流行病学调查还发现有的家族有大肠癌高发现象，家族性多发性息肉病患者对癌变因素有易感性。还有人认为慢性血吸虫病是大肠癌的诱因之一，慢性溃疡性结肠炎亦可并发结肠癌。

## 二、病理变化

大肠癌最好发于直肠（50%），其次为乙状结肠（20%），最后依次为盲肠、升结肠、横结肠和降结肠。

1. 肉眼类型　肉眼形态分为以下四种类型。

（1）隆起型：又称息肉型或蕈伞型，肿瘤向肠腔内突起呈菜花状、息肉状或蕈伞状，可伴浅表溃疡形成。本型向肠壁内浸润较浅，生长较慢，转移较晚。好发于右侧结肠。

（2）溃疡型：最多见。以肿瘤组织在局部坏死形成溃疡为特征。有的溃疡呈火山口状，边界较清楚；有的溃疡底部较大，与周围组织分界不清。

（3）浸润型：肿瘤向肠壁深层弥漫浸润，常累及肠壁全周，肠壁增厚，当伴有纤维组织增生时，肠壁变硬，肠腔形成环状狭窄。早期即可出现肠梗阻的症状。好发于左侧结肠。

（4）胶样型：较少见。瘤组织富于黏液，外观及切面呈半透明、胶冻状。预后差。

2. 组织学类型　以高分化管状腺癌、乳头状腺癌多见，其次为低分化腺癌、黏液癌或印戒细胞癌，未分化癌、鳞癌、腺鳞癌少见。

## 三、分期与预后

根据肿瘤侵袭深度和淋巴结转移情况，可将大肠癌进行分期（表7-2），各期的手术后五年存活率有所不同，具有重要的临床意义。

表 7-2 大肠癌的分期

| 分期 | | 肿瘤侵袭深度 | 淋巴结转移情况 | 术后五年存活率 |
|---|---|---|---|---|
| A 期 | | 局限于黏膜层 | 无 | 100% |
| B 期 | $B_1$ 期 | 侵及肌层 | 无 | 67% |
| | $B_2$ 期 | 穿透肌层 | 无 | 54% |
| C 期 | $C_1$ 期 | 未穿透肌层 | 有 | 43% |
| | $C_2$ 期 | 穿透肠壁 | 有 | 22% |
| D 期 | | 已发生远处器官转移 | | 极低 |

## 四、扩散与转移

1. 直接蔓延 当瘤组织浸润到浆膜后，可侵犯邻近器官如前列腺、膀胱、子宫、肝、胰、腹膜等。

2. 淋巴道转移 是大肠癌的主要转移途径。若癌组织未穿透肠壁肌层，较少发生淋巴结转移。而一旦穿透肠壁肌层，则转移率明显增加，首先转移到癌肿所在部位的局部淋巴结，进而转移到肠系膜及胰腺区的淋巴结，甚至转移至锁骨上淋巴结。。

3. 血道转移 晚期可经血行转移至肝、肺、肾、骨等处。

4. 种植性转移 癌组织穿破浆膜后，癌细胞脱落并播散到大网膜及腹腔脏器的表面形成种植性转移。常导致腹腔、盆腔器官的广泛粘连并可伴血性腹水。

## 五、临床病理联系

大肠癌根据其发生的部位和累及的范围不同，临床表现亦不同。早期症状不明显，逐步出现便血、大便次数增多或变形、腹胀、腹痛、消瘦、贫血等表现。肿瘤破溃出血时，轻者大便潜血阳性，较严重者大便可带鲜血。右半结肠癌很少引起肠梗阻，常在右下腹触及肿块。左半结肠癌易发生肠梗阻。

检测患者血液中癌胚抗原（carcinoembryonic antigen，CEA）可帮助观察肿瘤的消长。如肿瘤手术后，若 CEA 再度上升，提示肿瘤复发或转移。

（唐忠辉）

# 第六节 原发性肝癌

原发性肝癌（primary carinoma of liver）是源于肝细胞或肝内胆管上皮细胞的恶性肿瘤，通常简称肝癌。在我国肝癌发病率较高，是常见恶性肿瘤之一，多发生于中年以上，男性多于女性。肝癌发病隐匿，早期无临床症状，发现时多属晚期。目前，我国对肝癌的防治研究获得了可喜的进展，已广泛应用甲胎蛋白（AFP）及影像学检查肝癌，对 1cm 以下的早期肝癌能及早发现，并取得了满意疗效。

## 一、病因

原因尚未阐明。目前认为与以下因素有关。

1. 病毒性肝炎　根据临床研究报道，肝癌患者 HBsAg 阳性率高达 80%以上，国外肝癌高发区有 60%～90%来自乙型肝炎病毒（HBV）感染，因而认为乙肝病毒感染与肝癌发病密切相关。研究表明丙型肝炎与肝癌也有密切关系。

2. 肝硬化　据统计，肝癌合并肝硬化的发生率为 84.6%，经 7 年左右肝硬化可发生癌变，而又以坏死后性肝硬化癌变多见。

3. 致癌物质的作用　亚硝胺类化合物与肝癌的密切关系已从高发区调查资料中得到了证实；用黄曲霉毒素污染的食物喂养动物能诱发动物肝癌。

4. 寄生虫　华支睾吸虫感染可引起胆管细胞癌，慢性血吸虫病患者易发生肝细胞癌。

## 二、病理变化

1. 肉眼类型　可分为以下两种类型。

（1）早期肝癌（小肝癌）：指单个癌肿块最大直径在 3cm 以下或肿块数目在两个以内的合计直径不超过 3cm 的原发性肝癌。癌肿块呈圆形，边界清楚，切面灰白均匀，无出血、坏死。

（2）中晚期肝癌：可分为三种类型。①巨块型：肿瘤为一巨大实体肿块，呈圆形，多位于肝右叶，直径一般大于 15cm，切面黄绿色或灰白色，中心常有坏死、出血。癌体周边常有散在的卫星灶（图 7－5）。②多结节型：最常见。多发生于肝硬化的肝内，癌肿块多个散在，呈圆形或椭圆形，大小不等，直径由数毫米至数厘米（图 7－6），肿块可互相融合形成较大结节，肝表面凹凸不平。③弥漫型：少见。癌组织在肝内弥漫分布，有时不易与肝硬化的肝细胞再生结节区别。

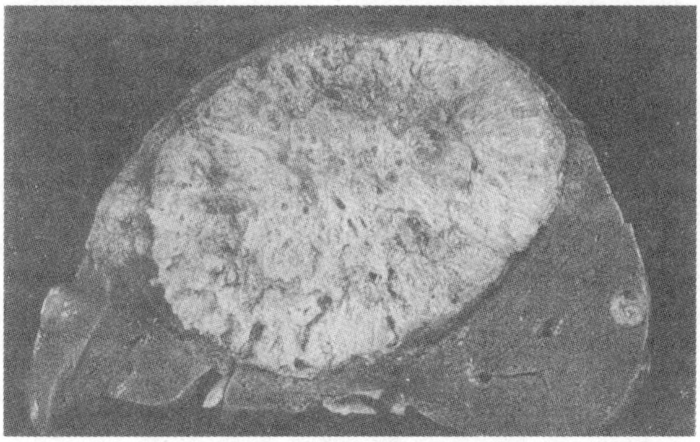

**图 7－5　原发性肝癌（巨块型）**

标本中央为体积巨大的癌肿，周围有散在的卫星状小癌结节

2. 组织学类型　分为三种类型。①肝细胞癌：最多见，由肝细胞发生。分化好的，癌细胞异型性小，类似正常肝细胞；分化差的，癌细胞异型性大，常有巨核及多核瘤细胞出现，癌细胞排列成条索状或腺管状。②胆管上皮癌：较少见，由肝内胆管上皮发生的，其组

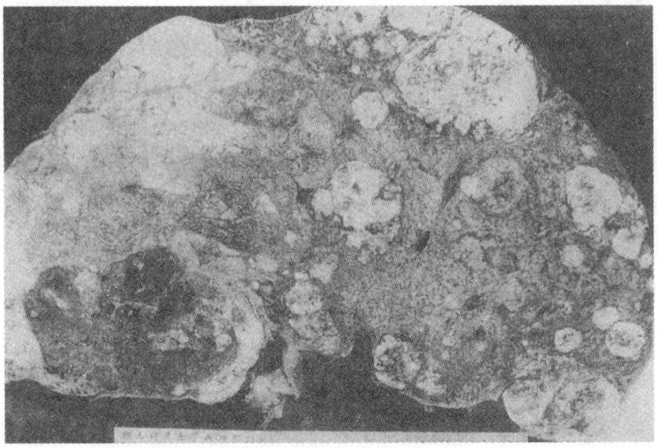

**图 7-6 原发性肝癌（结节型）**

肝切面见多个圆形或椭圆形、大小不等的癌结节

织结构多为腺癌或单纯癌。③混合细胞性肝癌：由肝细胞癌与胆管上皮癌两种结构组成，最少见。

## 三、扩散与转移

1. 肝内播散　癌细胞先在肝内蔓延，沿门静脉扩散，在肝内形成多个转移癌结节。

2. 淋巴道转移　癌细胞侵入淋巴道可转移至肝门、上腹部和腹膜后等处淋巴结。

3. 血道转移　癌细胞侵入门静脉分支，逆行蔓延至肝内门静脉主干形成癌栓，引起门静脉高压。晚期经肝静脉转移至肺、肾上腺、骨、脑等处。

4. 种植性转移　癌细胞浸润到肝包膜后，可脱落至腹膜、大网膜、腹腔和盆腔脏器表面，形成种植性转移。

## 四、临床病理联系

早期肝癌可无明显临床症状，随着癌组织进行性生长，临床表现为进行性消瘦、肝区疼痛与肝大，甚至有黄疸与腹水出现。如果肝表面的癌性肿块发生破裂可引起腹腔大出血，预后极差。对腹水进行脱落细胞学检查，有助于肝癌诊断。

（唐忠辉）

# 第七节　子宫颈癌

子宫颈癌（cervical carcinoma）是女性生殖系统最常见的恶性肿瘤，是女性的第二位恶性肿瘤。近年来，由于国内外广泛开展子宫颈脱落细胞学普查及防癌工作，使子宫颈癌得以早期发现、早期诊断、早期治疗，进而明显降低了其发病率及死亡率，而且五年生存率也明显提高。目前，出现了一种新的细胞学检测系统——液基细胞学（Liquid - based Cytology），此方法提高了涂片的质量及阅片效率，从而明显降低了假阴性率。

## 一、病因

多数子宫颈癌的发生是由于人类乳头状瘤病毒（HPV），尤其是16、18、31和33型HPV感染引起的。不久前法国已研究出HPV疫苗预防子宫颈癌，已进入临床试用观察，认为对未婚女性注射疫苗可能效果更佳。这是人类第一个用于预防癌症的疫苗。另外，子宫颈癌可能还与早婚、早育、多产、性生活紊乱、宫颈裂伤、包皮垢刺激等因素有关。

## 二、病理变化

根据子宫颈癌生长方式和外观形态分为四种类型：

1. 糜烂型　为较早期表现，癌组织常环绕子宫颈外口呈糜烂状或颗粒状突起，可有浅表溃疡，质地较硬，触之易出血，与一般子宫颈糜烂外观上不易区别。组织学上多为原位癌或早期浸润癌。

2. 外生型　癌组织向子宫颈表面生长，呈息肉状、乳头状或菜花状，亦可突入阴道内，质脆，易出血。

3. 内生型　癌组织向子宫颈深部组织浸润生长，使宫颈肥大、变硬，宫颈外口和宫颈前后唇表面常光滑或仅有浅表溃疡，故临床易漏诊。

4. 溃疡型　外生型或内生型在发展过程中，癌组织发生坏死脱落形成溃疡，溃疡边缘隆起，似火山口状，底部凹凸不平，易继发大出血和感染（图7－7）。

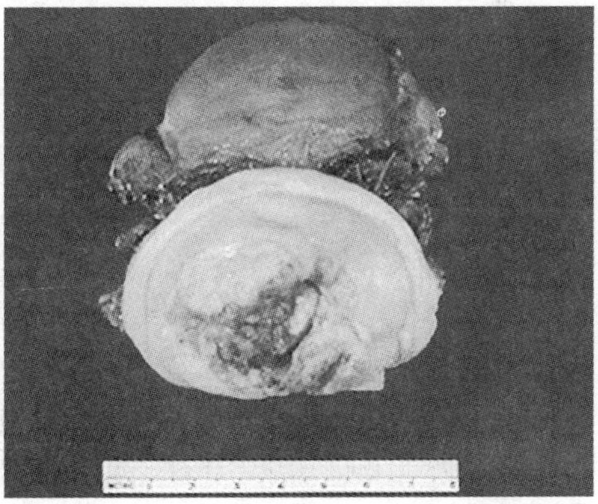

图7－7　子宫颈癌（溃疡型）

子宫颈癌发生在子宫颈阴道部或子宫颈管内。镜下：以鳞状细胞癌为主，约占90％以上，其次为腺癌，有时可表现为乳头状腺癌、透明细胞癌、腺棘皮癌和腺鳞癌等。

## 三、扩散与转移

子宫颈癌的主要扩散途径为直接蔓延和淋巴道转移，少数也可经血道转移。

1. 直接蔓延　癌组织呈浸润性生长而直接侵犯邻近组织。向下侵及阴道穹窿部，向上侵犯破坏整个子宫颈，但很少侵犯子宫体；向两侧侵及宫旁及盆壁组织，晚期还可侵犯和压迫输尿管导致输尿管阻塞；向前、向后分别侵犯膀胱、直肠，晚期可形成膀胱阴道瘘或直肠阴道瘘。

2. 淋巴道转移　是子宫颈癌最重要和最常见的转移途径，并且发生较早。转移途径为子宫颈癌灶基底淋巴管→子宫旁淋巴结→闭孔淋巴结→髂内、外淋巴结→髂总淋巴结→腹股沟及骶前淋巴结→腹主动脉旁淋巴结→锁骨上窝淋巴结。

3. 血道转移　较少见，晚期可经血道转移至肺、骨、肝、脑及皮肤等处。

## 四、临床病理联系

早期常无明显症状，随着病变进展，在临床上可出现一系列症状。

1. 阴道分泌物增多 初期由于癌组织刺激宫颈腺体，分泌功能亢进，产生黏液样白带，继而癌组织坏死继发感染，白带似淘米水样或伴有特殊的臭味。

2. 阴道不规则流血 早期为少量血性白带及接触性出血，晚期由于侵蚀大血管，可引起致命的大出血。

3. 疼痛 晚期子宫颈癌可表现为下腹部及腰骶部疼痛，是由于癌组织浸润或压迫盆腔神经所致。

4. 其他症状 晚期宫颈癌侵犯膀胱，可引起尿频、尿痛，甚至发生膀胱阴道瘘。输尿管受压阻塞可致少尿、无尿及尿毒症。累及直肠，常有里急后重、排便困难，甚至形成直肠阴道瘘。

（万能章）

## 第八节 滋养层细胞疾病

滋养层细胞疾病（gestational trophoblastic disease，GTD）是胎盘绒毛滋养细胞异常增生的一组疾病。根据滋养细胞的增生程度、侵蚀组织的能力以及是否有绒毛结构等特点，将其分为葡萄胎、侵蚀性葡萄胎、绒毛膜癌及胎盘部位滋养细胞肿瘤。本节重点介绍前三种疾病。

### 一、葡萄胎

葡萄胎亦称水泡状胎块（hydatidiform mole），是指妊娠后绒毛滋养细胞增生的一种良性疾病，多发生于20岁以下和40岁以上的妇女。其发病率有明显的地区差异，东南亚国家的发病率高于欧美国家。我国为1/150次妊娠。葡萄胎分为完全性和部分性两类，多数为完全性葡萄胎，有较高恶变率。

#### （一）病因

确切病因尚不清楚，染色体的异常可能起着主要作用。近年来葡萄胎染色体研究表明，90%以上完全性葡萄胎为46XX，可能在受精时，父方的单倍体精子23X在丢失了所有的母方染色体空卵中自我复制而成纯合子46XX，10%为空卵在受精时和两个精子结合（23X和23Y），染色体核型为46XY，此情况提示完全性葡萄胎均为男性遗传起源。部分性葡萄胎核型常是三倍体，80%为69XXX或69XXY，由带有母方染色体的正常卵细胞（23X）和一个没有发生减数分裂的双倍体精子（46XY）或两个单倍体精子（23X或23Y）结合所致。总之，完全性和部分性葡萄胎的发生与异常受精有关。

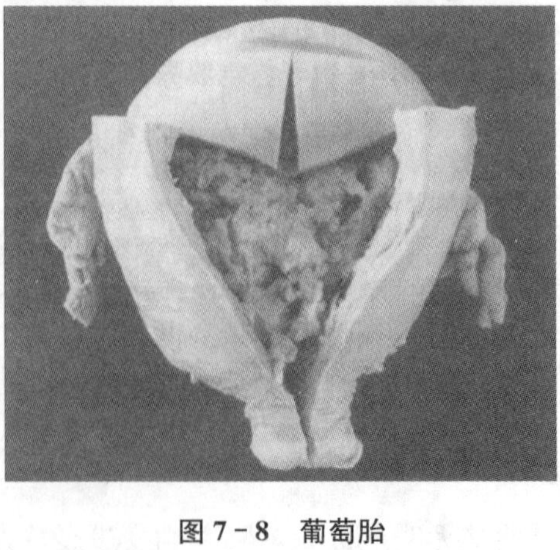

图7-8 葡萄胎

#### （二）病理变化

完全性葡萄胎表现为子宫增大，宫腔内充满了大小不等的水泡，小的如米粒，大的直径可达3.0cm，近似圆形，半透明，表面光滑，囊壁菲薄、透亮，内含清液，水泡间有细蒂相连，形似葡萄，故称葡萄胎

(图 7－8)。水泡间的空隙充满血液及凝血块。部分性葡萄胎仅累及胎盘的一部分，其余部分为发育正常的绒毛组织，两者分界明显，常伴有或不伴有胎儿或其附属物。双胎合并水泡状胎块或单胎的部分性水泡状胎块，如果胎儿较成熟，则预后较好。

镜下：葡萄胎有 3 个特点：①绒毛因间质高度水肿而增大；②间质血管稀少或消失；③滋养层细胞有不同程度的增生，增生的滋养细胞可为合体滋养细胞或细胞滋养细胞，大多两者混合并存，并具有一定的异型性。在这些特点中以滋养层细胞增生最为重要。完全性葡萄胎往往增生明显，部分性葡萄胎常为局限性、轻度增生。

#### (三) 临床病理联系

1. 停经、阴道流血，患者都有停经史，停经 2～3 个月后出现反复阴道流血，可伴有水泡状物。其原因为滋养细胞侵袭血管所致。

2. 子宫异常增大，常大于停经月份，由于绒毛的过度肿胀或宫腔内积血所致。

3. 约半数患者在妊娠早期出现严重呕吐，是由于增生的滋养细胞产生大量的人绒毛膜促性腺激素（human chorionic gonadotropin，HCG）所致。

4. 临床检查听不到胎心，扪不到胎体，患者也不觉胎动，B 超检查可确诊。另外，患者血和尿中的 HCG 明显增高，是协助诊断的重要指标之一。

#### (四) 预后

葡萄胎一经确诊应立即予以刮宫彻底清除，80%～90%的患者经彻底清宫后即可痊愈。约 10%～15%可发展为侵袭性葡萄胎，2%～3%恶变为绒毛膜上皮癌。

### 二、侵袭性葡萄胎

#### (一) 病因

侵袭性葡萄胎（invasive mole）也称恶性葡萄胎（malignant mole），多在葡萄胎清除后 6 个月内发生。目前认为是完全性葡萄胎水泡侵蚀子宫肌层而引起。

#### (二) 病理变化

侵袭性葡萄胎的病变特点为水泡状绒毛浸润到子宫壁肌层，形成紫蓝色出血、坏死结节。镜下滋养层细胞增生程度和异型性比良性葡萄胎显著，常见出血、坏死，可见水泡状绒毛和坏死绒毛。

#### (三) 临床病理联系

主要为葡萄胎清除后，血或尿妊娠试验持续阳性，阴道持续或间断不规则流血。其原因是水泡状绒毛侵入子宫肌层，引起组织破坏，甚至穿破肌壁大血管而引起大出血。水泡状绒毛可经静脉转移至肺等远处器官。有时阴道可出现紫蓝色结节，破溃时可发生反复大出血。

#### (四) 预后

侵袭性葡萄胎呈恶性经过，但治疗效果及预后均较绒毛膜上皮癌好。

### 三、绒毛膜上皮癌

绒毛膜上皮癌（choriocarcinoma）简称绒癌，是细胞滋养层细胞、中间滋养层细胞以及合体滋养层细胞混合增生的高度恶性肿瘤。

**（一）病因**

发生原因目前尚不清楚。约50%继发于葡萄胎，25%继发于自然流产，20%以上发生于正常妊娠，5%发生于早产或异位妊娠等。发病年龄以20～30岁为多见。

**（二）病理变化**

绒毛膜上皮癌的原发灶多位于子宫体，最常见于胎盘着床部位。子宫不规则增大，表面可见一个或多个紫蓝色癌结节，突向子宫腔内或突出于子宫浆膜层，切面呈暗红色，质软而脆，常伴出血、坏死，其内找不到绒毛和水肿胎块。镜下癌组织由分化不良的细胞滋养层细胞、合体滋养层细胞组成，细胞排列紊乱，异型性明显，核分裂象易见。绒癌组织无间质，依靠侵犯宿主血管获得营养，故常见广泛出血、坏死，不形成绒毛结构。

**（三）扩散与转移**

绒毛膜上皮癌极易侵犯破坏血管，故主要发生血道转移。最多见的转移部位是肺，其次为阴道、脑、肝、脾、肾、肠等器官。

**（四）临床病理联系**

临床主要表现为葡萄胎流产和妊娠数月甚至数年后，阴道出现持续不规则流血，子宫增大，血或尿中HCG持续升高。血道转移是绒毛膜上皮癌的显著特点，如肺转移，可出现咯血、胸痛；脑转移可出现头痛、呕吐、瘫痪及昏迷；肾转移可出现血尿等症状。

**（五）预后**

绒毛膜上皮癌是高度恶性的肿瘤，其中多数死于脑转移。

（万能章）

## 第九节 乳腺癌

乳腺癌（carcinoma of breast）是来自乳腺终末导管小叶单元上皮的恶性肿瘤。近年来其发病率呈上升趋势，尤以经济发达国家更为明显。在我国的发病率已超过子宫颈癌而居女性恶性肿瘤的第一位。常发生于乳腺外上象限。

### 一、病因

尚未完全阐明，可能与雌激素长期作用有关。此外，环境因素、生育方式、饮食营养、家族遗传因素及长时间大剂量接触放射线亦与乳腺癌的发生关系密切。

### 二、病理变化

乳腺癌约半数发生于乳腺外上象限，单侧多见。肿瘤呈灰白色，质硬，与周围组织分界不清。根据组织发生和形态结构将其分为导管癌、小叶癌和特殊性癌。

1. 导管癌

（1）导管原位癌（ductal carcinoma in situ，DCIS）：也称导管内癌（intraductal carcinoma），是来源于小叶外终末导管、小叶间导管和叶间导管的原位癌。镜下癌细胞位于扩张的导管内，导管基底膜完好（图7-9）。有些病例癌细胞团中央可发生大片坏死，称粉刺型导管原位癌。

（2）浸润性导管癌（invasive ductal carcinoma）：由导管原位癌发展而来，是乳腺癌中最常见的类型。肿瘤大小不等，灰白色，质硬，与周围组织界限不清，呈星芒状侵入邻近组织。镜下癌细胞呈索状、簇状或腺样结构，细胞形态各异，核异型性明显，核分裂象多见（图 7－10）。间质可出现纤维结缔组织增生及明显的淋巴细胞浸润。

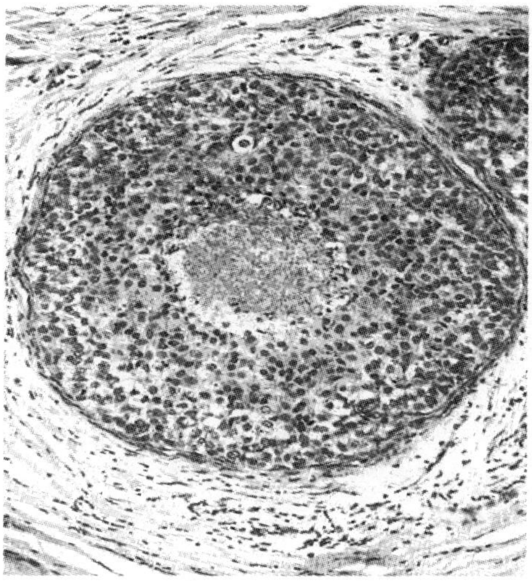

图 7－9　导管原位癌

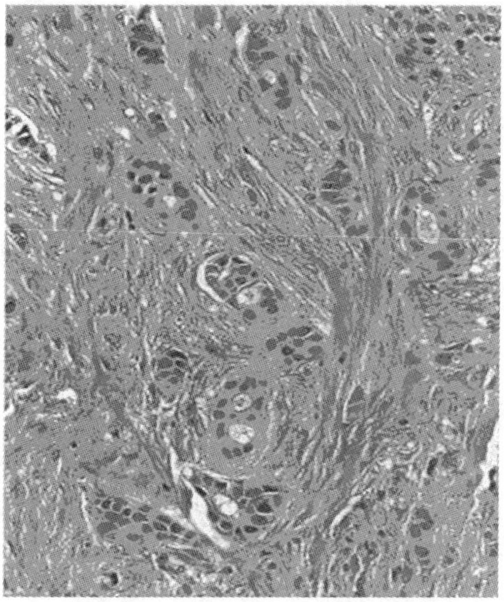

图 7－10　浸润性导管癌

2. 小叶癌

（1）小叶原位癌（lobular carcinoma in situ）：发生于乳腺小叶的末梢导管和腺泡。镜下见扩张的乳腺小叶末梢导管和腺泡内充满呈实体排列的癌细胞，其体积较导管内癌的癌细胞小，形状较为一致，核分裂象罕见。增生的癌细胞未突破基底膜。多无癌细胞坏死，亦无间质的炎症反应和纤维组织增生。

（2）浸润性小叶癌（invasive lobular carcinoma）：是由小叶原位癌突破基底膜向间质内浸润所致。镜下癌细胞呈单个散在，浸润于成束的纤维组织之间，或呈单行条索状排列，有时癌细胞条索呈靶环样围绕正常导管呈向心性排列。癌细胞小呈圆形、椭圆形，大小及染色较一致，核异型性不明显。有时可见从小叶原位癌向浸润性小叶癌过渡的形态。

3. 特殊性癌　主要包括典型髓样癌、小管癌、黏液癌、神经内分泌肿瘤及乳头佩吉特病等。

## 三、扩散与转移

1. 直接蔓延　癌细胞早期沿乳腺导管蔓延生长，继而突破腺上皮的基膜，沿筋膜间隙浸润扩展，侵犯皮肤、胸大肌及筋膜等。

2. 淋巴道转移　是乳腺癌最常见的转移方式。最常见的部位是同侧腋窝淋巴结，其次是同侧内乳区淋巴结，晚期可累及同侧锁骨上淋巴结，甚至对侧锁骨上淋巴结。

3. 血道转移　晚期者癌组织沿血道转移至肺、脑、肝、骨等器官。

## 四、临床病理联系

如果肿瘤侵犯皮肤，阻塞真皮淋巴管导致皮肤水肿，使皮肤出现不规则浅表微小凹陷，表现为橘皮样外观；如侵及乳头，可出现乳头回缩、下陷；晚期癌组织侵入周围组织，形成卫星结节。

## 五、预后

乳腺癌预后与其临床分期密切相关。目前 ER、PR 和 c－erbB－2 生物学标记已成为乳腺癌的常规检测手段。应用于临床的乳腺钼靶 X 线有助于乳腺癌的早期诊断和预示术后复发情况。

（万能章）

# 第八章　常见心身疾病

随着医学科学的发展，医学模式已由单纯的生物医学模式转变为生物、心理、社会医学模式。研究发现，许多疾病的发生、发展、转归及防治都与心理社会因素有关。由于社会、生活、学习等各种因素的变化，各种竞争日趋激烈，无不影响着人们的心理行为，产生一定的生理反应，持久的、过重的生理反应可导致心身疾病。

## 第一节　心身疾病概述

心身疾病（psychosomatic disease）又称心理生理疾病（psychophysiological disease），是一组由心理社会因素为主引起的躯体疾患，介于神经症与躯体疾病之间。近年来，疾病谱及死亡谱发生了巨大变化，由心-身相关机制导致的心身疾病逐渐取代了传染性疾病。即使某些单纯的生物因素引起的疾病，也存在着一些心身障碍。对心身疾病的研究已成为21世纪的重要研究方向。

### 一、病因及发病机制

病因及发病机制不甚清楚，目前普遍认为，心身疾病的发生是在生物、心理、社会行为等多因素的作用下，通过中枢神经系统、内分泌系统和免疫系统三种中介作用，影响或（和）改变生理活动，引起相应的器官发生器质性病变。其中心理因素既可以是主要病因，又可以是重要诱因。对每一种心身疾病来说，存在个体差异。

#### （一）病因

1. 生物因素　研究表明，原生理始基、器官易罹患性、遗传、自主神经和内分泌功能紊乱是引起心身疾病的主要五大生物因素。此外，还包括微生物感染、理化因素、营养失衡、性别、年龄、血型等。原生理始基是指机体具有发生疾病的某种病变基础，如冠状动脉粥样硬化是冠心病的原生理始基；器官易罹患性则是在有病理改变的基础上，该器官发生疾病的难易程度。

2. 心理因素　包括心理特征、心理应激源（psycho - stressor）、情绪反应及行为因素等。人们在特定的社会环境中形成个体的心理特征，从而影响个体的认知、评价，激起一定的心理应激，在此基础上产生不同的情绪反应，如焦急、愤怒、忧伤、性格内向、沉默寡言、失望等；或者表现出各种不良的行为模式、生活习惯、道德品行等，如A型行为模式（急躁好胜、事业心强、有强烈的竞争意识、易怒等）易导致冠心病；吸烟易导致肺癌等。

3. 社会因素　社会政治、经济制度的变革；生活、学习、工作及环境的改变以及宗教信仰、社会地位、人际关系等，都可以影响到个体的认知、评价，对个体世界观、价值观、人生观等的形成产生作用，进而产生特定的心理应激导致心身疾病的发生。

总之，心身疾病的病因是多方面的，某一方面的因素可导致不同的心身疾病，某一种心身疾病又是由多种因素相互作用的结果。

### （二）发病机制

1. 神经系统的中介作用　神经调节是人体生理功能调节的主要方式，通过各级神经中枢对刺激产生相应的生理反应，利用反馈控制系统使之更趋完善、准确，以维持人体正常的生理功能。

研究证明，情绪中枢在丘脑，情绪反应的调节整合中枢和自主神经高级中枢位于边缘系统和丘脑下部。大脑皮质是人类最高级神经中枢，产生各种认知、评价、情感、人格、情绪等心理活动，又能直接或间接地调节人体各种生理活动。而内脏器官的生理活动直接受自主神经的支配。因此，人类的心理活动与生理活动是可以相互作用的，有心理活动必然产生生理变化。任何应激源（stressor）的刺激经过丘脑，一方面上传至大脑皮质，产生认知评价等心理活动，通过反馈机制再作用于丘脑产生情绪。另一方面，借助网状结构传至丘脑下部、边缘系统，引起情绪变化和内脏相应的生理反应。若持续时间过久或刺激强度过大就可能导致相应器官发生器质性损害。

2. 内分泌系统的中介作用　由于内分泌系统直接或间接地受中枢神经系统的控制。二者在生理功能上是紧密联系在一起的，而人体的新陈代谢、生长发育、生殖等生理功能的维持都与内分泌系统的调节有关。因此，当心理、社会因素作用于中枢时，必然引起内分泌系统功能紊乱，使体内各内分泌腺（垂体、肾上腺、甲状腺、胰腺等）分泌激素过多或过少，导致疾病的发生。如紧张、恐惧一方面可通过中枢神经系统使丘脑下部-腺垂体-肾上腺皮质系统激活，分泌大量的激素（去甲肾上腺素和皮质醇等）；另一方面通过中枢神经系统-交感神经-胰岛系统的激活，使胰岛素分泌减少，最后导致糖尿病的发生。

3. 免疫系统的中介作用　免疫力降低是心身疾病发生的重要诱因。免疫系统通过免疫细胞上的递质和激素受体受神经内分泌系统的影响。紧张带来的心理应激可以引起神经-内分泌系统激活，糖皮质激素分泌增加，从而降低机体免疫力。

综上所述，应激源一旦被认知评价，即可通过以上三个中介作用转化为生理反应。由此可见，三者之间是有机的统一体，不能完全地把它们分割开来。

## 二、心身疾病的特点与常见类型

### （一）心身疾病的特点

1. 心身疾病的发生、发展及转归与心理社会因素有明确的关系。
2. 患者具有遗传或性格缺陷等易感素质，常有相同或类似疾病的家族史。
3. 患者具有明确的器质性躯体疾患，常伴有情绪障碍。
4. 心身疾病的防治主张采取心理治疗和躯体治疗相结合的综合措施，可望取得满意的疗效。

### （二）心身疾病的常见类型

心身疾病种类繁多，各个系统器官均可发生。常见的心身疾病包括：原发性高血压、冠心病、雷诺病、溃疡病、支气管哮喘、糖尿病、甲状腺功能亢进症、偏头痛、肥胖症、神经性皮炎、恶性肿瘤等。

（唐忠辉）

# 第二节 动脉粥样硬化

动脉粥样硬化（atherosclerosis，AS）是心血管系统最常见的疾病。病变主要累及大、中动脉，以动脉内膜脂质沉积、灶状纤维性增厚和粥样斑块形成为特征，致使管壁变硬、管腔狭窄，引起组织、器官的缺血性病变。特别是心、脑动脉粥样硬化，常危及生命。动脉粥样硬化多见于中老年人，以40～50岁进展最快。

## 一、病因及发病机制

### （一）高脂血症

高脂血症是动脉粥样硬化的重要危险因素。流行病学调查表明，大多数动脉粥样硬化患者血中胆固醇水平高于正常人，且与动脉粥样硬化的严重程度呈正相关。血浆低密度脂蛋白（LDL）、极低密度脂蛋白（VLDL）水平的持续升高和高密度脂蛋白（HDL）的降低是动脉粥样硬化发病的危险因素。研究表明，高浓度的LDL可损伤血管内皮并大量进入血管内膜，被氧化后形成氧化型LDL，氧化型LDL是导致动脉粥样硬化的最重要因素；HDL可竞争性抑制LDL与内皮细胞结合，并能阻止LDL氧化，因而具有抗动脉粥样硬化作用。

### （二）高血压

高血压时血流对血管壁的压力和冲击力可导致动脉内膜损伤，有利于血浆脂蛋白渗入内膜。血压越高，危险性越大。

### （三）吸烟

吸烟是心肌梗死的独立危险因素。过量吸烟可使血中LDL容易氧化，并损伤血管内皮，从而促进动脉粥样硬化的发生和发展。

### （四）继发性高脂血症疾病

糖尿病者的动脉粥样硬化患病率是正常人的2倍，糖尿病患者血中胆固醇、甘油三酯、LDL明显升高，而HDL降低；肾病综合征和甲状腺功能减退症均可引起高胆固醇血症，使血浆中LDL明显升高，从而并发动脉粥样硬化。

### （五）内分泌因素

女性在绝经前动脉粥样硬化症的发病率远远低于同龄男性，是由于雌激素可降低血浆胆固醇水平。甲状腺素亦具有降低血浆胆固醇和LDL水平的作用。

### （六）遗传因素

调查表明，动脉粥样硬化的发病具有家族聚集倾向，原发性高脂血症可由某一基因突变直接引起。

### （七）其他因素

饮食中的胆固醇、动物脂肪过多与动脉粥样硬化症的发病率及病变程度呈正相关；肥胖者易患高脂血症、高血压和糖尿病，常并发动脉粥样硬化；缺乏体力活动、心理负担重和工作压力大等也与动脉粥样硬化发生有关。

## 二、病理变化

### （一）脂纹期

脂纹是动脉粥样硬化的早期病变。脂纹常发生在主动脉球后壁及动脉分支开口处，呈黄色，平坦或微隆起。镜下，病变处内膜中有大量胞质内含有脂质空泡的泡沫细胞聚集。这种病变最早可出现于儿童期，对机体无明显影响，病因去除后病变可消退。

### （二）纤维斑块

纤维斑块由脂纹发展而来，内膜面可见散在不规则的表面隆起的斑块，初为淡黄色或灰黄色，以后因斑块表层胶原纤维的增多及玻璃样变而呈瓷白色。镜下，病灶表层为大量胶原纤维、平滑肌细胞、少数弹力纤维和蛋白聚糖形成的纤维帽，纤维帽下方可见泡沫细胞。

### （三）粥样斑块

粥样斑块是纤维斑块深层组织因营养不良而发生坏死、崩解，这些崩解物质与脂质混合而成为粥糜样物质，是动脉粥样硬化的典型病变。在动脉内膜面可见明显隆起的灰黄色斑块，切面可见粥糜样黄色物质（图 8－1）。镜下可见纤维帽下大量无定形的坏死崩解产物、胆固醇结晶和钙盐沉积，斑块底部和边缘出现肉芽组织。动脉中膜平滑肌细胞萎缩，中膜变薄。

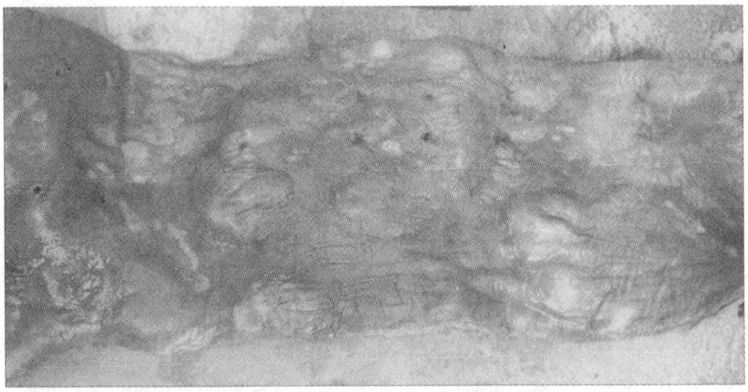

**图 8－1 主动脉粥样硬化**

主动脉表面可见隆起的脂纹、纤维斑块和粥样斑块

### （四）继发性病变

1. 斑块内出血 斑块底部和周围的小血管破裂出血，血液流入斑块内，形成斑块内血肿，甚至使管径较小的动脉腔完全闭塞。

2. 斑块破裂 斑块表面的纤维帽破裂，粥样物自裂口流入血液，局部遗留粥瘤样溃疡，进入血液的粥样物可形成栓塞。

3. 血栓形成 病灶处内膜损伤和溃疡形成，促进血栓形成，可阻塞动脉管腔，引起梗死，如脑梗死、心肌梗死。

4. 钙化 在纤维帽下方粥样坏死物可见钙盐沉积，使动脉壁变硬、变脆。

5. 动脉瘤形成 由于病灶下方中膜萎缩、弹性下降，在血管内压力作用下，动脉壁局部向外膨出，形成动脉瘤，破裂可致大出血。

## 三、冠状动脉粥样硬化性心脏病

冠状动脉粥样硬化性心脏病（coronary atherosclerotic heart disease）简称冠心病，是由冠状动脉狭窄所致心肌缺血引起的心脏病。冠状动脉粥样硬化（atherosclerosis of coronary artery）是冠心病的最常见原因。

冠状动脉粥样硬化的好发部位以左冠状动脉前降支常见，其余依次是右主干、左主干或左旋支、后降支。切面可见斑块多呈新月形，使管腔呈偏心性狭窄。根据管腔狭窄程度分为四级：Ⅰ级，狭窄部占管腔25%以下；Ⅱ级，狭窄部占管腔25%～50%；Ⅲ级，狭窄部占管腔50%～75%；Ⅳ级，狭窄部占管腔75%以上。在冠状动脉粥样硬化的基础上，可继发血栓形成，阻断血流，引起急性死亡，约占心源性急性死亡病例的30%。另外在情绪激动、暴饮暴食等因素的作用下，可导致冠状动脉痉挛，引起心绞痛、心肌梗死。

**（一）心绞痛**

心绞痛（angina pectoris）是由于心肌急性暂时性缺血、缺氧所造成的一种临床综合征。心绞痛常与情绪激动、体力活动、暴饮暴食等诱因有关。表现为阵发性心前区疼痛或压迫感，可放射至心前区域或左上肢，持续数分钟，服用硝酸酯类药物或稍休息后可缓解。

**（二）心肌梗死**

心肌梗死（ myocardial infarction）是由于冠状动脉供血中断、供血区持续缺血而导致的较大范围的心肌坏死。临床上有剧烈而较持久的胸骨后疼痛，用硝酸酯制剂不能完全缓解，可并发心律失常、心力衰竭或休克等。

1. 病理变化　心肌梗死以左心室多见，约50%累及左冠状动脉前降支供血的区域（左心室前壁、心尖部及室间隔前2/3），约25%累及右冠状动脉供血区（左心室后壁、室间隔后1/3及右室大部）。另外，左冠状动脉的左旋支供血的左心室侧壁亦可受累。心肌梗死是贫血性梗死，一般在梗死后6小时肉眼才能辨认，呈苍白色，8～9小时后呈土黄色，梗死灶外周出现充血、出血带，边缘出现肉芽组织，3周后肉芽组织开始机化，逐渐形成瘢痕组织。镜下，病变早期心肌细胞发生核碎裂、核溶解，间质水肿，少量中性粒细胞浸润。

心肌梗死后，血和尿中肌红蛋白升高，谷草转氨酶（GOT）、肌酸磷酸激酶（CPK）及乳酸脱氢酶（LDH）的血浓度升高。尤其是CPK对心肌梗死的早期临床诊断具有重要意义。

2. 并发症与结局　心肌梗死后可并发：①心力衰竭：梗死的心肌收缩力丧失，可致左心、右心或全心衰竭。②心脏破裂：是坏死的心肌细胞被中性粒细胞、单核细胞释放的大量蛋白水解酶溶解所致。左心室前壁梗死灶破裂，心室内血液涌入心包腔，发生急性心脏压塞，患者迅速死亡。室间隔处梗死灶破裂，左心室血液流入右心室，发生急性右心室功能不全。③室壁瘤：梗死心肌或形成的瘢痕组织在心室内压力作用下，局限性向外膨隆而形成。④附壁血栓形成：心内膜受损或室壁瘤形成处的血液形成涡流等引起。⑤心肌梗死面积大于40%时，心肌收缩力极度减弱，心输出量显著下降而引起心源性休克。⑥心律失常：由于心肌梗死累及传导系统所致。严重者可导致心搏骤停、猝死。

3. 心肌纤维化　心肌纤维化（myocardial fibrosis）是由于中至重度的冠状动脉粥样硬化时，管腔狭窄引起心肌持续性和（或）反复加重的缺血、缺氧导致的。

（于述伟）

## 第三节　高血压病

高血压病（ hypertension）是以体循环动脉血压持续升高为主要特点的临床综合征，成年人收缩压≥140mmHg和（或）舒张压≥90mmHg被定义为高血压。高血压可分为原发性和继发性两大类，原发性高血压是一种原因未明的血压升高，通称高血压病，占高血压患者的 90%～95%；继发性高血压是由某些疾病引起的血压升高，如慢性肾小球肾炎、肾上腺肿瘤、垂体肿瘤等，这种血压升高是某种疾病的症状之一，故又称症状性高血压。本节主要介绍原发性高血压。

原发性高血压是我国最常见的心血管疾病之一，多见于中老年人，随着年龄的增长，其发病率呈增加趋势。它是以细小动脉硬化为基本病变的全身性疾病，多数病程较长，晚期常引起脑、心、肾、眼底等病变。

## 一、病因及发病机制

原发性高血压病因不明，可能与下列因素有关：①遗传因素，约 75%的高血压病患者有家族史，目前已发现有些高血压患者伴有肾素-血管紧张素系统编码基因的多种缺陷；②钠盐摄取过多，高钠的摄入一方面增加了血容量，另一方面可增加动脉壁的平滑肌对肾上腺素、血管紧张素等缩血管物质的敏感性；③其他，如长期精神紧张、肥胖、饮酒、年龄及缺乏体力活动等因素都可诱发高血压病。

## 二、病理变化及临床病理联系

良性高血压又称缓进型高血压，多见于中老年人，病程长，可达数十年，按病程发展进程可分为三期：

### （一）功能紊乱期（第一期）

高血压早期阶段，全身细小动脉间歇性痉挛收缩，血压升高，但常有波动，适当的休息或治疗后，血压可恢复正常。患者偶有头痛、头晕。

### （二）动脉病变期（第二期）

1. 细动脉玻璃样变性　是高血压病的主要病变特征，表现为细动脉玻璃样变，致管壁增厚、变硬，管腔变窄甚至闭塞。常累及肾入球小动脉、脾中央动脉及脑和视网膜动脉。

2. 小动脉增生性硬化　小动脉内膜及中膜增厚、管壁狭窄，内膜、中膜平滑肌增生，胶原纤维及弹力纤维增多。主要累及肌型动脉，如肾小叶间动脉、弓形动脉及脑内小动脉等。

此期由于细小动脉硬化，管腔狭窄，外周阻力持续增加，血压持续升高，休息后不易缓解，需服用降压药才能控制血压。患者症状明显，常有头痛、眩晕、心悸、疲乏、健忘、注意力不集中等表现。

### （三）内脏病变期（第三期）

病变进一步加重，全身内脏发生继发性改变，其中脑、心、肾、视网膜是最常受累的器官。

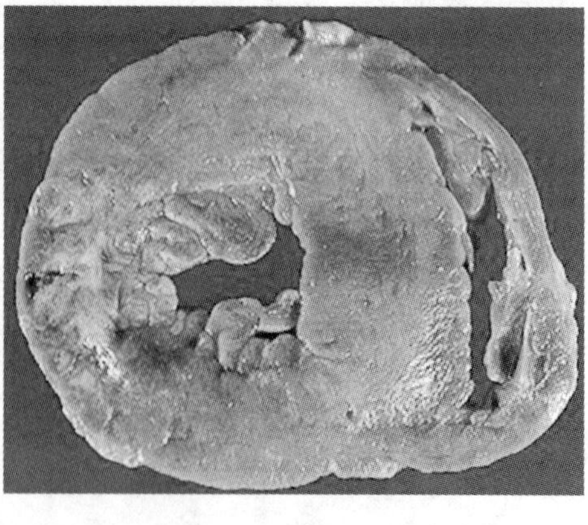

**图 8-2　左心室肥大**

心脏横断面示左心室壁及心肌间隔增厚，乳头肌显著增粗，心腔相对缩小

1. 心脏　心脏体积明显增大，主要表现为左心室肥大（图 8-2）。重量可达 400～850 g（正常约 250g），左室肥厚，乳头肌、肉柱增粗。代偿期，心腔不扩张，称为向心

性肥大；晚期失代偿，心腔扩张，称离心性肥大，严重者发生心力衰竭。镜下，心肌细胞增大，核肥大、深染。

2. 肾　表现为原发性颗粒性固缩肾（primary granular atrophy of kidney）。肉眼观：常为双肾对称性体积缩小，重量减轻，表面呈均匀一致的细颗粒状，切面肾皮质变薄，皮髓质分界不清，肾盂周围脂肪增多。镜下观：入球小动脉玻璃样变性，小动脉（间叶动脉、弓形动脉）内膜增厚。一部分肾小球萎缩、纤维化、玻璃样变性，相应的肾小管萎缩甚至消失。相对正常的肾小球发生代偿性肥大、肾小管扩张。肾小管内可见蛋白管型。病变早期，临床不出现明显症状；病变晚期，大量肾单位受损，患者可出现肾功能不全的表现，少数因肾衰竭而死亡。

3. 脑

（1）高血压脑病：由于细小动脉硬化和痉挛、脑组织缺血、毛细血管通透性增高引起脑水肿和颅内压升高，导致以中枢神经系统功能障碍为主要表现的症候群，称为高血压脑病。临床表现为血压显著升高、剧烈头痛、头晕、眼花、呕吐、抽搐甚至昏迷。

（2）脑软化：由于细小动脉硬化，管腔狭窄、痉挛，引起脑组织缺血而出现多数小软化灶，称为微梗死灶，一般不引起严重后果。

（3）脑出血：是高血压的最严重并发症，也是最常见的死亡原因。常发生在基底节、内囊部，其次是大脑白质。这是由于供应基底节、内囊部的豆纹动脉与大脑中动脉呈直角分出，承受压力较高，易发生破裂出血。脑内小动脉瘤、微小动脉瘤破裂也是脑出血的常见原因。脑出血的后果因出血量和出血部位的不同而有差异，内囊出血可引起对侧肢体偏瘫及感觉消失；大量出血流入侧脑室时，患者可发生昏迷，甚至死亡；脑出血亦可因血肿占位及脑水肿，引起颅内压升高，甚至脑疝形成。

4. 视网膜　受累血管迂回、苍白、反光增强，呈银丝状，严重者视乳头水肿，视网膜出血。

（于述伟）

# 第四节　消化性溃疡病

消化性溃疡病（peptic ulcer）简称溃疡病，是指以胃或十二指肠黏膜被胃液消化而形成慢性溃疡为特征的一种常见病、多发病。多见于青壮年，男性多于女性。临床呈慢性经过，易反复发作，发作时患者有节律性上腹部疼痛、反酸、嗳气等典型的临床特征，是一种常见心身疾病。据临床统计，十二指肠溃疡比胃溃疡多见，前者约占溃疡病的70%，后者约占25%。胃和十二指肠溃疡同时存在，称为复合性溃疡，约占5%。

## 一、病因及发病机制

溃疡病的病因及发病机制目前尚未完全阐明，观点颇多。近年来的研究表明，溃疡病的发生，除了生物理化因素外，心理社会因素作用是非常重要的，现归纳如下：

### （一）生物理化因素

溃疡病发生的直接动因是胃肠黏膜的损伤因素与保护因素之间的失衡。

1. 胃液的消化作用　溃疡的形成是胃酸、胃蛋白酶自我消化的结果。它包括两个方面：

①胃肠黏膜屏障功能降低。黏膜上皮分泌的黏液、碳酸氢盐、上皮细胞膜上的脂蛋白及黏膜良好的血液循环，构筑了胃、十二指肠黏膜的防御屏障。当这种屏障功能受到损伤时，$H^+$可逆向弥散进入黏膜，即使胃酸分泌的量不高甚或降低，也可引起自我消化。据测定，$H^+$在十二指肠的逆向弥散能力最高，其次是胃窦部，溃疡病好发于十二指肠与胃窦部可能与此有关。②胃酸分泌增多。多种因素可引起胃酸分泌过量。胃酸可促进胃蛋白酶原分泌增加，并使其转变为胃蛋白酶。胃蛋白酶对胃黏膜自身消化、侵蚀而导致溃疡形成。

2. 幽门螺杆菌感染 近年来，越来越多的事实证明，幽门螺杆菌的感染与溃疡病有密切的关系。幽门螺杆菌可分泌多种酶，破坏黏膜上皮细胞，使黏液分泌减少。同时还可释放一种血小板激活因子促使毛细血管内血栓形成，黏膜缺血，最终使黏膜屏障功能降低，导致溃疡病的发生。有资料统计，有85%以上的十二指肠溃疡患者、60%～75%的胃溃疡患者检出了幽门螺杆菌。近来有报道O型血的人群易患溃疡病，可能是幽门螺杆菌易于攻击表面限定有O抗原的细胞，引起感染而并发溃疡。值得注意的是，并非所有幽门螺杆菌感染的个体都会发生溃疡病。

3. 其他因素 胆汁反流、长期服用水杨酸类药物（如阿司匹林）、前列腺素的合成与释放障碍、高钙血症、不良生活方式（如吸烟、酗酒、摄入辛辣食物）等通过刺激胃泌素引起胃酸分泌增加或降低黏膜的屏障功能，诱发或促进溃疡病的发生。

#### （二）心理社会因素

社会生活事件（如丧偶）、性格缺陷、情绪障碍、职业与环境等因素作用于个体，产生心理应激反应，使大脑皮质功能失调，自主神经和内分泌系统功能紊乱。迷走神经兴奋性增高，胃酸分泌增加可引起十二指肠溃疡；而胃溃疡的发生是由于迷走神经兴奋性降低，胃蠕动减弱、排空障碍，滞留于胃内的食物直接刺激胃窦部，胃泌素分泌增加，引起胃酸分泌增加所致。另外，通过丘脑下部-腺垂体-肾上腺皮质系统的活动加强，引起糖皮质激素分泌增多，使胃酸分泌增加，胃肠壁上的毛细血管痉挛，黏膜缺血、破坏，黏液分泌减少，促使胃液消化作用增强或屏障功能降低，导致溃疡病的发生，因此对此类患者要避免使用皮质激素类药物。而发生溃疡后的各种症状（如疼痛），对大脑皮质又产生不良刺激，周而复始，形成恶性循环，使溃疡难以愈合，易复发，变成慢性经过。

### 二、病理变化

#### （一）胃溃疡

肉眼观：溃疡好发于胃小弯近幽门处，胃窦部尤为多见，常为单个，圆形或椭圆形，直径多在2.5cm以内，溃疡边缘整齐，溃疡口周围的黏膜皱襞向周围呈放射状排列，周围黏膜可有轻度充血、水肿，溃疡底部平坦，常穿越黏膜下层、肌层甚至浆膜层，有时引起穿孔，溃疡处的黏膜至肌层可完全破坏，由肉芽组织或瘢痕取代（图8-3）。

镜下观：溃疡底部大致由四层结构组成，由内向外依次是（图8-4）：①渗出层，由少量炎性渗出物，如纤维蛋白和白细胞等构成；②坏死层，由红染、均质、无结构的坏死组织构成；③肉芽组织层，由新生的毛细血管和成纤维细胞构成，其间有大量中性粒细胞浸润；④瘢痕层，由肉芽组织演变而成，其间含大量的胶原纤维及纤维细胞。在瘢痕组织中，部分动脉血管常因炎性刺激发生增殖性内膜炎，使管壁增厚、管腔狭窄或有血栓形成，造成局部组织血液循环障碍，影响组织再生修复，但却能防止溃疡局部血管破裂出血。此外，在溃疡底部的神经节细胞和神经纤维常发生变性和断裂，有时神经纤维的断端呈小球状增生，可能与疼痛有关。

### （二）十二指肠溃疡

多发生于球部的前、后壁，溃疡一般较胃溃疡小而浅，直径多在1.0cm以内。其基本病理变化与胃溃疡相同。

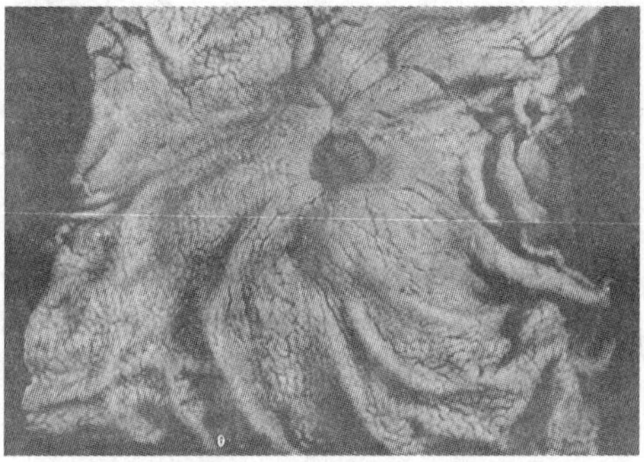

**图8-3 胃溃疡**

在胃小弯近幽门部有一直径约1cm的溃疡，边缘整齐，底部平坦，溃疡底部见一动脉裂口

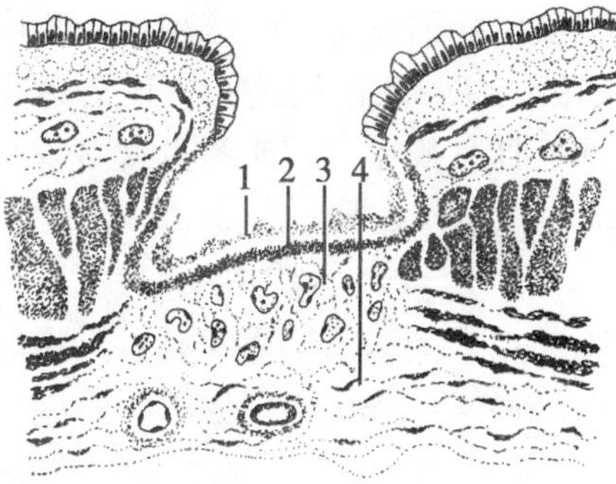


**图8-4 胃溃疡**

1. 渗出层；2. 坏死层；3. 肉芽组织层 4. 瘢痕层

## 三、并发症

### （一）出血

为最常见的并发症，约1/3的患者有出血，轻者大便潜血试验阳性，重者可大出血，引起呕血、柏油样便，甚至休克。

### （二）穿孔

约占溃疡病患者的5%，是溃疡穿透浆膜所引起，多见于肠壁较薄的十二指肠溃疡。发生穿孔后，胃肠内容物漏入腹腔引起急性弥漫性腹膜炎或慢性局限性腹膜炎。

### （三）幽门梗阻

约占3%的患者，反复发作的溃疡形成大量瘢痕，发生纤维挛缩引起幽门狭窄，或溃疡时刺激幽门括约肌发生痉挛收缩，导致幽门梗阻。此时，胃排空障碍，胃胀，反复呕吐，可引起水、电解质酸碱平衡紊乱和营养不良。

### （四）癌变

癌变是由于溃疡边缘的黏膜上皮在致癌因素作用下而引起的异常增生或凋亡不足所致。胃溃疡的癌变率约为1%，十二指肠溃疡一般不发生癌变。

## 四、临床病理联系

主要临床表现是节律性上腹部疼痛，疼痛呈灼痛、锥痛或钝痛，与进食有密切关系。胃溃疡的疼痛一般在餐后半小时出现，胃排空后缓解，至下次进食前消失。这是因为食物的刺激引起胃泌素分泌亢进，胃酸分泌增加，刺激溃疡面暴露的神经纤维末梢，引起胃平滑肌痉挛、蠕动增加所致。十二指肠溃疡的疼痛多出现在空腹时或午夜饥饿时，又称饥饿痛。系空腹或饥饿时，迷走神经兴奋性增高，胃酸分泌增多，分泌的胃酸直接进入十二指肠所致。进食后，胃酸被食物混合，疼痛即可缓解。

此外，溃疡病患者还可出现反酸、嗳气和上腹饱胀感。由于胃酸的刺激，幽门括约肌痉挛，胃逆蠕动，一方面酸性胃内容物反流引起反酸；另一方面，胃排空受阻，宿食发酵、产气导致嗳气和上腹饱胀感。临床上胃镜检查可直观地观察溃疡的一般形态特点，作出初步诊断，同时取材进行病理学检查，可进一步明确诊断。

根据溃疡病的发生及临床特点，临床应用制酸药、解痉药可以缓解疼痛；采用心理治疗（生物反馈疗法、情绪疗法等），配合适当的药物治疗（如 $H_2$ 受体拮抗剂），加强心理护理，调整生活、饮食规律（如改为少食多餐）等，可以促进溃疡的愈合。

### 五、结局

经治疗，大多数溃疡病患者可以痊愈。溃疡处的渗出物和坏死组织被吸收或排出，由肉芽组织增生修复，转变为瘢痕组织，周围的黏膜上皮再生覆盖而愈合。

（陈淑敏）

## 第五节 弥漫性毒性甲状腺肿

弥漫性毒性甲状腺肿（diffuse toxic goiter）是指甲状腺肿大，甲状腺激素分泌过多，作用于全身各组织所引起的临床综合征，又称甲状腺功能亢进症（hyperthyroidism），简称甲亢。临床上较常见，因常伴有眼球突出（约 1/3 患者），故又称为突眼性甲状腺肿（exophthalmic goiter），也称为 Graves 病或 Basedow 病。临床特点主要表现为神经兴奋性和基础代谢率增高、甲状腺弥漫性肿大等。因本病与心理社会因素有密切相关性，故属心身疾病。

### 一、病因及发病机制

病因及发病机制尚不十分清楚，目前认为本病的发生是在遗传基础上的心理应激所诱发的一种自身免疫性疾病。

#### （一）遗传因素

遗传因素是本病发生的生理始基。研究发现，甲亢具有家族性，家庭成员中患病率明显高于一般人群，据统计同卵双生子可达 30％～60％。另外，患者及亲属中 HLA－DR3 分布频率高，其抑制性 T 细胞功能基因缺陷，辅助性 T 细胞功能增强，导致自身免疫抗体生成增多。

#### （二）自身免疫反应

有研究者发现：①患者血液中球蛋白增高，有多种抗甲状腺的自身抗体，且常与其他自身免疫性疾病如重症肌无力、糖尿病等并存。②自身抗体中，存在针对甲状腺某种抗原的自身抗体如长效甲状腺刺激物（long acting thyroid stimulator，LATS），但最重要的是能与促甲状腺激素（TSH）受体结合的自身抗体，具有类似 TSH 的作用。如甲状腺刺激免疫球蛋白（thyroid－stimulating immunoglobulins，TSI）和甲状腺生长刺激免疫球蛋白（thyroid－growth－stimulating immunoglobulins，TGI），TSI 可激活腺苷酸环化酶和磷脂酰肌醇通路促进甲状腺激素分泌，TGI 可刺激甲状腺滤泡上皮增生。

### （三）心理社会因素

不良的个性特征（如急躁、癔症、紧张等）、环境因素（恐怖或惊险）、社会生活事件等在甲亢的发生、发展及复发过程中都起到重要的作用，其作用机制可能是通过皮质-下丘脑-垂体-甲状腺轴功能和免疫系统的功能紊乱而促进甲亢的发生或病情恶化。

## 二、病理变化

肉眼观：甲状腺对称性弥漫性肿大，一般为正常的 2～4 倍，质软，表面光滑，切面灰红色，胶质较少。镜下观（图 8－5）：①滤泡上皮增生为主要改变，增生的上皮呈立方状或高柱状，向腔内可形成乳头状突起。②滤泡腔内胶质少而稀薄，周边出现吸收性大小不一的空泡，甚至部分滤泡腔内没有胶质。③间质血管增生，扩张充血，有淋巴细胞浸润和淋巴滤泡形成。应用免疫荧光法可见滤泡基底膜上有各种免疫球蛋白沉积。

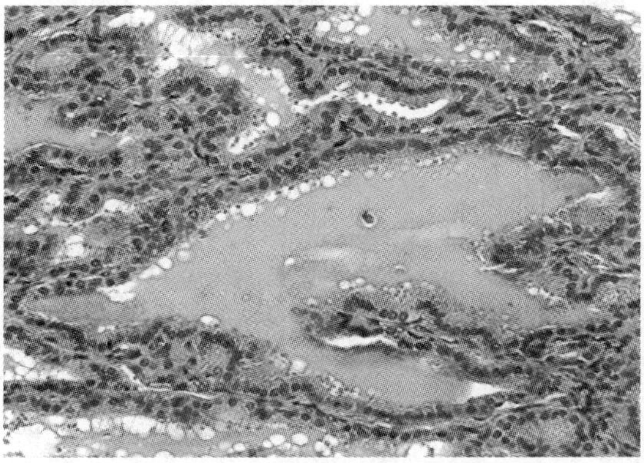

**图 8－5 弥漫性毒性甲状腺肿**
甲状腺滤泡上皮呈弥漫性增生，向腔内可形成乳头状突起，周边出现大小不一的空泡

## 三、临床病理联系

本病好发于女性，男女之比为 1∶4～6，多见于 20～40 岁女性，临床病状轻重不一，主要特点为甲状腺肿大，$T_3$、$T_4$ 增高，基础代谢率和中枢神经兴奋性增高以及突眼等症，表现为心悸、代谢增高、多汗、多食、易激动、紧张、消瘦、乏力等。严重者可引起心脏肥大、扩张，心肌和肝细胞脂肪变性、坏死及纤维化，以及相应的神经系统症状（如手震颤、腱反射活跃）。而突眼的机制是由于眼球外肌水肿、球后脂肪组织增生、淋巴细胞浸润及黏液水肿所致。表现为眼裂增宽、上眼睑挛缩等。除上述表现外，患者可出现全身淋巴组织及淋巴器官（脾、胸腺）增大等其他病变。对甲亢患者宜采用心理治疗配合有效的药物治疗，如甲状腺功能长期亢进且症状不能控制、经常复发者或有癌变的可能，可考虑手术治疗。

（万能章）

# 第六节 糖尿病

糖尿病（ diabetes mellitus）是一种急性或慢性代谢性疾病，以持续性血糖升高和从尿中排出葡萄糖（糖尿）为特征，患者除糖代谢障碍外，脂肪、蛋白质代谢亦可发生障碍。患者有口渴、多饮、多尿及多食、体重减轻（三多一少）等症状。

## 一、病因及发病机制

糖尿病依其病因可分为原发性和继发性两类，原发性糖尿病较多见，继发性糖尿病是由于胰腺的炎症、肿瘤、坏死等病变继发性地引起胰岛破坏，或由于其他内分泌腺病变影响胰岛的功能状态所致。通常所称的糖尿病就是原发性糖尿病。原发性糖尿病分为1型和2型。

**（一）1型糖尿病**

1型是胰岛素依赖型，约占10%。患者多为青少年，与病毒感染（如柯萨奇B4病毒、肝炎病毒、腮腺炎病毒、EB病毒感染）有关，感染导致自身免疫反应，引起胰岛破坏。胰岛素治疗有效。

**（二）2型糖尿病**

2型是非胰岛素依赖型，约占90%。患者多为中年以上，与胰岛素抵抗和胰岛素分泌障碍有关，胰岛素治疗无效。肥胖、缺乏运动、营养过剩、内分泌紊乱等均可成为2型糖尿病的发病诱因。其中肥胖最为重要，因为脂肪组织对胰岛素有较大抵抗性，对胰岛素需求量大。

遗传因素在糖尿病的发生中起主要作用。夫妻双方在40岁以前发病者，其子女有50%的发病率。

## 二、病理变化

1. 胰岛病变　1型糖尿病早期可见胰岛内及其周围有大量淋巴细胞浸润，胰岛细胞进行性减少，以G细胞减少为主。进而胰岛变小，甚至纤维化；2型糖尿病早期胰岛无明显变化，后期G细胞有所减少，并伴有胰岛内淀粉样物质沉积。

2. 动脉病变　糖尿病患者动脉粥样硬化症的发病较早且较严重。另外，细动脉可发生玻璃样变，合并高血压，病变更加严重。

3. 肾病变　肾小球毛细血管基膜弥漫增厚，系膜细胞增生，系膜基质增多，引起肾小球硬化。

4. 视网膜病变　视网膜毛细血管基膜增厚，小静脉扩张，可引起视网膜水肿、出血、纤维组织增生。

5. 神经系统病变　由于血管病变可引起周围神经发生缺血性损伤，出现肢体疼痛、麻木、感觉丧失，甚至运动障碍，有时还可引起胃肠和膀胱功能障碍。

## 三、临床病理联系

1. 多饮、多食、多尿、体重减少的“三多一少”症状　血糖升高使血浆渗透压升高，引起患者口渴、血糖升高、尿糖增多，导致渗透性利尿引起多尿，机体不能充分利用糖引起患者多食，由于蛋白质分解为氨基酸进入糖异生引起患者体重下降。

2. 动脉粥样硬化症　动脉粥样硬化症是糖尿病的常见并发症。由于脂代谢异常引起动脉粥样硬化、冠心病、脑出血、脑软化，引起脂肪分布异常，并出现上身肥胖。

3. 感染　由于代谢障碍和血管病变使组织缺血，患者极易发生各种感染。

4. 糖尿病性昏迷　由于酮症酸中毒、高血糖引起的脱水和高渗透压，患者可发生糖尿病性昏迷。

（万能章）

# 第九章　传染病

## 第一节　结核病

结核病（tuberculosis）是由结核分枝杆菌引起的一种常见的慢性传染病。全身各器官均可发生，以肺结核最为多见。

### 一、概述

#### （一）病因及发病机制

1. 病原体　结核分枝杆菌分人型、牛型、鼠型和鸟型，人结核病主要由前两型引起。结核分枝杆菌含有三种成分：

（1）脂质：与细菌毒力有关。特别是糖脂中的索状因子、蜡质 D，前者破坏线粒体膜，抑制白细胞游走，与肉芽肿形成有关，后者能引起强烈的变态反应。

（2）蛋白：具有抗原性，与脂质结合后能使机体发生变态反应，引起组织坏死和全身中毒症状，并在结核结节形成中发挥作用。

（3）多糖类：可引起局部中性粒细胞浸润，并可作为半抗原参与免疫反应。

2. 传染源　结核病患者和带菌者。

3. 传播途径　主要经呼吸道传染，少数患者可因食入带菌的食物经消化道感染，细菌经皮肤伤口感染者极少见。

4. 发病机制　结核病的发生、发展取决于：①感染的菌量及其毒力的大小；②机体的免疫力，以细胞免疫为主；③结核菌所致的变态反应属Ⅳ型变态反应，结核菌素试验就是这种反应的表现。

目前一般认为，结核病的免疫反应以细胞免疫为主，即 T 细胞起主要作用。在受到结核菌的抗原刺激后，T 细胞转化为致敏的淋巴细胞。当再次与结核菌相遇时，致敏的淋巴细胞很快分裂、增殖，并释放各种淋巴因子，如巨噬细胞趋化因子、聚集因子、移动抑制因子和激活因子等，这些因子可使巨噬细胞移向并聚集于结核菌处，限制结核菌的扩散，同时激活巨噬细胞，使吞入的细菌更易被水解、消化和杀灭。此外，激活后的 T 淋巴细胞还可释放其他淋巴因子加强这一反应。如结核菌生长抑制因子能通过巨噬细胞特异性地抑制细胞内结核菌的繁殖而获得免疫。结核结节的形成就是上述各种反应的具体形态表现。机体对结核病的免疫反应和变态反应在结核病的发病学上起着主要作用。免疫反应和变态反应常同时发生并相伴出现。

#### （二）结核病的基本病变

结核病是一种特殊性炎症，基本病变为变质、渗出和增生。但也具有区别于一般炎症的相对特殊病变，即结核结节形成和干酪样坏死。

1. 渗出为主的病变　在结核性炎症的早期或机体抵抗力低下、细菌数量大、毒力强或变态反应较强时，表现为浆液或浆液纤维素性炎，此型结核好发于肺、浆膜、滑膜和脑膜等处。

2. 增生为主的病变 当菌量较少、毒力较低或人体免疫力较强时，则发生以增生为主的变化，形成具有一定诊断特征的结核结节。单个结核结节不易看到，三四个结节融合起来才能看到。其境界分明，约粟粒大小，呈灰白色或浅黄色。镜下，典型结核结节中央常见干酪样坏死，周围绕以呈放射状排列的类上皮细胞和一些朗汉斯(Langhans)细胞、成纤维细胞、淋巴细胞（图 9－1)。

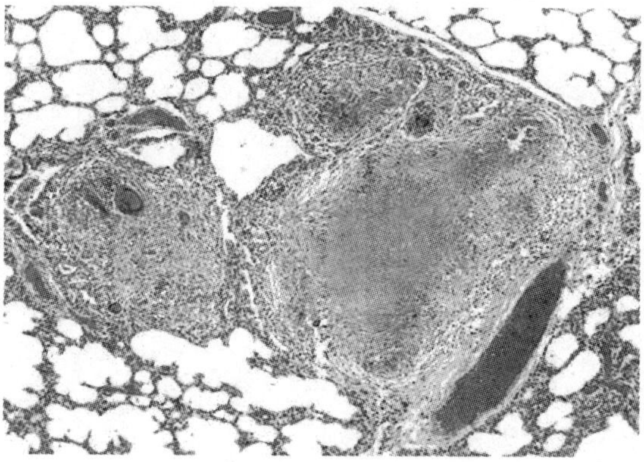

图 9－1 结核结节

3. 坏死为主的病变 在结核菌数量大、毒力强、机体抵抗力低或变态反应强烈的情况下，病变组织发生干酪样坏死。干酪样坏死物呈浅黄色，均匀细腻，质地松脆似奶酪样。镜下，细胞坏死、崩解，呈一片红染、无结构的颗粒状物质。

上述三种病变往往同时存在，而以其中一种病变为主，并在一定条件下可以相互转化。如渗出性病变可转变为增生性病变，甚至坏死性病变；增生性病变亦可转变为渗出性病变、坏死性病变。

**（三）结核病基本病变的转化规律**

1. 转向愈合

(1) 吸收消散：是较小的渗出性病变愈合的主要方式，渗出物经淋巴管、血管吸收，使病灶消散。

(2) 纤维化、纤维包裹及钙化：较小的干酪样坏死及未被吸收的渗出性病变可以通过纤维化形成瘢痕愈合。较大的干酪样坏死灶则发生纤维包裹，中心坏死部分发生钙化。钙化灶内仍有残存结核菌，日后有可能复发为活动性病变。

2. 转向恶化

(1) 病灶扩大：病灶恶化进展时，周围出现渗出性病变，进而形成干酪样坏死，病变逐渐扩大。

(2) 溶解播散：干酪样坏死物受蛋白酶的作用发生溶解、液化，液化物中的结核菌可经支气管、淋巴道、血道播散。

## 二、肺结核病

结核菌大多通过呼吸道感染，故肺结核病（pulmonary tuberculosis）最为常见。由于初次感染与再次感染结核菌时机体的反应性不同，肺部病变的发生和发展各有不同的特点，故可分为原发性和继发性肺结核病两大类。

**（一）原发性肺结核病**

原发性肺结核病（primary pulmonary tuberculosis）指机体初次感染结核菌而发生的肺结核病。多见于儿童，也称儿童型肺结核病。

1. 病变特点 结核菌经支气管到达肺组织最先引起的病变，称为原发性病灶，通常只有一个，直径约 1cm，位于通气较好的肺上叶的下部或下叶的上部靠近肺膜处，以右肺多见。病变开始为渗出性病变，继之中央发生干酪样坏死，周围形成结核结节。因机体缺乏对结核菌的免疫力，结核菌很快侵入淋巴管，到达肺门淋巴结，引起肺门淋巴结明显肿大和干酪样坏死。肺的原发病灶、淋巴管炎和肺门淋巴结结核三者合称为原发综合征（primary com plex)，是原发性肺结核病特有的病理变化（图 9－2）。

2. 发展和结局

（1）自然痊愈：约 98％的原发性肺结核病症状轻微而短暂，在不知不觉中，由于机体免疫力逐渐增强，通过完全吸收、纤维化、纤维包裹或钙化等方式痊愈。

（2）病变恶化：少数病例因营养不良或患其他传染病，使机体抵抗力下降，病变恶化进展，肺内及肺门淋巴结病变继续扩大，并通过以下途径播散。①支气管播散：引起邻近或远隔的肺组织发生多发性小叶性干酪样肺炎；②淋巴道播散：累及多数肺门淋巴结及纵隔淋巴结，还可进一步累及腹膜后肠系膜淋巴结、颈部淋巴结；③血行播散：引起血源性结核病，如全身粟粒性结核病、肺粟粒性结核病、肺外器官结核病等。

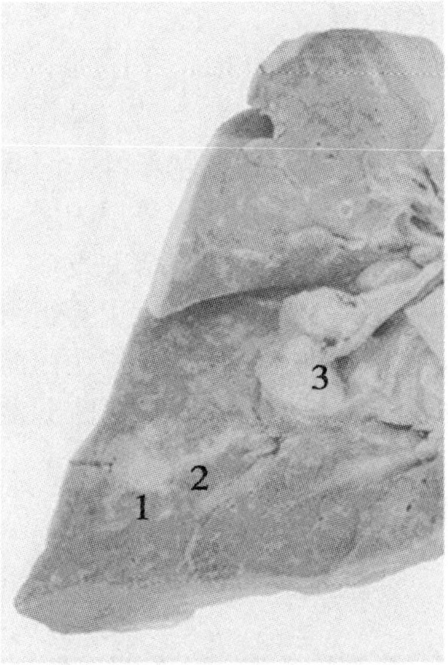


**图 9－2　肺结核原发综合征**

1. 肺的原发病灶；2. 淋巴管炎；3. 肺门淋巴结结核

### （二）继发性肺结核病

继发性肺结核病（secondary pulmonary tuberculosis）是指机体再次感染结核菌后所发生的肺结核病。多见于成年人，又称成年人型肺结核。其感染源有两种，一是外源性再感染；二是内源性再感染，即结核菌来自体内原有的结核病灶。

研究表明，内源性再感染的可能性较大，因此预防和彻底治疗原发性肺结核病具有重要意义。

1. 病变特点　由于继发性肺结核时机体对结核菌已有一定的免疫力和过敏性，所以其病变与原发性肺结核相比，有以下不同特点：①病变多开始于肺尖部，而且右肺多见。这是由于此处局部血液循环较差，加之通气不畅，以致局部组织抵抗力较低，结核菌易于在此处繁殖而发病。②由于变态反应，病变发生迅速且剧烈，并易发生干酪样坏死；同时由于免疫力较强，在坏死周围，形成结核结节。免疫反应使病变局限化，防止结核菌沿淋巴道和血道播散，因此肺门淋巴结一般无明显病变，全身粟粒性结核病患者也极少见。③病变在肺内主要通过受累的支气管播散。病程较长，随着机体免疫力和变态反应的消长，病情呈波浪式起伏，病变轻重、新旧不一，复杂多样，上重下轻。

2. 病变的类型　继发性肺结核病的病变和临床经过比较复杂，分为以下几种主要类型：

（1）局灶性肺结核（focal pulmonary tuberculosis)：属无活动性肺结核。多位于右肺尖下，病变可为一个或多个，为 0.5～1cm 大小，多数以增生性病变为主，常发生纤维化、钙化而痊愈。X 线显示肺尖部有单个或多个结节状病灶阴影，界线清楚。

（2）浸润性肺结核（infiltrative pulmonary tuberculosis)：属活动性肺结核，大多是局

灶性肺结核发展的结果。病变中央有较小的干酪样坏死灶，由广阔的病灶周围炎包绕（图 9－3）。

X线检查显示在肺部锁骨下区域可见点灶状边缘模糊的云雾状阴影。镜下，肺泡内充满浆液、单核细胞、淋巴细胞和少量中性粒细胞。病灶中央常发生干酪样坏死。若治疗及时，可通过纤维化、包裹和钙化而痊愈。若治疗不及时，病变继续发展，干酪样坏死灶扩大，并可侵蚀邻近的支气管，液化的干酪样物通过支气管排出，形成急性空洞。空洞壁薄而参差不齐，内壁附有干酪样坏死物，周围可有薄层结核性肉芽组织包绕。

（3）慢性纤维空洞性肺结核（chronic fibrous pulmonary tuberculosis with cavitation）：属开放性肺结核，多由浸润性肺结核形成急性空洞的基础上发展而来。病变特点是在肺内有一个或多个厚壁慢性空洞形成（图 9－4）。病变新旧不一，部位越下病变越新鲜。洞壁分三层：内层为干酪样坏死物质，其中有大量结核菌；中层为结核性肉芽组织；外层为增生的纤维组织。临床上，病程常历时多年，时好时坏，并常出现咯血、气胸、窒息等并发症。较小空洞通过瘢痕愈合，较大空洞经治疗后，洞壁坏死物质脱落净化，洞壁结核性肉芽组织逐渐转变为纤维瘢痕组织，与空洞邻接的支气管上皮增生并向空洞内伸延，覆盖于空洞内面，虽然空洞仍然存在，但已属愈合。这种愈合方式称开放性愈合。本型肺结核经常排出含菌痰液，是重要的传染源。

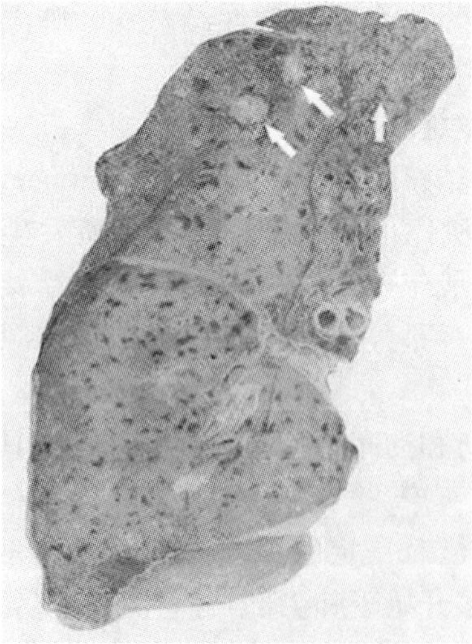

**图 9－3　肺尖浸润性肺结核**

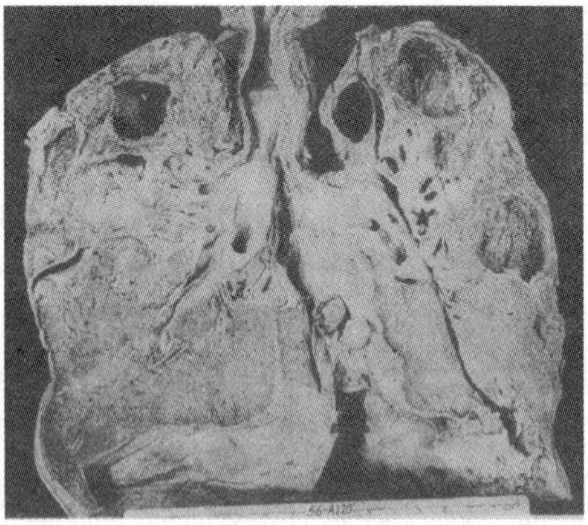

**图 9－4　慢性纤维空洞性肺结核**

（4）干酪样肺炎（caseous pneumonia）：机体免疫力低、变态反应过强时，由浸润性肺结核或急性、慢性空洞内的细菌经支气管播散而致。按病变范围大小可分为小叶性和大叶性干酪样肺炎。肉眼观，肺叶肿大变实，切面呈黄色干酪样，坏死物质液化排出后可见急性空洞形成。X线检查可见有不均匀的致密阴影，肺广泛的干酪样坏死。患者有严重中毒症状。死亡率高。此型已很少见。

（5）结核球：又称结核瘤（tuberculoma）。是孤立的纤维包绕、境界分明的球形干酪样坏死灶，直径 2～5cm，病变相对静止，临床上多无症状，多采取手术切除。X线检查需与周围型肺癌鉴别。

（6）结核性胸膜炎：在原发性和继发性肺结核病的各个时期均可发生，分为渗出性和增生性两种。①渗出性结核性胸膜炎：较为多见。患者多为较大的儿童或青年，病变主要表现为浆液纤维素性炎。浆液渗出量多可引起胸腔积液，为草绿色或血性胸腔积液。如经积极治疗，一般在1～2个月后完全吸收而痊愈。如渗出物中纤维素较多，可发生机化而使胸膜增厚和粘连。②增生性结核性胸膜炎：是由肺膜下结核病灶直接蔓延至胸膜所致，多为局限性。病变以增生性改变为主，并常使局部胸膜增厚和发生粘连。

### 三、肺外器官结核病

肺外器官结核病（extrapulmonary tuberculosis）除淋巴结结核是由淋巴道播散所致、消化道结核可由咽下的食物或痰液直接感染、皮肤结核可通过损伤的皮肤感染外，其他各器官的结核病多为原发性肺结核病经血源播散所形成的潜伏病灶进一步发展的结果。

#### （一）肠结核病

肠结核病多继发于活动性空洞型肺结核病。患者年龄多为21～40岁。少数为儿童，因饮用带结核菌的牛奶而引起肠原发性综合征（肠原发性结核性溃疡病、结核性淋巴管炎及肠系膜淋巴结炎）。以回盲部为其好发部位，依病变特点不同分为两型：

1. 溃疡型　特点为发生干酪样坏死，破溃后形成溃疡。由于结核菌随肠壁环形淋巴管播散，因此溃疡多呈环状，与肠长轴垂直。溃疡愈合后常因为瘢痕形成和收缩引起肠腔狭窄。

2. 增生型　特点为肠壁内有大量结核性肉芽组织形成和纤维组织显著增生，使肠壁高度肥厚变硬、肠腔狭窄。右下腹常可扪及包块，易误诊为结肠癌。

#### （二）结核性腹膜炎

结核性腹膜炎（tuberculous peritonitis）多见于青少年，大多继发于溃疡型肠结核、肠系膜淋巴结结核或输卵管结核。分为湿型和干型：

1. 湿型　除腹膜可见大量结核结节外，腹腔可见大量黄色混浊或血性腹水。

2. 干型　腹膜上可见大量结核结节及大量纤维素性渗出物，机化后引起胸腔器官广泛粘连。

#### （三）肾结核病

肾结核病（tuberculosis of kidney）患者年龄多为20～40岁，男性多于女性。多为单侧。病变始于肾皮质、髓质交界处或乳头体内，初为局灶性结核病变，病变继续扩大并发生干酪样坏死，坏死物沿尿路排出，形成空洞。结核菌随尿液下行，累及输尿管和膀胱。结核菌也可逆行感染对侧肾。

#### （四）生殖系统结核病

生殖系统结核病（tuberculosis of the genital system）在男性多由尿道感染所致，以附睾结核多见；女性多由血道或淋巴道播散所致，以输卵管结核多见。均可引起继发性不孕、不育症。

## 第二节　伤　寒

伤寒（typhoid fever）是伤寒杆菌引起的一种急性传染病。病变主要特点是全身单核-巨噬细胞系统的巨噬细胞反应性增生，尤以回肠淋巴组织的改变最为明显。临床症状有高热、相对缓脉、玫瑰疹、脾大和白细胞减少等。痊愈后患者可获得对本病的持久性免疫。

## 一、病因及传播途径

1. 病原体　伤寒杆菌属沙门菌属，革兰染色阴性。菌体（O）抗原、鞭毛（H）抗原和表面（Vi）抗原使人体产生相应抗体。血清凝集试验（肥达反应）就是测定“O”和“H”抗体的效价来辅助诊断。

2. 传染源　伤寒患者和带菌者。

3. 传播途径　粪-口传播。

## 二、发病机制

伤寒杆菌侵入人体后，如菌量多，未被胃液全部杀死，则到达小肠侵入肠壁淋巴组织，并沿淋巴管扩散到肠系膜淋巴结，在淋巴组织中被巨噬细胞吞噬并在其中繁殖。同时可经胸导管进入血液造成菌血症和毒血症，从而引起全身许多组织和脏器发生病理变化。

## 三、病理变化

基本病变为全身单核-巨噬细胞系统的增生性炎症。

### （一）肠道病变

以回肠下段集合淋巴结和孤立淋巴结的改变最明显。病变可分为四期，每期约1周。

1. 髓样肿胀期　第1周，回肠下段的集合淋巴结和孤立淋巴结增生肿胀，凸出黏膜表面，呈灰白色，质软，外形呈脑回状。镜下见淋巴组织中有大量巨噬细胞增生，胞浆丰富，染色较浅，核圆，常偏在一侧。巨噬细胞具有很强的吞噬能力，胞浆内吞噬有红细胞、淋巴细胞、细胞碎屑及伤寒杆菌等，称为伤寒细胞。这些细胞常聚集成堆，形成伤寒性肉芽肿，为伤寒病变特点之一。

2. 坏死期　第2周，髓样肿胀的淋巴结和覆盖在其表面的肠黏膜发生坏死，呈灰污色。坏死部分凹陷，其周围的淋巴组织略高凸，故呈脐状。镜下见坏死组织呈一片染成红色、无结构的物质。

3. 溃疡形成期　第3周，坏死组织逐渐脱落形成溃疡。典型的伤寒溃疡为椭圆形或小圆形，溃疡的长轴与肠的长轴互相平行。溃疡一般深及黏膜下层，严重者可达浆膜，甚至引起穿孔。

4. 溃疡愈合期　第4周，溃疡底部的坏死物完全脱落，并从底部长出肉芽组织，逐渐将溃疡填平，表面的黏膜再生而使溃疡完全愈合。

### （二）其他单核-巨噬细胞系统的病变

1. 肠系膜淋巴结　回肠下段的淋巴结显著肿大、充血、质软。光镜下，可见淋巴窦扩张，充满巨噬细胞，并有伤寒肉芽肿和灶性坏死形成。

2. 脾　脾肿大3～4倍，包膜紧张。切面呈暗红色，质甚软，脾小结结构不清。镜下见巨噬细胞弥漫增生，并可有伤寒肉芽肿和灶性坏死形成。

3. 肝　肝大，肝细胞呈混浊肿胀或脂肪变，肝窦内充满巨噬细胞，可有伤寒肉芽肿和点灶状坏死形成。

4. 骨髓　亦有伤寒肉芽肿及灶性坏死形成。血液中粒细胞减少，可能是骨髓中巨噬细胞的挤压作用及受细菌毒素的抑制所致。

**（三）其他器官的病理变化**

1. 心肌和肾　都可发生细胞肿胀。由于细菌毒素对心肌的影响或使迷走神经兴奋性增高而引起相对缓脉。

2. 皮肤和肌肉　表皮下毛细血管内的细菌栓塞可形成玫瑰疹。腹直肌及大腿内收肌可发生凝固性坏死，临床上可出现肌痛及皮肤感觉过敏。

3. 胆囊　伤寒杆菌由血道侵入胆囊，即在胆汁中繁殖，并不断排入肠道中。伤寒患者在临床上虽已痊愈，但细菌在胆道中尚可继续生存，故在一定时期内成为带菌者，为本病的重要传染源。

**（四）并发症**

1. 肠出血和肠穿孔　溃疡较深，血管遭受破坏，可引起出血，大量出血可导致休克。当溃疡穿过肌层，则容易发生穿孔，引起弥漫性腹膜炎。

2. 支气管肺炎　以小儿多见，常因抵抗力下降，继发肺炎球菌或其他呼吸道细菌感染所致。

### 四、结局

在无并发症的情况下，伤寒一般经过4～5周就可痊愈，病后可获得较强的免疫力。自从使用抗生素治疗伤寒以后，病程显著缩短，临床症状也大为减轻，但复发率也有一定增加。

## 第三节　细菌性痢疾

细菌性痢疾（bacillary dysentery）是痢疾杆菌引起的一种常见的肠道传染病。全年均可发生，以夏秋季为多见。儿童发病率一般较高。主要病变为结肠黏膜的纤维素性炎。临床症状有发热、腹痛、里急后重和频繁排黏液脓性便或脓血性便。

### 一、病因及传播途径

1. 病原体　痢疾杆菌，是革兰染色阴性的短杆菌。我国以福氏菌多见。

2. 传染源　菌痢患者和带菌者。食物和饮水的污染有时可引起菌痢的暴发性流行。

3. 传播途径　粪-口传播。

### 二、发病机制

痢疾杆菌对黏膜上皮细胞的侵袭力是致病的主要因素。细菌裂解后产生的内毒素也是致病的一大因素。

### 三、病理变化及临床病理联系

细菌性痢疾的病理变化主要发生于大肠，尤以乙状结肠和直肠为重。根据肠道炎症特征、全身变化和临床经过的不同，细菌性痢疾分为以下三种：

**（一）急性细菌性痢疾**

病变初期呈急性卡他性炎，进一步发展为本病特征性的假膜性炎。表现为黏膜表层坏死，大量纤维素渗出，纤维素与坏死组织、中性粒细胞、红细胞和细菌一起形成假膜。假膜可以脱落，形成浅表性溃疡。临床上，本病可出现发热、头痛、乏力、食欲减退等全身症状和白细胞增高、阵发性腹痛、腹泻、里急后重和排便次数频繁等一系列症状。急性菌痢的自然病程为1～2周，经适当治疗大多痊愈，少数转为慢性细菌性痢疾。

**（二）中毒性细菌性痢疾**

本型的特征为起病急骤。肠病变和症状常不明显，但有严重的全身中毒症状，多见于2～7岁儿童。发病后数小时或数十小时即可出现中毒性休克或循环、呼吸衰竭，而肠道症状不明显。临床上易漏诊或误诊。

**（三）慢性细菌性痢疾**

病程超过2个月，肠道病变此起彼伏，新旧陈杂。常是菌痢的重要传染源。

## 第四节 流行性脑脊髓膜炎

流行性脑脊髓膜炎（ epidemic cerebrospinal meningitis）是由脑膜炎奈瑟菌引起的急性传染病。病理特点是脑脊髓膜的化脓性炎症。多在冬春季发病，经呼吸道传播，患者以小儿多见。临床上有高热、头痛、呕吐、颈强直等症状。及时治疗，大多数患者可痊愈。少数暴发性流行性脑脊髓膜炎患者病情凶险，预后差。

### 一、病因及发病机制

1. 病原体 脑膜炎奈瑟菌。
2. 传染源 患者及带菌者。
3. 传播途径 该菌存在于患者和带菌者的鼻咽部，借飞沫经呼吸道传播。
4. 流行季节 冬春季节。
5. 发病机制 细菌进入上呼吸道后，大多数只引起局部炎症，成为健康带菌者。仅少部分机体抵抗力低下时，细菌从上呼吸道黏膜侵入血流，并在血液中繁殖，到达脑脊髓膜后引起脑膜炎。

### 二、病理变化及临床病理联系

脑脊髓膜血管高度扩张，蛛网膜下腔充满灰黄色脓性分泌物，使脑的沟回结构模糊。病变以大脑顶部显著（图9-5）。镜下可见大量的中性粒细胞、纤维素及单核细胞。蛛网膜血管高度扩张充盈。

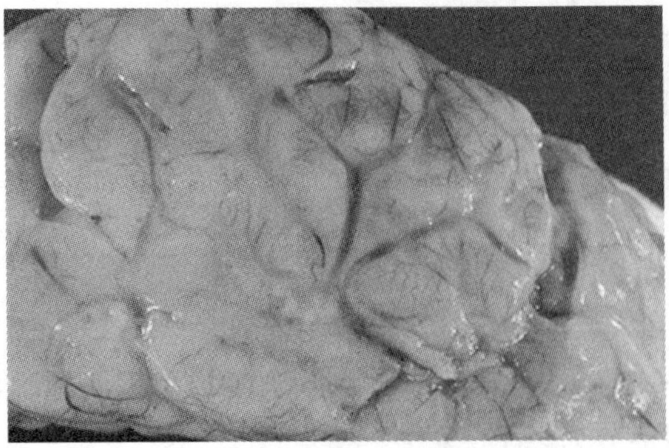

**图9-5 流行性脑脊髓膜炎**

脑脊髓膜血管高度扩张，蛛网膜下腔充满灰黄色脓性分泌物，使脑的沟回结构模糊

1. 颅内压增高症状 由于充血、渗出物的堆积、脑水肿、脓性分泌物使脑脊液吸收障碍等因素，引起颅内压增高。患者出现头痛、喷射状呕吐、小儿前囟饱满等症状。

2. 脑膜刺激症状 由于脑脊髓膜炎症使神经根在椎间孔处受压，当颈、背部肌肉运动时可引起疼痛，故颈、背部肌肉产生保护性痉挛。临床上表现为颈强直、角弓反张、Kernig 征（屈髋伸膝）阳性。

3. 脑脊液变化　脑脊液压力增高，混浊不清，含大量脓细胞，蛋白增多，含糖量减少，脑脊液涂片及培养可查到病原体。

4. 颅神经麻痹　由于基底部脑膜炎症常累及第Ⅲ、Ⅳ、Ⅴ、Ⅵ、Ⅶ对颅神经。可出现相应的神经麻痹征。

## 三、结局和并发症

由于抗生素的应用，经及时治疗，大多数患者可痊愈。如治疗不当，可发生如下并发症：①脑积水：由脑膜粘连、脑脊液循环障碍引起；②颅神经麻痹：出现耳聋、视力障碍、面神经麻痹等；③脑缺血和脑梗死：由脑底血管炎引起管腔阻塞所致。

少数儿童发生暴发性流行性脑脊髓膜炎（暴发性脑膜炎奈瑟菌败血症，沃-弗综合征）。临床上起病急骤，迅速发生周围循环衰竭、休克、弥散性血管内凝血、肾上腺皮质功能衰竭，而脑膜的变化轻微。病情凶险，多在起病 24 小时内死亡。

# 第五节　流行性乙型脑炎

流行性乙型脑炎（epidemic encephalitis B）是乙型脑炎病毒引起的急性传染病，病理特征是脑实质的变质性炎症。夏秋季节流行。乙型脑炎病毒是嗜神经性 RNA 病毒，由蚊虫传播。大脑灰质和神经核团内的神经细胞变性、坏死是乙型脑炎的主要病理特点。临床上，患者可出现高热、头痛、抽搐、嗜睡及昏迷等神经系统症状。

## 一、病因及发病机制

1. 病原体　乙型脑炎病毒。

2. 传播途径　蚊虫传播，在我国主要为三节吻库蚊。

3. 传染源　患者及带病毒者。应当指出，猪、牛、马等家畜有很高的隐性感染率，是本病的重要传染源。

4. 发病机制　机体被携带病毒的蚊虫叮咬后，引起短暂的病毒血症。当机体免疫力强时，病毒不能穿过血脑屏障，则成为隐性感染。当机体抵抗力低时，病毒穿过血脑屏障，进入中枢神经系统，引起病变。

## 二、病理变化

病变广泛累及中枢神经系统灰质，但以大脑皮质及基底节、视丘最显著，小脑皮质、延髓、脑桥次之，脊髓病变最轻。

肉眼检查可见脑膜充血，脑水肿明显，脑回宽，脑沟窄。严重的病例，在皮质、基底节、视丘等部位的切面可见粟粒大小的软化灶。

组织学检查可见如下病变：①神经细胞变性、坏死，表现为尼氏小体消失、胞浆内空泡形成、细胞核固缩及偏位、细胞核溶解消失。小胶质细胞进入坏死的神经细胞内，称“噬神经细胞现象”。少突胶质细胞环绕在变性、坏死的神经细胞周围，称“神经细胞卫星现象”。②软化灶形成：局灶性神经组织坏死、液化形成染色较淡、质地疏松、边界清楚的筛网状病灶，称为筛状软化病灶（图 9－6）。③胶质细胞增生：小胶质细胞可弥散性增生，亦可聚集成团，形成小胶质细胞结节。④淋巴细胞袖套状浸润，小血管扩张，周围出现大量淋巴细胞，呈“套袖状浸润”(图 9-6)。

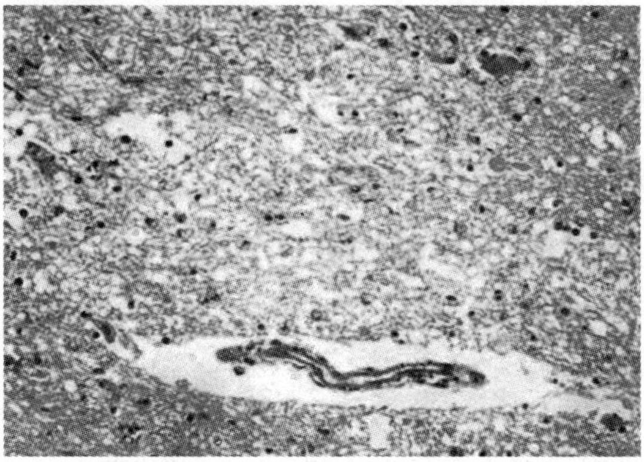

**图 9-6 流行性乙型脑炎**
可见淋巴细胞套袖反应及筛状软化灶形成

## 三、临床病理联系

1. 颅内压增高症状　脑内血管扩张充血，血流淤滞，血管通透性增加，引起脑水肿、颅内压增高。患者出现头痛、呕吐。严重的颅内压增高可引起脑疝，其中小脑扁桃体疝可引起呼吸中枢受压而致死。

2. 脑脊液变化　脑脊液呈无色透明，压力轻度升高，白细胞计数增高，早期以中性粒细胞为主，后期则以单核细胞为主。

3. 中枢神经受损症状　由于病变广泛，神经细胞受损，患者常有嗜睡、昏迷，严重时出现反复抽搐。

## 四、预后

病死率约在 10%。轻型和普通型神经细胞损伤较轻，患者大多数可恢复。重型患者死亡率较高，恢复后常出现痴呆、语言障碍、肢体瘫痪及颅神经麻痹引起的吞咽困难、中枢神经性面瘫、眼球运动障碍。

（万能章）

# 第十章　水、电解质代谢紊乱

水和电解质分布于细胞内外，是构成机体的重要成分，参与许多主要功能和代谢活动，机体通过神经-体液调节维持水、电解质的相对平衡。外环境的变化、致病因子和神经-体液调节异常都可以引起水、电解质代谢紊乱，破坏内环境恒定，使机体各器官、系统的功能与代谢发生障碍，特别是对心血管系统和中枢神经系统的危害最严重。临床上常见的水、电解质代谢紊乱有脱水（高渗性、低渗性、等渗性）、水肿、水中毒和钾代谢紊乱等。

## 第一节　水和电解质的正常代谢

### 一、体液的含量和分布

体液由水和溶解于其中的电解质、低分子有机化合物和蛋白质等组成。广泛分布于细胞内外，构成人体的内环境。细胞内的体液称细胞内液，细胞外的体液称细胞外液，后者又可分为组织间液和血管内液（血浆）两部分。通常，体液总量及其分布因年龄、性别、胖瘦而异。成人的体液总量约占体重的60%，其中细胞内液约占体重的40%，细胞外液约占体重的20%。在细胞外液中，血浆约占体重的5%，组织间液占15%。新生儿体液总量约占体重的80%，学龄前儿童约占65%，老年人体液总量则有所减少，女性体液总量约比男性低10%。

### 二、体液中电解质组成

细胞外液与细胞内液中电解质成分有很大差异。细胞外液主要阳离子是$Na^+$，其次是$K^+$、$Ca^{2+}$等，主要阴离子是$Cl^-$，其次是$HCO_3^-$等。细胞内液主要阳离子是$K^+$，主要阴离子是磷酸盐（$HPO_4^{2-}$）和蛋白质。血浆和组织间液的电解质在成分和数量上基本相同，但由于蛋白质不能通过毛细血管壁，故血浆中蛋白质含量高于组织间液。

细胞内、外液的渗透压基本相等，通常血浆渗透压为280～310mmol/L，在此范围内称为等渗，低于此范围的称低渗，高于此范围的称为高渗。血浆蛋白产生的胶体渗透压对维持血管内、外液体交换和血容量具有十分重要的作用。

### 三、水平衡

正常人每天水的摄入和排出处于动态平衡之中（表10－1）。水的来源有三个方面，即饮水、食物含水和代谢生成的水。水排出的途径有四个方面，即肾排尿、通过呼吸从肺蒸发的水、皮肤（显性和非显性）的汗液和消化道粪便含有的少量水。正常成人每日从尿中排出代谢废物一般不少于35g，尿液的最大浓度为6g%～8g%，故每天排出35g固体溶质的最低尿量为500ml，加上皮肤和呼吸蒸发的水分，每天至少需要补充1500ml水才能维持水平衡。

表 10-1 水的出入量

| 摄入量（ml/d） | | 排出量（ml/d） | |
|---|---|---|---|
| 饮水 | 1300 | 尿量 | 1500 |
| 食物含水 | 900 | 呼吸排出 | 400 |
| 代谢生成的水 | 300 | 皮肤蒸发 | 500 |
| | | 粪便 | 100 |
| 合计 | 2500 | | 2500 |

## 四、正常钾代谢和功能

### （一）正常钾代谢

钾是体内最主要的无机阳离子之一，其中 98%存在于细胞内，存在于细胞外液的钾仅占体内钾总量的 2%，正常血清钾浓度为 3.5～5.5 mmol/L。细胞内外钾浓度差是靠细胞膜 $Na^+$-$K^+$-ATP 泵耗能转运来维持的。

正常人体钾的摄入和排出处于动态平衡。人体的钾主要来自食物，经由肠道吸收入血。钾的排泄途径有尿液、汗液和粪便，其中 80%经肾随尿液排出体外。肾保留钾的能力较差，多吃多排，少吃少排，不吃也排。因此，对禁食的患者应注意适当补钾。

### （二）钾的生理功能

钾是生命活动必需的电解质之一，其主要的生理功能是：

1. 维持细胞新陈代谢　钾参与多种新陈代谢过程，细胞内一些酶活性的维持需要一定浓度的钾。钾与糖原和蛋白质的合成密切相关，当蛋白质和糖原合成时，细胞外钾进入细胞内；而分解代谢时，细胞内钾释放到细胞外。

2. 维持细胞膜静息电位　钾是维持细胞膜静息电位的重要离子。由于静息状态下细胞膜只对 $K^+$ 有通透性，随着细胞内钾向细胞外的被动扩散，形成细胞内负外正的极化状态，产生静息电位。静息膜电位主要取决于细胞膜对 $K^+$ 的通透性和细胞膜内外 $K^+$ 的浓度差。

3. 调节细胞内外的渗透压和酸碱平衡　钾是细胞内含量最高的阳离子，是维持细胞内液容量和渗透压的基础。$K^+$ 还可以通过细胞膜与细胞外液中的 $H^+$ 进行交换，参与体内酸碱平衡的调节。

## 五、水、电解质平衡的调节

水、电解质平衡是指体液的含量、电解质浓度和渗透压保持在相对恒定的范围内，这是通过神经-内分泌系统的调节实现的。

### （一）抗利尿激素

抗利尿激素（antidiuretic hormone，ADH）是在下丘脑的视上核神经细胞所分泌的一种激素。ADH 主要作用是增强肾远曲小管和集合管对水的重吸收，减少水的排出。

ADH 的分泌主要受细胞外液渗透压、血容量和血压的调节。当细胞外液渗透压升高时，可刺激渗透压感受器，使 ADH 释放入血增加。ADH 作用于肾远曲小管和集合管上皮细胞，增加水的重吸收，使细胞外液渗透压降低。反之，细胞外液渗透压降低，可抑制 ADH 分泌，减少肾对水的重吸收。ADH 也受血容量因素的调节。当血容量减少，机体可通过左心房和胸腔大静脉处的容量感受器刺激 ADH 分泌，增加水的重吸收，补充血容量。此外，疼痛、情绪紧张和血管紧张素Ⅱ也可刺激 ADH 释放。

**（二）醛固酮**

醛固酮（aldosterone）是肾上腺皮质球状带分泌的一种盐皮质激素。其主要作用是促进肾远曲小管、集合管上皮对 $Na^+$ 的主动重吸收和水的被动重吸收，补充循环血量；同时也增加 $K^+$ 和 $H^+$ 的排出。

醛固酮的分泌主要受肾素-血管紧张素系统和血浆 $Na^+$、$K^+$ 浓度的调节。当血容量减少、血压下降时，肾血流量不足，可刺激肾小球旁细胞产生肾素，进而激活肾素-血管紧张素系统，增加醛固酮的分泌。醛固酮作用于肾远曲小管和集合管上皮细胞，增加 $Na^+$ 和水的重吸收，补充循环血量，同时也增加 $K^+$、$H^+$ 的排出。此外，血清 $Na^+$ 浓度降低和血清 $K^+$ 浓度升高，都可以直接刺激肾上腺皮质球状带，使醛固酮分泌增加，促进肾保 $Na^+$ 排 $K^+$，使血清 $Na^+$ 浓度升高而血清 $K^+$ 浓度降低。

## 第二节　水钠代谢紊乱

水钠代谢紊乱在临床上最为常见。两者关系密切，互相影响，往往同时或相继发生，常可造成体液容量和渗透压的异常变化。各种原因引起的体液容量明显减少，称为脱水（dehydration）。根据脱水时细胞外液渗透压的变化，可将脱水分为三种类型，即低渗性脱水、高渗性脱水和等渗性脱水。

### 一、脱水

**（一）低渗性脱水**

低渗性脱水（hypotonic dehydration）特点是失钠多于失水，血清 $Na^+$ 浓度＜130mmol/L，血浆渗透压＜280mmol/L，伴细胞外液量减少（图 10－1）。

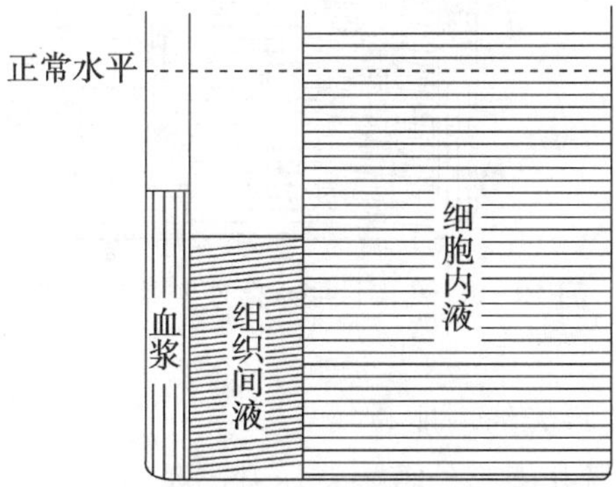


**图 10－1　低渗性脱水体液变动示意图**

1. 原因

（1）经肾失水：①长期使用可抑制肾小管髓袢升支重吸收 $Na^+$ 的高效利尿药（如呋塞米、依他尼酸和噻嗪等），造成尿 $Na^+$ 持续丢失。②某些慢性间质性肾疾患可损害肾髓质结构和髓袢升支功能，使尿 $Na^+$ 排出增多。③肾上腺皮质功能不全时，醛固酮分泌减少，肾小管重吸收 $Na^+$ 的能力减弱。

（2）肾外失水：①经消化道丢失水：由于消化液含 $Na^+$ 较多，剧烈呕吐或腹泻时 $Na^+$ 可随消化液大量丢失。②经皮肤失水：如出汗或大面积烧伤随汗液或皮肤创面渗液丢失大量的 $Na^+$。③液体在体腔内积聚：见于大量胸腔积液或腹水形成或反复抽放时。

实际上，患者经上述肾内、外途径丢失大量 $Na^+$、水后，往往在治疗时因对其只补水（如 5％葡萄糖）未补钠而引发本型低渗性脱水。

2. 对机体的影响　因失钠多于失水，细胞外液低渗是基本环节。

(1) 细胞外液明显减少：细胞外液呈低渗状态，水从细胞外液向细胞内液转移，使细胞外液进一步减少（图 10-1）；ADH 分泌减少，肾小管对水重吸收减少，患者早期排出较多的低渗尿，因而出现：①外周循环衰竭：患者易出现直立性眩晕、血压降低、脉搏细速、心率加快、四肢厥冷、静脉塌陷等休克表现；②脱水征：组织间液量减少，患者表现为皮肤弹性减退、眼窝及婴幼儿囟门凹陷等脱水征。

(2) 细胞内液变化：因水由细胞外向细胞内转移，引起细胞肿胀，严重时可因脑细胞肿胀而导致中枢神经系统功能障碍。

(3) 尿变化：①尿量：早期，细胞外液量虽有一定减少，但细胞外液渗透压降低从而抑制 ADH 释放，肾远曲小管和集合管对水重吸收减少，此时机体虽有缺水但尿量可无明显减少。当细胞外液量明显减少时，血容量不足可刺激 ADH 释放，肾小管对水的重吸收增加，尿量减少。②尿钠：经肾失钠的低渗性脱水患者，尿钠含量较多（>20mmol/L）。如果是肾外因素引起的低渗性脱水，因细胞外液减少、肾血流量不足而激活肾素-血管紧张素系统，刺激醛固酮分泌，肾小管对 $Na^+$ 重吸收增加，尿钠含量降低（<10mmol/L）。

3. 防治原则

(1) 积极治疗原发病，防止采用不适当的输液疗法。

(2) 合理补钠：输液原则一般以补充等渗的含钠溶液为主，轻、中度者静脉滴注生理盐水即可，极少数重度者可补高渗盐水。若有休克，则按休克处理原则积极抢救。

**(二) 高渗性脱水**

高渗性脱水（hypertonic dehydration）特点是指失水多于失钠，血 $Na^+$ 浓度>150mmol/L，血浆渗透压>310mmol/L，细胞外液量和细胞内液量均减少（图 10-2）。

1. 原因

(1) 饮水不足：多见于水源断绝、吞咽困难、昏迷及渴感丧失等情况。

(2) 失水过多：①经消化道失水：如呕吐、腹泻及胃肠道引流可丢失大量低渗体液；②经呼吸道失水：各种原因所致的过度通气均可经呼吸道的蒸发而丢失大量水分；③经肾失水：如中枢性尿崩症（ADH 生成和释放不足）或肾性尿崩症（肾远曲小管和集合管对 ADH 缺乏反应）时，因肾保水功能障碍，大量水分以低渗尿形式丢失；④经皮肤失水：高热、甲亢和大汗时，可经皮肤丢失大量低渗液体（如发热患者的体温每升高 1.5℃，其皮肤的不感性蒸发每天约增加 500ml）。

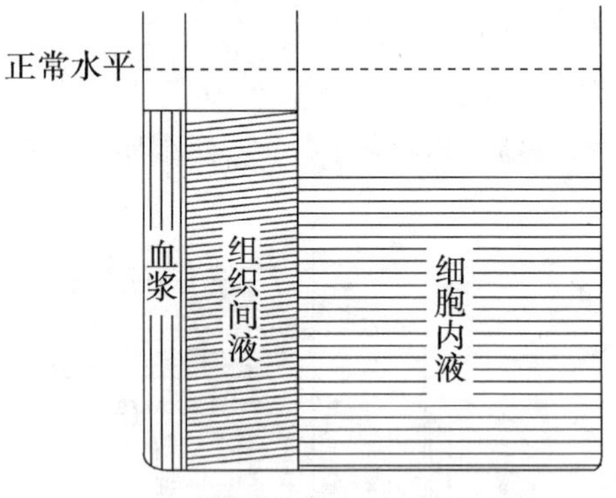

图 10-2 高渗性脱水体液变动示意图

2. 对机体的影响 因失水多于失钠，血浆钠含量和细胞外液渗透压升高是基本环节。

(1) 细胞外液高渗：由于细胞外液高渗，可造成：①水分从渗透压相对较低的细胞内向细胞外转移，使细胞内液减少，致使细胞脱水而皱缩（图 10-2）；②刺激下丘脑的渴中枢，引起口渴感，口渴是轻度高渗性脱水患者的早期表现；③可刺激渗透压感受器，引起 ADH 分泌增加，使肾小管对水的重吸收增加，因而尿量减少而尿比重增加。

(2) 中枢神经系统功能障碍：重度高渗性脱水患者，因细胞外液高渗使脑细胞严重脱水时，可引起中枢神经系统功能障碍，如出现烦躁、躁动、幻觉、肌肉抽搐、嗜睡甚至昏迷。

脑体积因脱水而显著缩小时，颅骨与脑皮质之间的血管张力增大，可导致静脉破裂，出现局部脑出血和蛛网膜下腔出血。

(3) 脱水热：由于脱水而使皮肤蒸发水分减少，机体散热障碍导致体温升高称为脱水热(dehydration fever)。这在体温调节功能不完善的婴幼儿较常见。

(4) 细胞内液向细胞外转移：由于细胞外液高渗，水分从渗透压相对较低的细胞内向细胞外转移，使细胞外液得到一定的补充（图 10-2)。细胞外液量减少可刺激醛固酮分泌增加，增加肾小管对钠、水的重吸收，维持细胞外液量和循环血量，故轻度和中度高渗性脱水患者不易出现血压下降等表现。重度高渗性脱水患者因细胞外液量明显减少，可出现循环衰竭。

(5) 尿钠含量：由于细胞外液呈低渗状态，刺激醛固酮分泌增多，使肾小管对 $Na^+$ 重吸收增加，尿钠含量降低。

3. 防治原则

(1) 积极防治原发病，消除病因。

(2) 合理应用输液疗法，视病情分别采取饮水、静脉滴注 5%葡萄糖溶液和适量生理盐水进行治疗。

**(三) 等渗性脱水**

等渗性脱水 (isotonic dehydration) 特征是水与钠按其在正常血浆中的含量等比例丢失，或虽不等比例丢失，但经机体调节后，其血清 $Na^+$ 浓度为 130～150mmol/L，血浆渗透压为 280～310 mmol/L，细胞外液量减少。

1. 原因

(1) 胃肠液大量丢失：是最常见的原因，如剧烈呕吐、腹泻、肠梗阻、肠引流所致的等渗消化液大量丢失。

(2) 大量胸腔积液或腹水形成或反复抽放时。

(3) 大量血浆丢失：见于大面积烧伤等。

(4) 治疗过程中的高渗或低渗性脱水的转化。

2. 对机体的影响

(1) 细胞外液减少：等渗性液体丢失使细胞外液量减少，但由于血浆渗透压正常，对细胞内液影响不大。组织间液量减少可表现为皮肤弹性减退、眼窝及婴幼儿囟门凹陷等脱水征。血容量明显减少者可发生低血容量性休克，表现为动脉血压降低、脉搏细速、静脉塌陷等。

(2) 尿变化：细胞外液量减少可刺激醛固酮和 ADH 分泌增加，促进肾小管对钠和水的重吸收，使细胞外液量得到部分补充。患者尿量减少，尿钠含量降低，尿比重增高。

3. 防治原则

(1) 防治原发病，积极控制并去除出血、呕吐、腹泻等病因。

(2) 合理输液：轻度者可适量口服生理盐水加以纠正。重度者应以静脉输入生理盐水为主，并适当补充 5%葡萄糖溶液。继发休克者则及时按休克处理原则进行抢救。

## 二、水中毒

水中毒 (water intoxication) 是指由于肾排水能力降低而摄水过多，导致大量低渗液体在体内潴留，其特征是血清 $Na^+$ 浓度<130mmol/L，血浆渗透压<280mmol/L，体液量明

显增多。

1. 原因

（1）肾排水功能障碍：如急性肾衰竭少尿期及慢性肾衰竭晚期，肾单位极度减少，肾排水能力明显降低。一旦入水量控制不严，增加水负荷，则易导致本型低钠血症。

（2）ADH 分泌过多：疼痛、情绪激动、失血等刺激可促进 ADH 分泌。某些恶性肿瘤、中枢神经系统疾病或肺部疾患，可能因肿瘤组织释放 ADH 样多肽或病变刺激下丘脑，使 ADH 分泌增加，称为 ADH 分泌异常综合征。

（3）水输入过多：静脉输入含钠少或不含钠的液体过多、过快，超过肾的排水能力时，可引起水潴留。

2. 对机体的影响　水中毒时，呈低渗状态的细胞内、外液容量均增多，不仅在细胞外使血液稀释，形成稀释性低钠血症。而且，在细胞内造成水分过多聚集，产生细胞内水肿，尤其是脑水肿加重时可导致颅内压升高，患者出现头痛、恶心、呕吐、记忆力下降、神志不清、嗜睡、昏迷甚至死亡等中枢神经系统症状，严重者可发生脑疝而导致呼吸、心跳停止。

3. 防治原则

（1）积极防治原发病，去除引起水中毒的病因。

（2）对有水潴留倾向的患者应严格控制水的输入量。轻症水中毒患者通过停止或严格限制水分摄入即可自行恢复；对重症和急症患者除禁水外，还可给予利尿剂促进水排出，或给予少量高渗盐水促进水分向细胞外转移。

## 第三节　钾代谢紊乱

### 一、低钾血症

低钾血症（hypokalemia）是指血清钾浓度低于 3.5mmol/L。而缺钾是指细胞内钾的缺失或体内钾的总量减少。两者常可同时发生，但有时也可分别出现。

#### （一）原因和机制

1. 钾摄入不足　主要见于不能进食（胃肠道梗阻、昏迷）、禁食（胃肠道手术后）及长期输液未予补钾者，由于在饮食中摄钾不足，而肾又不断排钾，则可引起低钾血症。

2. 钾丢失过多　是低钾血症的最主要原因。

（1）经胃肠道丢失：如剧烈呕吐、严重腹泻、胃肠减压、肠瘘形成等。

（2）经皮肤丢失：大量出汗时亦能丢失较多的钾，若未及时补充可引发低钾血症。

（3）经肾丢失：①长期应用排钾利尿剂（如噻嗪类、呋塞米等），可抑制肾小管重吸收 $Cl^-$、$Na^+$，使 $K^+$ 随尿排出增多。②渗透性利尿。如急性肾衰竭多尿期，患者肾小管原尿中尿素、肌酐等增多，可产生渗透性利尿作用，使尿 $K^+$ 排出明显增加。③肾小管性酸中毒时，肾小管上皮细胞排 $H^+$ 减少，使得 $Na^+-K^+$ 交换增加，尿 $K^+$ 丢失增多。④盐皮质激素过多。原发性高醛固酮血症时，醛固酮分泌过多，促使机体保 $Na^+$ 保水，尿 $K^+$ 排出过多。

3. 血钾向细胞内转移

（1）碱中毒：碱中毒时，血浆 $H^+$ 浓度降低，细胞内外 $H^+-K^+$ 交换，$H^+$ 出细胞，$K^+$

入细胞，使血钾浓度降低。

（2）某些药物或毒物：胰岛素可促进 $K^+$ 向细胞内转移，使血钾浓度降低。

（3）甲亢时，甲状腺素能过度激活 $Na^+$-$K^+$-ATP 酶，引起细胞摄 $K^+$ 过多而引发低钾血症。

（4）家族性低钾性周期性麻痹：是一种少见的常染色体显性遗传病，发作时 $K^+$ 突然移入细胞内使血钾浓度降低。

**（二）对机体的影响**

1. 对神经、肌肉的影响　主要是降低神经-肌肉兴奋性，使患者出现四肢无力、肌张力降低、腱反射减弱或消失，以下肢肌肉为甚，且伴有肠蠕动减弱、肠鸣音减少和腹胀。严重时可发生弛缓性麻痹、麻痹性肠梗阻，甚至呼吸肌麻痹，是低钾血症患者的主要死亡原因。

急性低钾血症时，细胞外 $K^+$ 浓度急剧下降，使细胞内外 $K^+$ 浓度比值增大，细胞内 $K^+$ 外流增多，导致静息电位负值变大，静息电位与阈电位之间的距离增大，神经肌肉处于超极化阻滞状态，去极化发生障碍，兴奋性降低，故引起肌无力，甚至发生肌肉弛缓性麻痹。慢性低钾血症时，由于细胞内 $K^+$ 逐渐移向细胞外，细胞内外 $K^+$ 浓度比值与正常相似，静息电位变化不大，对肌细胞兴奋性无明显影响。

2. 对心脏的影响　低钾血症对心脏的损害作用主要在于可引发多种心律失常（如窦性心动过速、期前收缩、房室传导阻滞等），严重时甚至发生心室纤颤。它们的发生机制与血清钾降低所致的心肌电生理异常变化有关。

（1）心肌兴奋性增高：低钾血症时，心肌细胞膜对 $K^+$ 的通透性减低，$K^+$ 外流减少，静息电位负值变小，静息电位与阈电位之间的距离变小，心肌兴奋性升高。

（2）心肌自律性增高：低钾血症时，心肌细胞膜对 $K^+$ 的通透性降低，其 4 期 $K^+$ 外流减少，$Na^+$ 或 $Ca^{2+}$ 内流增加，自律细胞自动除极加快，心肌自律性增高。

（3）心肌传导性降低：低钾血症时可使心肌静息电位减小，去极化时 $Na^+$ 内流速度减慢，造成动作电位 0 期去极化速度减慢，幅度变小，兴奋扩布减慢，传导性降低。

（4）心肌收缩性变化：轻度低钾血症时，心肌细胞复极 2 期 $K^+$ 外流减少，$Ca^{2+}$ 内流加速，心肌收缩性增强。重度低钾血症时，心肌细胞内缺钾，其组织结构因代谢活动障碍而被破坏，以致心肌收缩性降低。

心电图显示 T 波低平、T 波后出现 U 波（图 10-3）。严重低血钾还可出现 P 波增宽、PR 间期延长及 QRS 波增宽等传导阻滞的心电图变化。

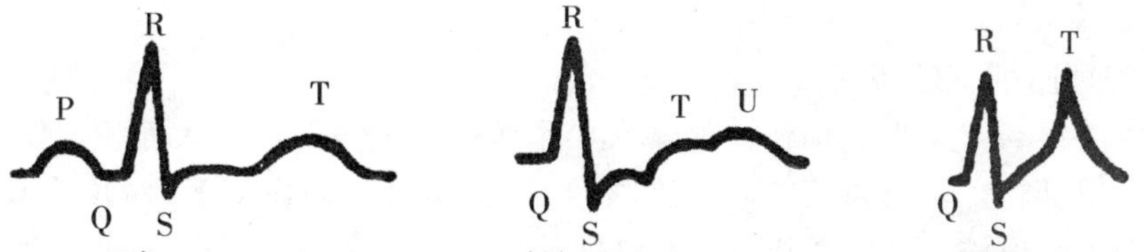


**图 10-3　血钾浓度对心电图的影响**

3. 对肾的影响　慢性缺钾时，肾对尿的浓缩功能发生障碍，出现多尿、低比重尿。其机制是由于远曲小管和集合管上皮细胞受损，对 ADH 反应性降低，水的重吸收减少。

4. 对骨骼肌的影响 严重低血钾时，骨骼肌细胞可发生坏死，称为横纹肌溶解，易发生于缺钾患者有较剧烈的肌肉活动时。这是因为缺钾使运动引起的舒血管反应丧失，造成肌肉缺血。

5. 对中枢神经系统的影响 由于缺钾使中枢神经细胞糖代谢障碍，ATP 生成减少，使中枢神经系统兴奋性降低。患者表现精神萎靡、表情淡漠、全身倦怠，重者可出现嗜睡、昏迷。

6. 对酸碱平衡的影响 低钾血症可致碱中毒。其机制在于血钾浓度降低一方面造成细胞内、外 $K^+$－$H^+$ 交换，$K^+$ 出细胞，$H^+$ 入细胞，另一方面使肾小管上皮细胞内 $K^+$ 下降，$H^+$ 增高，以致 $K^+$－$Na^+$ 交换减弱，$H^+$－$Na^+$ 交换增强，结果血浆 $H^+$ 浓度下降，发生代谢性碱中毒，随尿排出的 $H^+$ 增多。此时血液 pH 呈碱性，而尿液却呈酸性，称为反常性酸性尿。

**（三）防治原则**

1. 积极治疗原发病，去除病因。

2. 适当补钾。轻度低钾血症者，应尽早恢复进食富含钾的食物来纠正。重度低钾血症者，首选口服补钾，每日口服氯化钾 40～120mmol 为宜。若病情严重或不能口服，可采用静脉滴注补钾。应掌握“见尿补钾”的原则，即每日尿量在 500ml 以上才能从静脉补钾。静脉点滴的速度要慢，严禁静脉注射钾，以防止高钾血症的发生。

## 二、高钾血症

高钾血症（hyperkalemia）是指血清钾浓度高于 5.5mmol/L。确诊时应注意排除因静脉穿刺不当或血标本溶血所致的假性高钾血症。

**（一）原因和机制**

1. 钾摄入过多 临床上多见于因给肾功能欠佳者静脉输入含钾溶液；或过多、过快地静脉滴注库存血液；或误将钾盐作静脉推注等所致的血钾升高。一般在肾功能正常的情况下，因高钾饮食引起的高钾血症十分罕见。

2. 肾排钾减少 是导致高钾血症的最主要原因。急性肾衰竭少尿期或慢性肾衰竭终末期，肾小球滤过率明显降低，钾在体内潴留。醛固酮是保钠排钾的重要激素，当醛固酮分泌减少时，远曲小管和集合管排 $K^+$ 量降低。临床上使用保钾利尿剂（如螺内酯和氨苯蝶啶等），前者通过对抗醛固酮的作用，后者能抑制远曲小管泌钾，造成高钾血症。肾上腺皮质功能不全，如 Addison 病或低醛固酮血症时，醛固酮分泌明显减少，肾小管保钠排钾功能减弱，可引起血 $K^+$ 浓度增高。

3. 细胞内钾向细胞外转移

（1）大量溶血与严重组织损伤：如输入异型血造成大量溶血；大面积烧伤或挤压综合征使组织细胞大量破坏，均可直接引起细胞内的 $K^+$ 大量外释而血清 $K^+$ 浓度升高。

（2）酸中毒：血清 $H^+$ 浓度升高，不仅促使细胞内、外 $K^+$－$H^+$ 交换，细胞内 $K^+$ 外逸增多，而且使肾小管 $Na^+$－$H^+$ 交换增强，$Na^+$－$K^+$ 交换减弱，尿 $K^+$ 排出减少，导致血清钾浓度增高。

（3）缺氧：组织缺氧使细胞 ATP 生成减少，膜钠泵功能障碍，于是细胞 $Na^+$－$K^+$ 交换减弱，细胞外 $K^+$ 增多。

(4) 胰岛素缺乏与高血糖：糖尿病时，患者体内胰岛素不足，糖原合成减弱，$K^+$进入细胞减少。同时高血糖使血浆渗透压升高，水分从细胞内液转移至细胞外液，血清$K^+$浓度增高，可促进$K^+$从细胞内外逸，两者均可促成血清$K^+$浓度升高。

(5) 高钾血症型周期性瘫痪：一种少见的常染色体显性遗传病，肌麻痹发作时常伴血钾升高。

### （二）对机体的影响

1. 对神经、肌肉的影响　骨骼肌的兴奋性随高钾血症的程度而相应变化。轻度时，肌肉兴奋性增高，出现肌肉轻度震颤，手足感觉异常（如刺痛）。重度时，肌肉兴奋性明显降低甚至消失，出现四肢无力，腱反射减弱、消失，甚至弛缓性麻痹，可波及呼吸肌。其发生机制为：急性轻度高钾血症，指的是血清钾浓度为5.5～7mmol/L。细胞外$K^+$浓度增加而细胞内$K^+$浓度变化不大，细胞内$K^+$外流减少，使静息电位负值变小，与阈电位之间的距离接近，神经肌肉兴奋性增高。当血清$K^+$浓度达到7mmol/L以上为急性重度高钾血症，此时，细胞内外$K^+$浓度比值更小，静息电位负值更小，接近甚至超过阈电位水平，细胞膜钠通道失活，肌肉兴奋性明显降低甚至消失，处于除极化阻滞状态。

慢性高钾血症时，由于细胞外增多的$K^+$逐渐移入细胞内，细胞内外$K^+$浓度比值与正常相似，静息电位变化不大，对肌肉兴奋影响不明显，多无神经、肌肉症状。

2. 对心脏的影响　可引起各种心律失常，尤其是一些致死性心律失常如心室纤颤、心脏停搏等，已成为高钾血症对机体的最主要危害。它们的发生与高钾血症对心肌电生理特性的影响有关。

(1) 心肌兴奋性改变：与骨骼肌相似，即伴随高钾血症的程度而变化。当血清$K^+$浓度轻度增高时，心肌细胞静息电位负值轻度减小，引起兴奋阈刺激也较小，心肌兴奋性增高。当血清$K^+$浓度明显增高时，心肌细胞静息电位过小，心肌兴奋性显著降低甚至消失，处于除极化阻滞状态。

(2) 心肌自律性降低：高钾血症时，心肌快反应自律细胞膜复极化后对$K^+$通透性相应增大，4期$K^+$外流加快，$Na^+$内流减慢，自动除极化变慢，心肌自律性降低。

(3) 心肌传导性降低：高钾血症时，心肌细胞静息电位负值减小，Em－Et间距缩小，动作电位0期除极化的幅度变小，速度减慢，使传导性降低。

(4) 心肌收缩性降低：高钾血症时，可抑制$Ca^{2+}$内流，心肌细胞内$Ca^{2+}$浓度降低，兴奋-收缩偶联障碍，心肌收缩性降低。

心电图显示T波高尖（图10－3）。心肌传导性降低使P波和QRS波变低和增宽。还可因传导阻滞、兴奋折返等出现多种类型的心律失常甚至发生心室纤颤。

3. 对酸碱平衡的影响　高钾血症可引起酸中毒。这是因为血清钾浓度升高不仅可通过细胞内、外的$K^+$－$H^+$交换，使$K^+$入细胞，$H^+$出细胞，而且使肾小管上皮细胞内血清$K^+$浓度增高，血浆$H^+$浓度降低，以致肾小管$K^+$－$Na^+$交换增强，$H^+$－$Na^+$交换减弱，随尿排出的$H^+$减少。于是血浆$H^+$浓度增高，引起代谢性酸中毒。此时血液pH呈酸性，而尿液却呈碱性，称为反常性碱性尿。

### （三）防治原则

1. 防治原发病，及时去除病因。

2. 降低血清$K^+$浓度

(1) 静脉滴注葡萄糖和胰岛素，促使$K^+$进入细胞。同时可静脉输入$NaHCO_3$溶液，通过升高血浆 pH，达到促使 $K^+$ 入细胞的目的。

（2）口服阳离子交换树脂，加速肠道排 $K^+$。进行腹膜透析经腹膜排 $K^+$，或经血液透析来降低血清 $K^+$ 浓度。

3. 拮抗高 $K^+$ 对心肌的毒性作用 可静脉输入钙剂（如葡萄糖酸钙）和钠剂（如乳酸钠或 $NaHCO_3$ 溶液），发挥 $Ca^{2+}$、$Na^+$ 对 $K^+$ 的拮抗效应，使高 $K^+$ 对心肌的毒性作用减轻或消除。

（唐忠辉）

# 第十一章　水　肿

水肿（edema）是指过多的液体在组织间隙或体腔内积聚。水肿不是一个独立的疾病，而是一种重要的病理过程。过多的体液积聚在体腔称为积水或积液，如腹水、胸腔积液、心包积水和脑室积液等，所积聚的液体称为水肿液。组织间隙中液体积聚称为组织水肿，如皮下水肿等。

## 第一节　水肿的分类

常见的分类法有：

1. 按水肿发生的原因，可将水肿分为心性水肿、肾性水肿、肝性水肿、过敏性水肿和营养不良性水肿等。
2. 按水肿发生波及的范围，可分为全身性水肿和局部性水肿。
3. 按水肿发生的部位，可分为皮下水肿、肺水肿、脑水肿、喉头水肿和视乳头水肿等。
4. 按水肿的皮肤特点，可将皮下水肿分为显性水肿和隐性水肿。

## 第二节　水肿的表现特征及其对机体的影响

### 一、水肿的表现特征

1. 水肿的皮肤特征　皮下水肿是全身或局部水肿的一个重要体征。明显的皮下水肿，可见水肿区皮肤苍白、肿胀，皱纹浅平，温度较低，弹性较差，手指按压可有凹陷，故有凹陷性水肿之称。实际上，这种水肿发生之前，已有组织液的生成增多（即称隐性水肿），由于这些增多的组织液与组织间隙中的胶原纤维和凝胶基质相互结合而呈凝胶状态，其量可达原体重的10%，故临床上可定期测量体重来判断这种水肿。

2. 全身性水肿的分布特点　心性水肿早期，患者直立位时在胫前和踝部、仰卧位时在骶部先出现凹陷性水肿，这与重力使远心部位毛细血管流体静压增高更为显著，以及组织间隙的游离水易向下垂部位流动有关。晚期严重时可波及全身。肝性水肿以腹水为主（可伴有不同程度的下肢水肿），主要与肝硬化使肝组织结构改变有关。肾性水肿先表现为晨起眼睑或颜面部水肿，与该部位组织疏松、皮肤薄、伸展度大、易容纳水肿液有关。

### 二、水肿对机体的影响

#### （一）有利方面

1. 减轻心脏负荷　如全身性水肿时，过多的体液积聚于组织间隙，直接避免了因血容量过度增多、容量（前）负荷增加对心功能产生的不利影响。

2. 有助于机体抗损伤　如炎性水肿时，所产生的渗出液可发挥稀释毒素、吸附有害物质、输送抗体或药物、防止病原菌和有利于吞噬细胞游走等综合作用，以增强机体的抗损伤能力。

**（二）不利方面**

1. 组织细胞营养障碍　水肿形成后，积聚在组织间隙的大量液体使细胞与毛细血管之间的距离拉大，营养物质在细胞之间的弥散效率降低，不利于组织细胞的正常营养。

2. 器官组织功能障碍　主要见于急速发展的重度水肿和重要生命器官的水肿。如重度脑水肿可使颅内压增高，甚至形成脑疝危及生命。喉头水肿可导致气道阻塞，严重时出现窒息死亡等。

## 第三节　水肿的发病机制

正常人体体液容量与组织液容量是相对恒定的，这种恒定有赖于体内外液体交换平衡和血管内外液体交换平衡这两大因素的调节。如果两个平衡失调，均可导致水肿发生。

### 一、血管内外液体交换失平衡——组织液生成大于回流

正常情况下组织间液和血浆之间不断进行液体交换（图 11－1），使组织液的生成和回流保持动态平衡。影响组织液生成与回流的主要因素有：①毛细血管的流体静压（平均为 2.33kPa）和组织液的胶体渗透压（平均为 0.67kPa），它们是推动血管内液体向组织间隙滤出的力量。②血浆胶体渗透压（平均为 3.72kPa）和组织间液的流体静压（平均为－0.87kPa），它们是推动组织间液回吸收至血管的力量。这两对力量之差称为有效滤过压（平均为 0.15kPa），说明正常时组织液的生成是略大于回流的。在毛细血管动脉端，滤出的力量大于回吸收的力量，液体从动脉端滤出。而在毛细血管静脉端，回吸收的力量大于滤出的力量，组织间液回流到血管内。③淋巴回流具有很强的生理代偿作用，淋巴管壁的通透性较高，蛋白质易于通过。不仅能及时将生成略多的组织液从淋巴系统回流入血，防止组织间隙内的液体积聚。而且，还同步运走了从毛细血管漏出的蛋白质和大分子物质，有效地避免了组织间液胶体渗透压的增高，维持了组织液的正常回流。

上述任何一个或多个因素失调均可成为水肿发生的重要原因，使组织液生成大于回流，形成水肿。

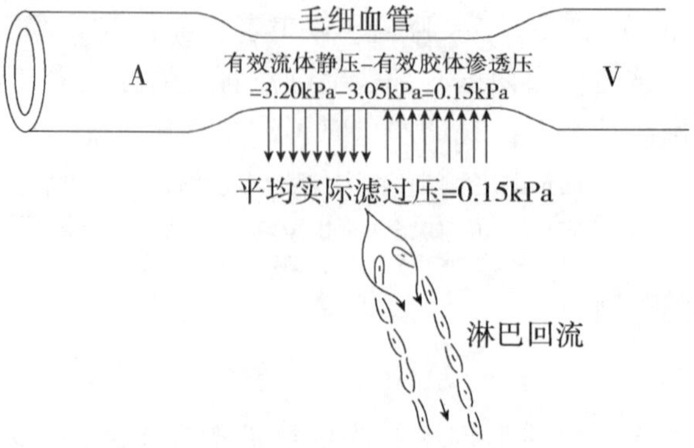


**图 11－1　血管内外液体交换示意图**

### （一）毛细血管流体静压增高

从平均实际滤过压的构成要素来看，毛细血管流体静压增高可直接增大有效流体静压与平均实际滤过压，使组织间液生成增多，一旦超过淋巴回流的代偿能力，即可引起水肿。这种情况常见于静脉压升高，因此，心力衰竭、肿瘤组织压迫静脉等均可因增高静脉压而导致水肿。

毛细血管血压升高可使有效滤过压增大，血管内液体滤出增多，而组织间液回流减少。当过多的组织间液超过淋巴回流的代偿限度时，便积聚于组织间隙引起水肿。引起毛细血管血压增高的常见原因为静脉压增高，如心力衰竭、肿瘤组织压迫静脉或静脉血栓形成可使静脉回流受阻、静脉压增高而引起水肿。

### （二）血浆胶体渗透压降低

血浆胶体渗透压的大小主要取决于血浆白蛋白的含量。当血浆白蛋白含量减少时，血浆胶体渗透压降低，有效滤过压增大，组织液生成增加，可发生水肿。常见的病因有：①蛋白质摄入不足，见于禁食、胃肠消化吸收功能严重障碍的患者；②白蛋白合成减少，见于长期慢性肝病的患者，如肝硬化；③蛋白质丧失过多，如肾病综合征时，由于肾小球膜的通透性增高，大量蛋白质从尿中丧失；④蛋白质分解代谢增强，见于慢性感染（肺结核）、恶性肿瘤等慢性消耗性疾病，蛋白质的分解及消耗明显增多。

### （三）微血管壁通透性增高

正常时毛细血管内外之所以能形成很大的胶体渗透压梯度，来参与维持组织液生成与回流之间的动态平衡，主要与其只允许微量蛋白质滤出有关。常见于各种炎症性疾病，如感染、烧伤、冻伤、化学伤、过敏性疾病以及昆虫叮咬等。这些因素可以直接损伤血管壁或通过组胺、激肽等炎性介质的作用使微血管壁的通透性增高，血浆蛋白滤出明显增多（可达3g%～6g%），不仅可迅速降低毛细血管内的血浆胶体渗透压，而且可明显升高组织液胶体渗透压，结果使有效胶体渗透压降低，组织液生成显著大于回流，超过淋巴回流代偿而引发水肿。

### （四）淋巴回流受阻

正常的淋巴回流可及时将生成略多的组织液及其所含蛋白质运回血液循环，并可在组织液生成增多时发挥代偿性回流的作用。当淋巴回流受阻时，不但使组织液不能经淋巴管返回血液，而且使少量蛋白质积存在组织间隙，增加了组织间液的胶体渗透压，促进液体在组织间隙的积聚，形成淋巴性水肿。造成淋巴回流受阻的常见原因有：恶性肿瘤侵入并阻塞淋巴管；乳腺癌根治术等摘除主要的淋巴结，可引起相应部位水肿；丝虫病时主要的淋巴管道被阻塞，可造成下肢和阴囊的慢性水肿，长期刺激使结缔组织增生引起橡皮病。

## 二、体内外液体交换失平衡——水钠潴留

正常人体钠、水的摄入量和排出量处于动态平衡，从而保持体液量的相对恒定。这种平衡的维持依赖肾对钠、水排泄的调节。肾对钠、水的排泄取决于肾小球的滤过率（GFR）和肾小管的重吸收功能。当肾的调节功能异常时，肾排出钠、水减少，导致全身性水肿的发生。

### （一）肾小球滤过率降低

肾小球滤过率是指单位时间内两肾生成的肾小球滤液量，主要取决于肾小球的有效滤过压、滤过膜的通透性和滤过面积。当肾小球滤过率减少，而不伴有肾小管重吸收相应减少

时，便会出现水钠潴留。造成肾小球滤过率降低的常见原因有：①广泛的肾小球病变，如急性肾小球肾炎时，毛细血管内皮细胞肿胀及炎性渗出物的挤压使肾小球滤过面积明显减少；②有效循环血量明显减少，如充血性心力衰竭时，有效循环血量减少使肾血流量减少、肾小球滤过率降低，导致水钠潴留。

**（二）肾小管重吸收钠、水增多**

1. 肾血流重分布 正常情况下，90%的肾血流流经皮质肾单位，而皮质肾单位（约占总数的85%）髓袢短，不进入髓质高渗区，重吸收钠、水能力较弱；而近髓肾单位（约占总数的15%）髓袢长，深入髓质高渗区，重吸收钠、水能力较强。当有效循环血量减少时，通过皮质肾单位的血流量明显减少，而近髓肾单位的血流量相对增加，从而使钠、水的重吸收增加。

2. 肾小球滤过分数（filtration fraction，FF）升高 在充血性心力衰竭或肾病综合征时，有效循环血量减少，肾血流重分布，原本减少的肾血流量大多流经出球小动脉比入球小动脉收缩更为显著的近髓肾单位，以致肾小球滤过率相对增高，即肾小球滤过分数（肾小球滤过率/肾血浆流量）升高，使得流过肾小球的血液因较多的无蛋白滤液生成原尿而相应浓缩，进入肾小管周围毛细血管内可造成血浆胶体渗透压升高，流体静压下降，近曲小管对钠、水的重吸收增多。

3. 利钠激素（nartriuretic hormone，NH）分泌减少 NH又称心房利钠多肽，具有很强的利尿、利钠作用。正常时在心房肌细胞合成并储存，它的分泌和释放受血容量、血压等因素的影响。如有效循环血量减少时，可降低心房牵张感受器的兴奋性，抑制利钠激素的分泌与释放，结果促使近曲小管重吸收钠、水，有利于钠、水潴留形成。

4. 醛固酮分泌增加 醛固酮的作用在于促使远曲小管和集合管重吸收$Na^+$，因而是引发钠、水潴留的一个重要因素。当肝细胞功能障碍使醛固酮灭活减少，或有效循环血量不足（如充血性心力衰竭）使肾素-血管紧张素-醛固酮系统激活时，均可引起醛固酮分泌增多，促进机体保钠、保水。

5. 抗利尿激素（ADH）分泌增加 ADH具有促远曲小管和集合管重吸收水的作用。很明显，ADH分泌增多，有利于钠、水潴留形成。造成ADH分泌增多的原因有：①有效循环血量减少时，对左心房和胸腔大血管容量感受器的刺激减弱，则可使ADH分泌增多。②肾素-血管紧张素-醛固酮系统激活后，导致醛固酮分泌增加，远曲小管对$Na^+$的重吸收增多，血浆晶体渗透压升高，直接刺激下丘脑渗透压感受器而使ADH大量释放。

总之，水肿的发生是以上几个因素共同作用或相继作用的结果。必须依据不同的病情，具体问题具体分析。

## 第四节 常见的水肿类型

### 一、心性水肿

心性水肿（cardiac edema）常见于心力衰竭，一般是指起源于右心衰竭的一种全身性水肿，它的主要发病机制为：

1. 钠、水潴留 对心性水肿的发生至关重要，以起因于全心衰竭多见。当全心衰竭时，心输出量锐减和肾血流量减少，可激活肾素-血管紧张素-醛固酮系统使醛固酮和ADH分泌增多，水钠潴留形成，从而导致心性水肿。

2. 体静脉回流障碍 右心衰竭时，心输出量减少，血液淤滞在体循环静脉内，直接造成毛细血管流体静压增高，有效流体静压增大，组织液大量生成，可引发心性水肿，较早地在患者肢体下垂部位出现。同时，由于静脉压升高，妨碍淋巴正常回流，使水肿因组织液的不断积聚而加重。

3. 血浆蛋白减少 由于右心衰竭造成胃肠道及肝慢性淤血，血浆蛋白因蛋白质合成代谢障碍和钠、水潴留后的稀释作用而减少，结果使血浆胶体渗透压明显下降、组织液生成显著增多而促发水肿。

## 二、肝性水肿

肝性水肿（hepatic edema）是指一种因严重肝疾病（肝硬化、急性肝坏死）所引起的全身性水肿。它以腹水形成为特征，发生机制主要为：

1. 肝静脉回流障碍 晚期肝硬化造成的弥漫性结节增生和肝假小叶大量生成，可明显压迫、扭曲或闭塞肝静脉，使肝淋巴液生成过多，直接从肝表面漏入腹腔，形成腹水，严重时甚至可经横膈膜漏入胸腔。

2. 门静脉高压形成 肝静脉回流障碍后，一方面直接增高肝血窦内压，另一方面可在门静脉与肝动脉之间形成交通支，两者从不同途径引起门静脉高压形成、肠系膜淋巴液生成增多而产生腹水。

3. 低蛋白血症 门脉系统回流受阻所致的胃肠道慢性淤血，造成体内蛋白质消化、吸收障碍，加上肝细胞受损对清蛋白的合成减少和腹水中血浆蛋白的大量积聚，可使患者血浆蛋白浓度降低、血浆胶体渗透压下降而不断加重腹水。

4. 钠、水潴留 为大量腹水形成的直接结果。因为这种状况所引起的有效循环血量减少，肾小球滤过率降低，可激活肾素-血管紧张素-醛固酮系统，促使醛固酮和 ADH 分泌增多，肾小管重吸收钠、水增加，以致钠、水潴留。

## 三、肾性水肿

肾性水肿（renal edema）是指原发于肾功能障碍的一种全身性水肿，有肾病性水肿和肾炎性水肿之分。

### （一）肾病性水肿

主要见于肾病综合征，在临床上具有大量蛋白尿、重度水肿、高脂与高胆固醇血症和低蛋白血症四大特征。其发生机制为：①肾小球滤过膜通透性增高，造成蛋白质从尿液中大量丢失，血浆蛋白显著降低，组织液因有效胶体渗透压的锐减而生成过多，结果造成严重水肿。②积聚在组织间隙内的大量水肿液因难以被机体利用，导致有效循环血量减少和 GFR 降低，通过激活肾素-血管紧张素-醛固酮系统（RAAS），继发性地引起钠、水潴留从而加重水肿。

### （二）肾炎性水肿

临床上见于急、慢性肾小球肾炎。其发生机制为：①急性肾炎时因肾小球滤过膜广泛的炎性病变，使得滤过面积急剧减少，GFR 明显降低，继而促发钠、水潴留。同时，钠、水潴留对血浆蛋白的稀释作用，又可降低血浆胶体渗透压，进一步促进水肿。②慢性肾炎时因肾单位进行性破坏，晚期时健存的肾单位过少，肾小球滤过面积严重减少，同样可因 GFR

的锐减而继发本型水肿。

## 四、脑水肿

脑水肿（brain edema）是指脑组织液体含量增多引起脑容量增大和重量增加的一种病理过程。常见于颅脑损伤、脑血管疾病、颅内占位性病变等。临床上常出现剧烈头痛、恶心呕吐和视乳头水肿构成的“高颅压综合征”三大症状，严重时可出现意识障碍、昏迷甚至死亡等。根据病因可将脑水肿分为三类，每一类的发生机制各不相同，分述如下：

### （一）血管源性脑水肿

通常作为颅内肿瘤、感染、创伤和脑血管意外伴发症而最为多见。其好发部位为脑白质区，主要机制在于受细菌毒素、氧自由基、血管活性介质（组胺、5-羟色胺）等病因的损害性作用，病变区毛细血管通透性增高，形成所谓“血脑屏障开放”现象，致使大量富含蛋白质的液体积聚在脑白质区的组织间隙内，形成血管源性脑水肿。

### （二）细胞毒性脑水肿

常见于急性脑缺氧、糖尿病、水中毒等，好发于灰、白质的脑细胞。其发生机制为：①因严重缺氧造成ATP生成减少、脑细胞膜钠泵功能障碍或氧自由基直接损伤脑细胞膜，以致细胞内 $Na^+$ 浓度增高而引起脑水肿。②水中毒时，细胞外液低渗，可促使水分在脑细胞中积聚而产生脑水肿。

### （三）间质性脑水肿

见于先天性或后天性阻塞性脑积水。如神经胶质细胞增生堵塞大脑导水管，使得脑脊液循环障碍，在脑室中大量积聚，以致脑室内压剧增、室管膜通透性增大、脑脊液向脑室外白质渗透，引起间质性脑水肿。

（林玉栋）

# 第十二章　酸碱平衡紊乱

人体内环境适宜的酸碱度在 pH 7.35～7.45，这是保证细胞进行正常代谢和功能活动的基本条件。在生命活动的过程中，体内不断生成酸性或碱性产物，亦经常从体外摄入酸性或碱性物质，但是通过机体体液缓冲系统以及肺、肾等多方面的调节活动，血液 pH 稳定在一个变动很窄的正常范围内。这种在生理条件下维持体液酸碱度相对稳定的过程称为酸碱平衡（acid - base balance）。

尽管机体对酸碱负荷有强大的缓冲能力和有效的调节功能，但在病理情况下可因酸碱负荷过度、不足或调节机制障碍导致体液酸碱度稳定性的破坏，称为酸碱平衡紊乱（acid - base disturbance）。一旦发生酸碱平衡紊乱，就会使病情更加严重和复杂，若不及时纠正，将对患者的生命造成严重威胁。因此，及时发现和正确处理酸碱平衡紊乱对临床防治疾病具有重要意义。

## 第一节　酸碱平衡的调节

### 一、酸、碱的概念及其来源

#### （一）酸与碱的概念

在生物化学反应中，凡能释放出 $H^+$ 的化学物质称为酸，如 HCl、$H_2SO_4$、$H_2CO_3$ 和 $NH_4^+$ 等。而把能接受 $H^+$ 的化学物质称为碱，如 $OH^-$、$SO_4^{2-}$、$NH_3$、$HCO_3^-$ 等。

#### （二）体内酸碱物质的来源

体液中的酸性或碱性物质主要是细胞在物质代谢的过程中产生的，少量来自食物。酸性物质的产量远远超过碱性物质。

1. 酸性物质的来源　按照 $H^+$ 的来源和产生过程分为呼吸性即挥发酸和代谢性即固定酸两类。

（1）挥发酸：糖、脂肪和蛋白质氧化分解的终产物 $CO_2$ 与 $H_2O$ 在碳酸酐酶（carbonic anhydrase，CA）催化下生成碳酸（$H_2CO_3$），$H_2CO_3$ 在肺转变成 $CO_2$ 排出体外，故称之为挥发酸。

（2）固定酸：除 $H_2CO_3$ 以外的酸性物质不能变成气体由肺呼出，只能经肾随尿排出体外，称为固定酸或非挥发酸。固定酸主要来源于蛋白质的分解，如含硫氨基酸（蛋氨酸、胱氨酸及半胱氨酸等）分解生成的硫酸；含磷化合物（磷蛋白、磷脂及核酸等）分解生成的磷酸；嘌呤类化合物分解生成的尿酸和糖；以及糖、脂肪代谢过程中产生的多种有机酸（丙酮酸、乳酸、β-羟丁酸和乙酰乙酸等）。

机体有时还会摄入一些酸性食物，包括服用酸性药物，如氯化铵、水杨酸等，成为体内酸性物质的另一来源。

2. 碱性物质的来源　碱性物质的主要来源是食物中含的有机酸盐，如枸橼酸钠、苹果酸钠等，在体内代谢过程中生成碳酸氢钠，使体液碱化。

## 二、体内酸碱平衡的调节

正常人体不断生成或摄取酸、碱物质，但体液的 pH 不会发生明显变化，这是通过体液的缓冲系统、肺和肾对酸碱平衡的调节实现的。

### （一）血液的缓冲系统在酸碱平衡中的调节

1. 缓冲系统的组成　所谓缓冲系统是由弱酸（缓冲酸）和其对应的缓冲碱组成的具有缓冲酸碱能力的混合溶液。血液的缓冲系统主要包括碳酸氢盐缓冲系统（$HCO_3^-/H_2CO_3$）、磷酸盐缓冲系统（$HPO_4^{2-}/H_2PO_4^-$）、血浆蛋白质缓冲系统（$Pr^-/HPr$）和血红蛋白缓冲系统（$Hb^-/HHb$）及氧合血红蛋白缓冲系统（$HbO_2^-/HHbO_2$）。

体内的挥发酸主要由非碳酸氢盐缓冲系统进行缓冲，其中最重要的是血红蛋白缓冲系统及氧合血红蛋白缓冲系统。固定酸或碱能被所有缓冲系统缓冲，包括碳酸氢盐缓冲系统和非碳酸氢盐缓冲系统，其中以碳酸氢盐缓冲系统最重要。

碳酸氢盐缓冲系统中，不仅 $HCO_3^-$ 是缓冲系统中含量最高的缓冲对，其缓冲固定酸的能力占全血缓冲总量的 53%，而且该系统是开放性调节，$H_2CO_3$ 能和体液中溶解的 $CO_2$ 取得平衡是通过肺调节，$HCO_3^-$ 能通过肾调节，从而使其缓冲能力大大加强，远远超过其化学反应本身的调节。但碳酸氢盐缓冲系统只能缓冲碱和固定酸，不能缓冲挥发酸。

根据 Henderson-Hasselbalch 方程，$pH = pKa + \log[HCO_3^-/H_2CO_3]$。式中 pKa 为 $H_2CO_3$ 解离常数的负对数，38℃时为 6.1。正常人血浆 $NaHCO_3$ 浓度为 24mmol/L，血浆 $H_2CO_3$ 浓度为 1.2mmol/L，代入上式为：

$$pH = 6.1 + \log 24/1.2 = 6.1 + \log 20/1 = 6.1 + 1.3 = 7.4$$

由上式可见，血浆 pH 主要取决于［$HCO_3^-/H_2CO_3$］的比值，其中 $HCO_3^-$ 浓度含量主要受呼吸性因素影响，正常值为 24mmol/L，而 $H_2CO_3$ 浓度含量主要受呼吸性因素影响，正常值为 1.2mmol/L。两者任何一方的浓度发生变化，通过机体的调节，只要另一方发生相应的增加或减少，两者浓度比值为 20∶1，则血浆 pH 在正常范围。如血浆 $NaHCO_3$ 的浓度增加到 30mmol/L，只要血浆 $H_2CO_3$ 的浓度相应增加到 1.5 mmol/L，两者的浓度比值不改变，血浆 pH 就不会发生变动。

2. 血液缓冲系统的作用　酸碱平衡紊乱时，血液缓冲系统以接受 $H^+$ 或释放 $H^+$ 的方式，变强酸为弱酸，变强碱为弱碱，以反应迅速、维持短暂为特点，减轻血浆 pH 的变动程度。以碳酸氢盐缓冲系统为例，说明缓冲系统在酸碱平衡调节中的作用。

$$HCl + NaHCO_3 \rightarrow NaCl + H_2CO_3$$

盐酸是一种强酸，当其进入血液后首先与缓冲系统中的碱发生反应，生成氯化钠和碳酸，从而将强酸转变成弱酸，进而通过肺将碳酸排出，结果血浆 pH 的变化不明显。

$$NaOH + H_2CO_3 \rightarrow H_2O + NaHCO_3$$

NaOH 是一种强碱，当其入血后与缓冲系统中的弱酸发生反应，生成水和 $NaHCO_3$，从而将强碱转化成弱碱，再经肾排出，以维持血浆 pH 在正常范围波动。

### （二）肺对酸碱平衡的调节

肺通过呼吸运动的频率和幅度来调节肺泡通气量，释放 $CO_2$ 的排出量，控制挥发酸（$H_2CO_3$）水平，使血浆中 $H_2CO_3$ 与 $HCO_3^-$ 的浓度维持正常比值，以保持 pH 处于相对稳定状态。这种调节的特点是作用快（数分钟即可启动），效能最大，约 30 分钟达到高峰。

呼吸运动受中枢和外周化学感受器的调节，动脉血二氧化碳分压（$PaCO_2$）和［$H^+$］升高均可使二者受刺激，反射性兴奋呼吸中枢，使呼吸加深、加快，从而使 $CO_2$ 由肺排出增多，血浆［$H_2CO_3$］相应降低；反之亦然。以维持［$HCO_3^-/H_2CO_3$］的比值为 20∶1 在正常范围，使血液 pH 相对恒定。

**（三）肾对酸碱平衡的调节**

肾主要通过排酸保碱作用来排泄固定酸、维持血浆 $NaHCO_3$ 的浓度，对酸碱平衡进行调节。其作用特点为：反应较慢，数小时后发挥作用，3～5 天达到高峰，有很强的排酸保碱效能。故肾对酸碱平衡的调节作用强而持久，但作用发挥比较缓慢。

肾排酸保碱的重要环节是肾小管上皮细胞生成和排泌 $H^+$ 或 $NH_3$，或排出 $K^+$，与原尿中的 $Na^+$ 进行交换（$H^+$-$Na^+$ 交换、$NH^{4+}$-$Na^+$ 交换、$K^+$-$Na^+$ 交换），而重吸收 $NaHCO_3$ 回流入血（图 12-1）。可见肾在酸碱平衡中调节的作用，一方面是回吸收经肾小管滤出的 $HCO_3^-$；另一方面是肾小管上皮细胞排泌 $H^+$，与其排泌的 $NH_3$ 或肾小管滤液中的 $HPO_4^{2-}$ 结合形成 $NH_4^+$ 或 $H_2PO_4^-$ 随尿液排出体外。

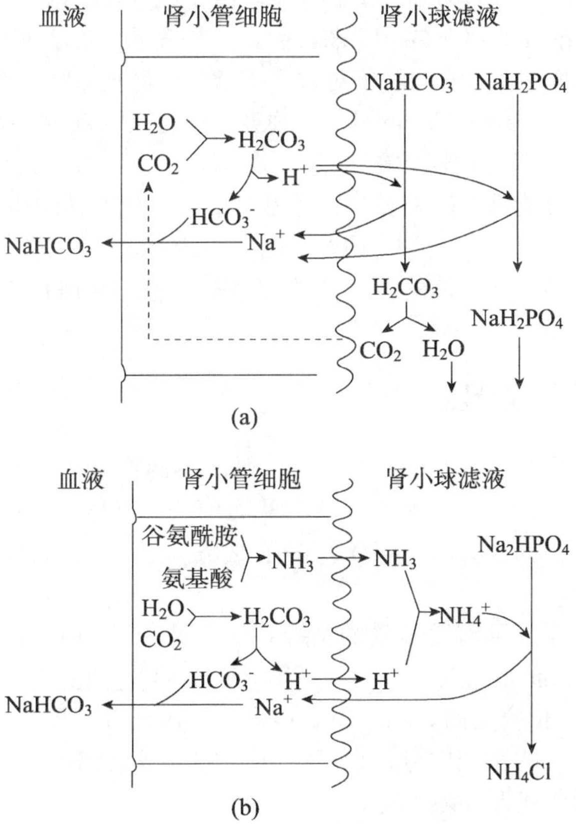


**图 12-1 肾对酸碱平衡的调节**

(a) $H^+$-$Na^+$ 交换，促进 $HCO_3^-$ 的重吸收；(b) $NH_4^+$-$Na^+$ 交换

原尿的 pH 与血浆相同，而正常人终末尿的 pH 在 4.4～8.2 的范围内变动（平均 6.0）。终末尿 pH 降至 4.8 时，［$HPO_4^{2-}$］/［$H_2PO_4^-$］的比值由原尿为 4∶1 降至 1∶99，可见肾能排出过多的酸以维持体液 pH 在正常范围。

**（四）细胞内外离子交换对酸碱平衡的调节**

细胞内外可进行 $H^+$ 交换、$NH_4^+$－$Na^+$ 交换、$K^+$－$Na^+$ 交换和 $K^+$、$Na^+$ 或 $Ca^{2+}$ 的交换，$HCO_3^-$ 和 $Cl^-$ 也可通过细胞膜进行交换，从而缓冲细胞外液［$H^+$］的变动，红细胞、肌细胞和骨组织均能发挥这种作用。如酸中毒时，细胞外液 $H^+$ 可弥散入细胞内，细胞内 $K^+$ 则移出细胞外，使细胞外液［$H^+$］降低，但常导致血清钾含量升高；碱中毒时则相反，会导致血清钾含量降低。由此可见，酸碱平衡紊乱与钾代谢之间有着密切的联系。细胞的缓冲能力较强，3～4 小时即能发挥作用，缺点是可导致高钾血症。

## 第二节 反映酸碱平衡状况的指标及其意义

### 一、pH

pH 与 $H^+$ 浓度均是溶液酸碱度的常用指标，由于血液 $H^+$ 浓度很低，直接表示甚为不便，因此广泛使用 $H^+$ 浓度的负对数 pH 来表示。它是表示溶液酸碱度的一个简明指标。

血浆 pH 是指动脉血中 $H^+$ 浓度的负对数。正常人动脉血 pH 正常值为 7.35～7.45，平均为 7.4，相当于［$H^+$］为 45～35nmol/L。血浆 pH 可反映酸碱平衡紊乱的性质、程度与代偿状况。若 pH＜7.35 为失代偿性酸中毒；若 pH＞7.45 为失代偿性碱中毒；若 pH 为 7.35～7.45，则有三种可能性：①酸碱平衡正常。②存在代偿性酸中毒或碱中毒，此时经机体代偿调节，使血浆［$HCO_3^-$］/［$H_2CO_3$］比值仍维持 20∶1 左右，则 pH 在正常范围。③并存有酸中毒、碱中毒相互抵消的混合型酸碱平衡紊乱，因 pH 变化趋向彼此相反，故暂时正常。

### 二、动脉血二氧化碳分压

动脉血二氧化碳分压（$PaCO_2$）是指物理溶解于动脉血浆中的 $CO_2$ 分子所产生的张力，正常值为 4.39～6.25kPa（33～46mmHg），平均值为 5.32kPa（40mmHg）。$PaCO_2$ 乘以 $CO_2$ 的溶解系数（40×0.03＝1.2mmol/L）等于血浆 $H_2CO_3$ 浓度，故 $PaCO_2$ 是反映呼吸性酸碱平衡紊乱的重要指标。

由于测定 $PaCO_2$ 可了解肺泡通气量的情况，通常情况下肺泡通气量决定血浆 $PaCO_2$ 水平，两者呈反比关系。通气过度，$PaCO_2$ 降低，［$H_2CO_3$］相应下降。反之，通气不足，$PaCO_2$ 升高，［$H_2CO_3$］相应增高。临床上，$PaCO_2$＞46mmHg 时，表示 $CO_2$ 潴留，见于呼吸性酸中毒或代偿后的代谢性碱中毒；而 $PaCO_2$＜33mmHg 时，表示 $CO_2$ 排出过多，见于呼吸性碱中毒或代偿后的代谢性酸中毒。

### 三、标准碳酸氢盐和实际碳酸氢盐

标准碳酸氢盐（standard bicarbonate，SB）是指全血在标准条件下（温度为 38℃，血红蛋白氧饱和度为 100%，平衡气体的 $PaCO_2$ 为 5.32 kPa）所测得的血浆碳酸氢盐的含量。

正常值为22～27mmol/L，平均为24mmol/L。由于$PaCO_2$的变化可直接影响血浆碳酸氢盐的含量，全血标本经上述标准化条件处理后，实际上已消除了呼吸因素的影响，故SB是判断代谢性因素的指标。临床上，SB降低，见于代谢性酸中毒或代偿后的呼吸性碱中毒；SB增高，见于代谢性碱中毒或代偿后的呼吸性酸中毒。

实际碳酸氢盐（actual bicarbonate，AB）是指隔绝空气的血液标本在实际条件下所测得的血浆碳酸氢盐的含量。AB受呼吸和代谢双重因素的影响，正常人AB＝SB，均为22～27mmol/L，平均为24mmol/L。代谢性酸中毒时，两者均降低；代谢性碱中毒时，两者均升高。若AB＞SB，表明有$CO_2$潴留，见于呼吸性酸中毒或代偿后的代谢性碱中毒；若AB＜SB，表明$CO_2$呼出过多，见于呼吸性碱中毒或代偿后的代谢性酸中毒。

## 四、缓冲碱

缓冲碱（buffer base，BB）是指血液中一切具有缓冲作用的负离子（碱性物质）的总和，包括血浆和红细胞中的$HCO_3^-$、$Hb^-$、$HbO^{2-}$、$Pr^-$、$HPO_4^{2-}$等。通常在标准条件下测定，正常值为45～52mmol/l，平均为48mmol/L。BB亦是反映代谢因素的指标。代谢性酸中毒时，BB减少；代谢性碱中毒时，BB升高。但慢性呼吸性酸中毒或慢性呼吸性碱中毒时，经肾代偿调节，BB可出现继发性升高或降低。

## 五、碱剩余

碱剩余（base excess，BE）是指在标准状态下（$PaCO_2$为40mmHg，血红蛋白氧饱和度为100％、温度为38℃），用酸或碱滴定全血标本到pH 7.4时所需的酸或碱的量（mmol/L）。正常为－3.0～＋3.0mmol/L。也是一个反映代谢因素的指标。用酸滴定使血液pH达到7.4，则反映被测血液中的碱过多，BE用正值表示；若需用碱滴定，说明被测血液碱缺失，BE用负值表示。当BE负值增加时，见于代谢性酸中毒或代偿后的呼吸性碱中毒。BE正值增加时，见于代谢性碱中毒或代偿后的呼吸性酸中毒。

## 六、阴离子间隙

阴离子间隙（anion gap，AG）是指血浆中未测定的阴离子（UA）与未测定的阳离子（UC）的差值。即AG＝UA－UC。$Na^+$占血浆阳离子总量的90％，代表可测定阳离子。$HCO_3^-$和$Cl^-$占血浆阴离子总量的85％，代表可测定阴离子。血浆未测定阳离子（UC）包括$K^+$、$Ca^{2+}$和$Mg^{2+}$；血浆未测定阴离子（UA）包括$Pr^-$、$HPO_4^{2-}$、$SO_4^{2-}$和有机酸根阴离子（图12－2）。血浆中阳离子与阴离子总量相等，均为151mmol/L，从而维持电荷平衡。血浆阴阳离子平衡可表示为：

$$Na^+ + UC = HCO_3^- + Cl^- + UA$$

则阴离子间隙为：

$$AG = UA - UC$$
$$= Na^+ - HCO_3^- - Cl^-$$
$$= 140 - 24 - 104 = 12\ (mmol/L)$$

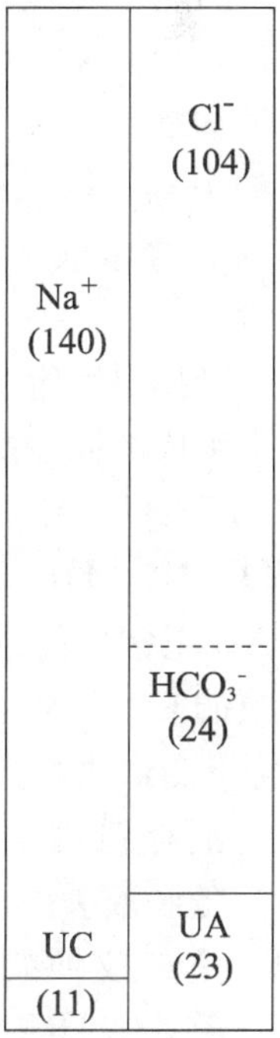

图12－2　血浆阴离子间隙示意图（单位：mmol/L）

AG 正常范围为 10～14mmol/L。AG 是反映血浆中固定酸根含量的指标，当 $HPO_4^{2-}$、$SO_4^{2-}$ 和有机酸根阴离子增加时，AG 增大，提示有代谢性酸中毒。AG 的测定对区分不同类型的代谢性酸中毒和诊断某些混合型酸碱平衡紊乱有重要意义。

## 第三节 单纯型酸碱平衡紊乱

单纯型酸碱平衡紊乱最为常见，根据其原发改变分为四种类型：①代谢性酸中毒；②呼吸性酸中毒；③代谢性碱中毒；④呼吸性碱中毒。

### 一、代谢性酸中毒

代谢性酸中毒（metabolic acidosis）是以血浆中 $HCO_3^-$ 原发性减少为特征的酸碱平衡紊乱，是临床上最常见的一类酸碱平衡紊乱。按 AG 值的变化情况，可将代谢性酸中毒分为 AG 增大型和 AG 正常型两类。

**（一）原因与机制**

1. AG 增大型代谢性酸中毒　亦称正常血氯性代谢性酸中毒，是指除含氯以外的任何一种固定酸血浆浓度增高时的代谢性酸中毒。因固定酸经碳酸氢盐缓冲后，使［$HCO_3^-$］减少，未测定阴离子增多，AG 增多。故其特点有：血浆固定酸增多，AG 增高，血氯含量正常等。常见原因为：

（1）固定酸摄入过多：如过量服用阿司匹林等水杨酸类药物，使血浆中有机酸根阴离子增加。

（2）固定酸生成过多：①乳酸酸中毒：如休克、心力衰竭、低氧血症、严重贫血、肺水肿等，均可导致组织细胞缺血缺氧，产生大量乳酸，造成乳酸酸中毒。②酮症酸中毒：常见于糖尿病、严重饥饿、酒精中毒等。如严重饥饿时，机体动用大量脂肪供能，可引发酮症酸中毒。糖尿病时，因胰岛素不足使葡萄糖利用减少，脂肪加速分解，可生成大量酮体（β-羟丁酸、乙酰乙酸等），当超过外周组织氧化利用和肾排出能力时，可造成酮症酸中毒。

（3）肾排泄固定酸减少：急性和慢性肾衰竭晚期时，肾小球滤过率降低，机体在代谢过程中过多生成的固定酸（特别是硫酸、磷酸）不能充分从尿中排出而在体内蓄积，加上肾小管泌 $H^+$ 产 $NH_4^+$ 和重吸收 $HCO_3^-$ 能力减弱，使血浆中的［$H^+$］增高，［$HCO_3^-$］明显降低，［$SO_4^{2-}$］、［$HPO_4^{2+}$］等相应增多，致血中固定酸根增加，AG 增大。

2. AG 正常型代谢性酸中毒　又称高血氯性代谢性酸中毒。此时，$HCO_3^-$ 丢失过多而由重吸收的 $Cl^-$ 替补，或含 $Cl^-$ 药物摄入过多直接升高血浆［$Cl^-$］和降低［$HCO_3^-$］，使 AG 保持不变，故其具有 AG 正常、血氯升高等特点，常见原因有：

（1）消化道丢失 $HCO_3^-$：多见于严重腹泻，小肠、胆囊或胰腺引流等情况。大量 $NaHCO_3$ 随肠液丢失，使血浆和原尿［$HCO_3^-$］下降，从肾小球滤出的 $NaHCO_3$ 降低，肾小管 $H^+$-$Na^+$ 交换减少，$Na^+$ 更多地与 $Cl^-$ 一起被重吸收，以致血浆［$Cl^-$］增高。

（2）肾丢失 $HCO_3^-$：①肾功能不全时，可使肾小管泌 $H^+$ 和重吸收 $HCO_3^-$ 减少。②肾小管性酸中毒，由于受重金属（汞、铅）、药物（磺胺类）及遗传性缺陷等致病因素的影响，肾小管排 $H^+$ 或重吸收 $HCO_3^-$ 功能障碍，血浆［$H^+$］增高，$Cl^-$ 的重吸收增多，大量 $HCO_3^-$ 随尿排出，尿呈碱性（称反常性碱性尿）。③长期或大量应用碳酸酐酶抑制剂。如过多服用乙酰唑胺，可抑制碳酸酐酶活性，造成肾小管上皮细胞生成 $H_2CO_3$ 减少，肾小管泌 $H^+$ 和重吸收 $HCO_3^-$ 减少。

（3）含氯盐类药物摄入过多：见于长期或大量服用氯化铵、盐酸、精氨酸等药物，这些药物易在体内代谢活动中生成 HCl，消耗血浆中 $HCO_3^-$，导致 AG 正常型代谢性酸中毒。大量输入生理盐水，除可造成 $HCO_3^-$ 稀释外，也可因生理盐水中 $Cl^-$ 浓度高于血浆，而引起 AG 正常型代谢性酸中毒。

**（二）机体的代偿调节**

1. 血液的缓冲作用　代谢性酸中毒时，血液中增加的［$H^+$］可立即受到血浆缓冲系统的缓冲，血浆 $HCO_3^-$ 及缓冲碱消耗性减少，所生成的弱酸 $H_2CO_3$ 可解离成 $CO_2$ 经肺排出。

2. 肺的代偿作用　血液 $H^+$ 浓度增加或 pH 降低，直接使颈动脉体和主动脉体化学感受器受到刺激，反射性地引起呼吸中枢兴奋，增加呼吸的深度和频率。肺通气量增加使 $CO_2$ 排出增多，$PaCO_2$ 继发性降低，使［$HCO_3^-$］/［$H_2CO_3$］比值又得以接近 20：1。肺的这种代偿作用在数分钟即可出现并能较快地达到高峰。

3. 肾的代偿作用　除肾性原因外，其他任何原因所致的代谢性酸中毒，肾均可发挥其排酸保碱的重要调节作用。当血液 $H^+$ 浓度升高时，肾小管上皮细胞中碳酸酐酶和谷氨酰胺酶活性增高，肾小管泌 $H^+$、泌 $NH_4^+$ 和重吸收 $HCO_3^-$ 增多，从尿中加速固定酸的排出和 $HCO_3^-$ 的重吸收，使［$HCO_3^-$］/［$H_2CO_3$］比值接近 20：1。通过以上反应，肾加速酸性物质的排泄和碱性物质的补充。由于从尿中排出的 $H^+$ 增多，尿液呈酸性。但高血钾引起酸中毒，由于肾小管细胞 $K^+$ - $Na^+$ 交换增强，$H^+$ - $Na^+$ 交换减弱，随尿排出的 $H^+$ 减少，酸中毒患者排出碱性尿，称为反常性碱性尿。肾的这种调节作用较为缓慢，常需在酸中毒发生数小时后启动，3～5 天才能达到最高峰。通过以上反应，肾加速酸性物质的排泄和碱性物质的补充。

4. 细胞内外离子的交换作用　酸中毒 2～4 小时后，细胞外液 $H^+$ 进入细胞内，被细胞内液的缓冲系统所缓冲。与此同时，细胞内 $K^+$ 则移出细胞外，使血清钾升高，并发高钾血症。

5. 血气参数的变化情况　代谢性酸中毒经上述代偿调节后，若［$HCO_3^-$］/［$H_2CO_3$］比值接近 20：1，血液 pH 正常，称代偿性代谢性酸中毒；若该比值减小，血液 pH 下降，则称失代偿性代谢性酸中毒。它们的血气参数变化为：$HCO_3^-$ 原发性降低，AB、SB、BB 均降低，BE 负值加大，通过呼吸代偿后，$PaCO_2$ 继发性降低。代谢性酸中毒时，$PaCO_2$ 与血浆 $HCO_3^-$ 变化的关系是 $HCO_3^-$ 每降低 1mmol/L，$PaCO_2$ 降低 0.16kPa（1.2mmHg）。

**（三）对机体的影响**

1. 心血管系统　血浆 $H^+$ 浓度增高对心脏和血管的损伤作用主要表现在：①心肌收缩力降低：$H^+$ 浓度升高除使心肌代谢发生障碍外，还可通过减少心肌 $Ca^{2+}$ 内流、减少肌浆网 $Ca^{2+}$ 释放和竞争性抑制 $Ca^{2+}$ 与肌钙蛋白结合，使心肌收缩力减弱。②心律失常：酸中毒使细胞内 $K^+$ 外移，加之肾小管细胞泌 $H^+$ 增加，排 $K^+$ 减少，故血钾升高。高血钾可引起心律失常，严重时可发生心脏传导阻滞或心室纤颤。③血管对儿茶酚胺的敏感性降低：$H^+$ 增高可使毛细血管前括约肌及微动脉平滑肌对儿茶酚胺的反应性降低，导致外周血管张力轻度降低。

2. 中枢神经系统　代谢性酸中毒时中枢神经系统功能障碍的主要表现是抑制，如反应迟钝、嗜睡等，严重者可出现昏迷。其发生与下列因素有关：①$H^+$ 增多抑制生物氧化酶类的活性，使氧化磷酸化过程减弱，ATP生成减少，脑组织能量供应不足；②酸中毒使脑内谷氨酸脱羧酶活性增高，抑制性神经递质r-氨基丁酸生成增多。

**（四）防治原则**

1. 治疗原发病　及时去除发病原因，同时注意适当补液纠正水、电解质紊乱，尤其应防治高钾血症、恢复有效循环血量和改善肾功能。

2. 碱性药物的应用　对严重的代谢性酸中毒患者可给予一定量的碱性药物对症治疗。对于AG正常型，应给予$NaHCO_3$溶液，或其他碱性药物如乳酸钠、三羟甲氨基甲烷等；AG增大型，一般不要给予$NaHCO_3$溶液。

## 二、呼吸性酸中毒

呼吸性酸中毒（respiratory acidosis）是以$PaCO_2$（或血浆$H_2CO_3$）原发性升高为特征的酸碱平衡紊乱类型。依据病程可将其分为急性呼吸性酸中毒和慢性呼吸性酸中毒两类。

**（一）原因与机制**

1. $CO_2$排出减少　以外呼吸通气障碍所致的$CO_2$排出受阻最为常见。常见于呼吸中枢抑制（颅脑损伤、脑炎、脑血管意外、呼吸中枢抑制剂应用过量、酒精中毒等）、呼吸肌麻痹（如急性脊髓灰质炎、脊神经根炎、重症肌无力、有机磷中毒及重度低钾血症等）、呼吸道阻塞（喉头痉挛、水肿、溺水、异物堵塞气管等）及胸廓病变（胸部创伤、严重气胸或大量胸腔积液、胸廓畸形等）、肺部疾患（呼吸窘迫综合征、急性心源性肺水肿、重度肺气肿、肺组织广泛纤维化等）和呼吸机使用不当（通气量设置过少）等，使肺泡通气量减少，$CO_2$排出障碍。

2. $CO_2$吸入过多　少见。如矿井塌陷、被阻区通气不良，空气中$CO_2$增多，机体吸入过量$CO_2$而发病。

**（二）机体的代偿调节**

呼吸性酸中毒由于起源于肺通气功能障碍，故碳酸氢盐缓冲系统与肺均不能进行缓冲和代偿调节，只能靠血液非碳酸氢盐缓冲系统和肾发挥调节作用。

1. 细胞内外离子交换和细胞内缓冲作用　是急性呼吸性酸中毒的主要代偿方式，其代偿调节能力十分有限，往往表现为失代偿状态。具体反应过程为：①$CO_2$在血浆中转化为$HCO_3^-$。由于$CO_2$潴留，血浆［$H_2CO_3$］不断升高，$H_2CO_3$解离成$H^+$和$HCO_3^-$，使血浆［$HCO_3^-$］相应增多，有利于维持［$HCO_3^-$］/［$H_2CO_3$］比值，具有一定的代偿作用。$H^+$与细胞内$K^+$交换，进入细胞的$H^+$被$Pr^-$缓冲，$K^+$外逸则继发高钾血症。②$CO_2$弥散入红细胞。$PaCO_2$不断升高时，血浆中潴留的$CO_2$可迅速弥散入红细胞，在碳酸酐酶的催化下，与胞质中的$H_2O$结合生成$H_2CO_3$，并解离为$H^+$和$HCO_3^-$，$H^+$主要被$Hb^-$和$HbO_2^-$缓冲，$HCO_3^-$与血浆中的$Cl^-$交换释放入血，使血浆［$HCO_3^-$］有所增高，［$Cl^-$］相应下降。但上述代偿调节难以维持［$HCO_3^-$］/［$H_2CO_3$］的正常比值，血浆pH常常低于正常。

2. 肾的调节作用　由于肾对酸碱平衡的调节较为缓慢，在急性呼吸性酸中毒时往往来不及发挥代偿作用，故肾的代偿是慢性呼吸性酸中毒的主要代偿方式。由于$PaCO_2$和［$H^+$］升高，肾小管上皮细胞中的碳酸酐酶和谷氨酰胺酶活性增强，肾小管泌$H^+$、泌$NH_4^+$和重吸收$HCO_3^-$明显增多。结果，酸性物质随尿排出体外，血浆$HCO_3^-$继发性增高，有时可使［$HCO_3$-］/［$H_2CO_3$］比值接近20∶1，形成代偿性呼吸性酸中毒。

3. 血气参数的变化情况

（1）急性呼吸性酸中毒：$CO_2$急剧潴留，肾来不及发挥代偿作用，[$HCO_3^-$] / [$H_2CO_3$] 比值减小，血浆 pH 下降，为失代偿性呼吸性酸中毒。其血气参数变化为：$PaCO_2$原发性增高，AB>SB，BB、BE 变化不大。

（2）慢性呼吸性酸中毒：虽有 $CO_2$潴留，但肾已经充分代偿，可使 [$HCO_3^-$] /[$H_2CO_3$] 比值接近或达到 20∶1，血浆 pH 略低或正常，形成代偿性或失代偿性呼吸性酸中毒。其血气参数变化为：$PaCO_2$原发性增高，AB、SB、BB 均升高，AB>SB，BE 正值增大。

**（三）对机体的影响**

呼吸性酸中毒对机体的影响与代谢性酸中毒时相似。所不同的是由于严重的 $CO_2$ 潴留可引起一系列血管运动和中枢神经系统功能障碍。

1. $CO_2$对血管的直接舒张作用　由于脑血管壁无 α-受体，体内的 $CO_2$可直接扩张脑血管，使脑血流量增加，颅内压及脑脊液压增高，引起持续性头痛，尤以夜间和晨起为甚。

2. 中枢神经系统功能障碍　呼吸性酸中毒尤其是急性 $CO_2$潴留引起的中枢神经系统功能紊乱往往比代谢性酸中毒更为明显。在严重失代偿性的急性呼吸性酸中毒时，早期表现为头痛、视物模糊、疲乏无力、不安、焦虑等，晚期可见精神错乱、震颤、谵妄或嗜睡、昏迷等，即易发生“$CO_2$麻醉”表现，严重时可发生肺性脑病。其机制是：①脑血管扩张：$CO_2$潴留可使脑血管明显扩张，脑血流量增加，引起颅内压和脑脊液压增高，并可有视神经乳头水肿。②中枢酸中毒更明显：$CO_2$ 为脂溶性，急性呼吸性酸中毒时，血液中积聚的大量 $CO_2$可迅速通过血脑屏障，使脑内 $H_2CO_3$含量明显升高，脑脊液内 $HCO_3^-$含量代偿性升高需要较长时间。因此，急性呼吸性酸中毒时，脑脊液 pH 的降低较血液 pH 降低更为明显，引起脑细胞能量代谢障碍，导致脑细胞发生水肿、变性、坏死。③缺氧：$CO_2$潴留往往伴有明显的缺氧。

**（四）防治原则**

1. 改善肺泡通气功能　是防治呼吸性酸中毒的关键性措施。应针对病因处理，保持呼吸道畅通。如去除呼吸道异物、控制感染、解除支气管平滑肌痉挛以及使用呼吸机等。

2. 正确使用碱性药物　呼吸性酸中毒时应慎用碱性药物，尤其是在通气尚未改善前要严加控制。一般在通气改善后可慎重应用三羟甲基氨基甲烷（THAM，一种不含钠的有机碱）。一般不用 $NaHCO_3$，以免加重高碳酸血症和并发代谢性碱中毒。

## 三、代谢性碱中毒

代谢性碱中毒（metabolic alkalosis）是以指血浆 $HCO_3^-$原发性增高为特征的酸碱平衡紊乱类型。按照生理盐水治疗的反应可分为对生理盐水治疗有效的碱中毒和对生理盐水治疗无效的碱中毒两种类型。

**（一）原因与机制**

1. 对生理盐水治疗有效的碱中毒（对氯反应性碱中毒）　其发生机制中均有低氯血症，用生理盐水治疗有效。

（1）经消化道失 $H^+$过多：见于频繁呕吐以及胃液引流等，含丰富 HCl 的酸性胃液大量丢失。

（2）低氯性碱中毒：长期应用某些利尿剂（依他尼酸、呋塞米）能抑制肾小管髓袢升支主动重吸收 $Cl^-$，使 $Na^+$和水的重吸收减少。到达远曲小管的尿液流速增加，促进远曲小管

和集合管泌 $H^+$、泌 $K^+$ 增加，重吸收 $HCO_3^-$ 增多，$Cl^-$ 随尿液大量排出，引起低氯性碱中毒。

2. 对生理盐水治疗无效的碱中毒（对氯无反应性碱中毒） 用生理盐水治疗无效。

（1）肾上腺皮质激素增多：肾上腺皮质增生或肿瘤可引起原发性醛固酮分泌增多；细胞外液量减少等刺激可引起继发性醛固酮分泌增多。醛固酮使肾远曲小管和集合管 $H^+$-$Na^+$ 交换和 $K^+$-$Na^+$ 交换增加，$HCO_3^-$ 重吸收增加，导致代谢性碱中毒及低钾血症。

（2）碱性物质摄入过多：常为医源性，口服或输入过量 $NaHCO_3$ 可引起代谢性碱中毒。摄入乳酸钠和枸橼酸钠等有机酸盐，其在体内氧化代谢可产生 $NaHCO_3$。1L 库存血中所含的枸橼酸钠约可产生 3mmol $HCO_3^-$，故大量输入库存血，尤其是在肾的排泄能力减退时，可引起代谢性碱中毒。

（3）缺钾：机体缺 $K^+$ 时，细胞内 $K^+$ 外移以代偿血 $K^+$ 的降低，细胞外液 $H^+$ 移入细胞，造成细胞外液碱中毒。同时，因肾小管上皮细胞缺钾，使 $K^+$-$Na^+$ 交换减少，代之以 $H^+$-$Na^+$ 交换增加，$H^+$ 排出增多，$HCO_3^-$ 重吸收增多，造成低钾性碱中毒。由于尿液中 $H^+$ 增多，尿呈酸性，称为反常性酸性尿，这是缺钾性碱中毒的一个特征。

**（二）机体的代偿调节**

1. 血浆缓冲系统的作用 代谢性碱中毒时，体液缓冲系统中的弱酸可释放少量 $H^+$ 进行代偿。

2. 肺的代偿作用 血浆 $H^+$ 浓度降低可抑制呼吸中枢，肺泡通气量降低，$PaCO_2$ 继发性升高，以使 $[HCO_3^-]/[H_2CO_3]$ 比值接近 20∶1。

3. 肾的代偿作用 作用缓慢，3～5 天方可达到代偿高峰。碱中毒时，血浆 $[H^+]$ 下降，使肾小管上皮细胞中的碳酸酐酶和谷氨酰胺酶活性降低，肾小管泌 $H^+$、泌 $NH_4^+$ 和重吸收 $HCO_3^-$ 减少，血浆 $[HCO_3^-]$ 继发性下降，尿液因 $HCO_3^-$ 排出增多，而呈碱性（低钾性碱中毒除外）。

4. 细胞内外离子交换作用 碱中毒时，细胞外液 $[H^+]$ 降低，细胞内 $H^+$ 外移，而细胞外 $K^+$ 内移，使血 $[K^+]$ 降低；同时肾小管上皮细胞排 $H^+$ 减少，$H^+$-$Na^+$ 交换减少，而 $K^+$-$Na^+$ 交换增加，故肾排 $K^+$ 增加导致低钾血症。

5. 血气参数的变化情况 经过上述代偿调节，血浆 $[HCO_3^-]/[H_2CO_3]$ 比值可正常或升高，血浆 pH 相应正常或增大，可出现代偿性或失代偿性代谢性碱中毒。其血气参数变化为：$HCO_3^-$ 原发性升高，AB、SB、BB 均增高，AB>SB，BE 正值增大。

**（三）对机体的影响**

1. 中枢神经系统功能障碍 重度代谢性碱中毒时常见烦躁不安、精神错乱、谵妄、意识障碍等临床表现，其发生机制与血浆 $[H^+]$ 下降时，脑组织内 r-氨基丁酸转氨酶活性增高，谷氨酸脱羧酶活性降低，以致 r-氨基丁酸生成减少，对中枢神经系统抑制减弱和血红蛋白氧离曲线左移所致的脑组织缺氧等有关。

2. 血红蛋白氧离曲线左移 是血浆 pH 升高所致。此时，Hb 与 $O_2$ 的亲和力增强，引起血红蛋白氧离曲线左移，使流经组织血液中的 Hb 不易释放 $O_2$，从而引发组织缺氧。

3. 血浆游离 $Ca^{2+}$ 降低 常见于急性代谢性碱中毒，因血浆 $[H^+]$ 骤降，血浆游离钙转化为结合钙，使血浆游离钙浓度降低，造成神经肌肉应激性增高，出现面部和肢体肌肉抽动、手足搐搦、惊厥等症状。

4. 低钾血症 为代谢性碱中毒所致。其发生机制为：血浆 $[H^+]$ 降低时，引起细胞

内外 $H^+$-$K^+$交换，$H^+$出细胞，$K^+$入细胞，可直接降低血 $K^+$。同时，肾小管上皮细胞泌 $H^+$减少，出现 $H^+$-$Na^+$交换减弱和 $K^+$-$Na^+$交换增强，尿 $K^+$排出增多，以致发生低钾血症。

**（四）防治原则**

1. 治疗原发病，积极去除代谢性碱中毒的病因与维持因素。

2. 纠正碱中毒

（1）输入生理盐水或葡萄糖盐水：对盐水反应性的轻症病例只要输入生理盐水或葡萄糖盐水，可提高血氯，并促进 $HCO_3^-$的排出，达到治疗代谢性碱中毒的目的。

（2）给予含氯药物：对于严重的代谢性碱中毒患者，可给予少量含氯酸性药物，如 $NH_4Cl$ 或 0.1mmol/L HCl，以消除碱中毒对人体的危害。

3. 其他　①应用 KCl，适用于伴有高度缺钾者。②补充 $CaCl_2$，适用于因游离钙减少所致的手足搐搦者。③可应用乙酰唑胺（碳酸酐酶抑制剂）促使肾小管排钠、排水。并慎用噻嗪类利尿剂，以免诱发碱中毒，这种碱中毒对盐水治疗没有效果。

## 四、呼吸性碱中毒

呼吸性碱中毒（respiratory alkalosis）是以血浆 $H_2CO_3$浓度原发性减少为特征的酸碱平衡紊乱类型。

**（一）原因与机制**

1. 低氧血症　进入高原时，由于吸入气中 $PaO_2$降低，或肺炎、肺水肿等外呼吸障碍使 $PaO_2$降低，缺氧刺激呼吸运动增强，$CO_2$排出增多。

2. 肺疾患　实验研究表明，急性呼吸窘迫综合征（ARDS）、肺梗死、肺炎等所致的呼吸性碱中毒，其发生机制除低氧血症作用外，还与肺牵张感受器和肺毛细血管旁感受器受刺激，以致肺过度通气有关。

3. 呼吸中枢受到直接刺激　通常可直接刺激呼吸中枢，导致过度通气的常见疾患有：①中枢神经系统疾病：如脑炎、脑外伤、脑肿瘤等。②精神障碍：如癔症发作。③某些药物：水杨酸、氨等。④机体代谢过高：如甲状腺功能亢进、高热等。

4. 人工呼吸机使用不当　如通气量设置过大，使用时患者 $CO_2$排出过多。

**（二）机体的代偿调节**

呼吸性碱中毒时，虽然 $PaCO_2$降低对呼吸中枢有抑制作用，但只要刺激肺通气过度的原因持续存在，肺的代偿调节作用就不明显。

1. 细胞内外离子交换和细胞内缓冲作用　急性呼吸性碱中毒时此种代偿调节最为重要。此时，血浆 $H_2CO_3$迅速降低，$HCO_3^-$浓度相对升高。此时机体的代偿调节表现为：①$H^+$移出细胞：血红蛋白、磷酸和蛋白质等非碳酸氢盐缓冲物释放 $H^+$，$H^+$移出细胞外，与细胞外液中的 $HCO_3^-$结合生成 $H_2CO_3$，使血浆［$H_2CO_3$］有所回升，$HCO_3^-$浓度相应下降。同时，细胞外 $K^+$进入细胞，继发低钾血症。②血浆 $HCO_3^-$进入红细胞。部分血浆 $HCO_3^-$通过与 $Cl^-$互相交换而进入红细胞，与细胞内的 $H^+$结合生成 $H_2CO_3$，并解离为 $CO_2$和 $H_2O$，$CO_2$从红细胞中逸出可提高血浆［$H_2CO_3$］。

2. 肾的代偿作用　急性呼吸性碱中毒时，肾来不及发挥代偿调节作用。慢性呼吸性碱中毒时，肾充分发挥其调节能力，表现为肾小管上皮细胞泌 $H^+$减少、泌 $NH_4^+$ 减少、重吸收 $HCO_3^-$减少，尿液呈碱性。

3. 血气参数的变化情况

(1) 急性呼吸性碱中毒大多为失代偿性的，故 $PaCO_2$ 原发性降低，血浆 pH 升高，AB<SB，BB、BE 基本不变。

(2) 慢性呼吸性碱中毒经肾充分代偿调节后，可出现代偿性或失代偿性两种。故 $PaCO_2$ 原发性降低，血浆 pH 正常或升高，AB<SB，SB、AB、BB 继发性减少，BE 负值增大。

**(三) 对机体的影响**

呼吸性碱中毒对机体的损伤作用与代谢性碱中毒相似，亦可引起感觉异常、意识障碍、抽搐、低钾血症及组织缺氧。但急性呼吸性碱中毒引起的中枢神经系统功能障碍往往比代谢性碱中毒更明显，这除了与碱中毒对脑细胞的损伤有关外，还与脑血流量减少有关。$PaCO_2$ 降低可使脑血管收缩痉挛，脑血流量减少。

**(四) 防治原则**

首先应积极治疗原发病和去除引起通气过度的原因，大多数呼吸性碱中毒可自行缓解。可采用吸入含 5% $CO_2$ 的混合气体或纸袋罩口、鼻反复吸入呼出气体等办法治疗急性呼吸性碱中毒，以逐渐恢复其血浆 [$H_2CO_3$]；对精神性通气过度患者可用镇静剂；有抽搐者可静脉缓慢注射钙剂。

四种单纯型酸碱平衡紊乱的特点比较见表 12-1。

**表 12-1 四种单纯型酸碱平衡紊乱的特点比较**

| | pH | $H^+$ | 原发性变化 | 代偿后变化 |
|---|---|---|---|---|
| 代谢性酸中毒 | ↓ | ↑ | [$HCO_3^-$] ↓ | [$H_2CO_3$] ↓ |
| 呼吸性酸中毒 | ↓ | ↑ | [$H_2CO_3$] ↑ | [$HCO_3^-$] ↑ |
| 代谢性碱中毒 | ↑ | ↓ | [$HCO_3^-$] ↑ | [$H_2CO_3$] ↑ |
| 呼吸性碱中毒 | ↑ | ↓ | [$H_2CO_3$] ↓ | [$HCO_3^-$] ↓ |

## 第四节 混合型酸碱平衡紊乱

同一患者有两种或两种以上单纯型酸碱平衡紊乱类型同时并存，称为混合型酸碱平衡紊乱（mixed acid-base disorders）。混合型酸碱平衡紊乱较为复杂，须在了解原发病的基础上结合血气分析结果，才能作出正确结论。混合型酸碱平衡紊乱类型见表 12-2。

**表 12-2 临床上常见的混合型酸碱平衡紊乱类型**

| 双重混合型酸碱平衡紊乱 | 三重混合型酸碱平衡紊乱 |
|---|---|
| 呼吸性酸中毒合并代谢性酸中毒 | 呼吸性酸中毒合并代谢性碱中毒加代谢性碱中毒 |
| 呼吸性酸中毒合并代谢性碱中毒 | 呼吸性碱中毒合并代谢性酸中毒加代谢性碱中毒 |
| 呼吸性碱中毒合并代谢性酸中毒 | |
| 呼吸性碱中毒合并代谢性碱中毒 | |
| 代谢性酸中毒合并代谢性碱中毒 | |

在临床上以呼吸性酸中毒合并代谢性酸中毒和呼吸性酸中毒合并代谢性碱中毒较为常见。但是，在同一患者体内不可能同时发生 $CO_2$ 过多又过少，故呼吸性酸中毒和呼吸性碱中毒不会同时发生。

需要指出的是，无论是单纯型或是混合型酸碱平衡紊乱，都不是一成不变的。随着疾病的发展、治疗措施的影响，原有的酸碱失衡可被纠正，也可能转变或合并其他类型的酸碱平衡紊乱。因此，在诊断和治疗酸碱平衡紊乱时，一定要密切结合患者的病史，观测血 pH、$PaCO_2$ 及 $H_2CO_3$ 的动态变化，综合分析病情，及时作出正确诊断和适当治疗。

（唐忠辉）

# 第十三章　发　热

## 第一节　概　述

正常人体的体温处于相对恒定的水平，这是生命活动所必需的。这种恒定受下丘脑体温调节中枢的调控，类似于恒温器的调节。在体温调节中枢内有一个体温调定点（set point，SP），体温调节机构围绕这个调定点来调控体温。正常调定点设定在37℃左右，因此正常成人体温维持在37℃左右，一昼夜上下波动不超过1℃。

发热（fever）是指由于致热原的作用使体温调定点上移而引起的调节性体温升高（超过正常0.5℃）。体温升高并不一定就是发热，它包括两大类：一类是生理性体温升高，如剧烈运动、应激、月经前期等引起的体温升高；另一类是病理性体温升高，又包括发热和过热。发热时因调定点上移，体温调节相应在高水平上进行，它是机体作出的一种主动的调节性体温升高。过热则是由于体温调节障碍（如体温调节中枢受损）或散热障碍（如皮肤鱼鳞病、环境高温所致的中暑等）及产热器官功能异常（如甲状腺功能亢进）等引起的体温升高。此时，体温调定点并未发生移动，但是因为体温调节机制失调，不能将体温控制在调定点相适应的水平上，属于被动的非调节性的体温升高。

## 第二节　发热的原因和发生机制

### 一、发热的原因

发热是由发热激活物引起。发热激活物是指能激活产致热原细胞产生和释放内源性致热原的物质。它不直接作用于下丘脑体温调节中枢，而是通过使产致热原细胞产生和释放内源性致热原，间接引起发热。发热激活物包括以下两类。

**（一）外源性致热原**

来自体外的致热物质称为外源性致热原（exogenous pyrogen）。包括细菌、病毒、真菌、螺旋体、疟原虫等生物病原体及其产物可引起传染性发热。在所有发热中，传染性发热占50%～60%；革兰阴性菌的内毒素（ endotoxin，ET）是最常见的外源性致热原。

**（二）体内产物**

除病原微生物以外，一些体内物质如无菌性炎症和恶性肿瘤产生的组织坏死产物、抗原-抗体复合物、致热性类固醇和尿酸盐、硅酸盐结晶等也可引起发热，为非传染性发热。

### 二、发热的机制

**（一）内源性致热原**

1. 概念　产致热原细胞在发热激活物的作用下，产生和释放的能引起体温升高的物质，称为内源性致热原（endogenous pyrogen，EP）。是发热的基本信息分子，这种小分子量蛋白质易通过血脑屏障，作用于体温调节中枢。

2. 种类 内源性致热原包括：①白细胞介素-1（IL-1）、白细胞介素-6（IL-6）；②肿瘤坏死因子（TNF）；③干扰素（IFN）；④巨噬细胞、炎症蛋白质-1等，主要由单核细胞、巨噬细胞、淋巴细胞等产生并释放。

**（二）中枢发热介质**

1. 概念 下丘脑体温调节中枢释放的能使体温调定点上移而引起发热的物质，称为中枢发热介质。

2. 种类 中枢发热介质主要包括前列腺素E（PGE）和环磷酸腺苷（cAMP）。EP作用于下丘脑体温调节中枢，使局部PGE和cAMP含量升高，调定点上移。

虽然引起发热的原因很多，但导致体温升高的机制却是共同的，包括三个基本环节：

（1）信息传递：产致热原细胞在发热激活物作用下被激活，产生和释放EP，EP作为信使，经血流传递到下丘脑体温调节中枢。

（2）中枢调节：EP到达中枢，使中枢释放中枢发热介质，使调定点上移。于是正常的血液温度变为冷刺激，体温调节中枢发出冲动，引起效应器的体温调节反应。

（3）外周效应：来自体温调节中枢的信号，一方面经交感神经使皮肤血管收缩而减少散热，另一方面经运动神经引起骨骼肌紧张度增高，使产热增加，体温上升到与新的调定点相适应的水平。

## 第三节 发热的时相及热代谢特点

发热的过程大致可分为三期，每期都有自己的临床表现和热代谢特点。

### 一、体温上升期

发热的开始阶段，因为体温调定点上移，原来正常的体温低于调定点水平，变成了“冷刺激”，中枢对“冷”信息起反应，正调节占优势，发出指令经交感神经到达散热器官，使皮肤血管收缩和血流减少、颜色苍白、温度降低、散热减少；同时指令到达产热器官，引起物质代谢加强，骨骼肌不随意收缩，患者表现寒战，产热随之增加。此期的热代谢特点为产热增加、散热减少，产热大于散热，体温因而升高。

### 二、高热持续期（高峰期或稽留期）

当体温上升到与新的调定点水平相适应的高度，便不再继续上升，而是保持于该高水平，称为高热持续期，也称高峰期或稽留期。由于此期体温与调定点相适应，所以寒战停止并出现散热反应。此期的热代谢特点是产热和散热在较高水平上保持相对平衡。散热反应使皮肤血管扩张，血流量增加，皮肤温度上升，患者自觉酷热、口干舌燥。

### 三、体温下降期（退热期）

由于发热激活物、内源性致热原和中枢发热介质被清除，此期上升的体温调定点回降到正常水平，这时由于血液温度高于调定点水平，热代谢表现为散热增多、产热减少，体温回降，直到恢复到与新的调定点相适应的水平。此期由于高血温及皮肤温度觉感受器传来的热信息对发汗中枢的刺激，患者出汗较多，严重者可致脱水。

按体温升高的程度可将发热分为：①低热型：腋下温度不超过 38℃；②中热型：腋下温度为 38～39℃；③高热型：腋下温度为 39～41℃；④极热型：腋下温度在 41℃以上。

## 第四节 发热时机体的物质代谢及功能改变

除了原发病所引起的各种变化外，发热时机体可出现一系列代谢和功能改变。

### 一、物质代谢改变

物质分解代谢加快是体温升高的物质基础。一般认为，体温每升高 1℃，基础代谢率提高 13%，所以发热患者的物质消耗明显增多。如果持久发热，而营养物质没有得到相应的补充，患者就会消耗自身的物质，导致消瘦、体重下降。

1. 糖代谢　发热时由于产热的需要，能量消耗大大增加，因而对糖的需求增多，糖的分解代谢加强，糖原贮备减少。而葡萄糖分解增加，氧供相对不足，又使无氧酵解增强，产生大量乳酸。

2. 脂肪代谢　发热时由于糖原贮备减少，加上发热患者食欲较差，糖类摄入不足，机体便动员脂肪贮备，脂肪分解明显增加，可占总能量的 60%～80%（正常占 20%～25%）。

3. 蛋白质代谢　发热时机体分解糖原和脂肪的同时，蛋白质也分解供能。随着蛋白质分解的加强，血浆蛋白减少并出现氮质血症，尿氮也增加。此时如果未能及时补充足够的蛋白质，机体将会出现负氮平衡，机体抵抗力下降，组织修复能力也降低。

4. 维生素代谢　发热时由于患者食欲缺乏和消化液分泌减少，可导致维生素摄取和吸收减少；又因机体代谢增强而消耗增多，患者往往出现维生素特别是维生素 C 和 B 族维生素缺乏。

5. 水与电解质代谢　体温上升期尿量常明显减少。而在退热期，由于尿量的恢复、皮肤和呼吸道的水分蒸发增多及大量出汗，又可导致脱水。因发热时组织分解增强，细胞内的钾向细胞外释放，造成血钾及尿钾都增高。由于发热机体的代谢紊乱，酸性代谢产物堆积，可出现代谢性酸中毒。

### 二、生理功能改变

1. 中枢神经系统　发热使中枢神经系统兴奋性增高，高热患者的神经症状主要为头痛、头晕，有的患者可能出现烦躁、失眠、谵妄和幻觉，机制尚不清楚。6 个月至 6 岁儿童高热时可出现热惊厥（全身或局部肌肉抽搐），可能与小儿中枢神经系统尚未发育成熟、皮质下中枢兴奋性易增强有关。

2. 循环系统　发热时心率加快，体温每上升 1℃，心率约增加 18 次/分。心率加快主要是由于交感-肾上腺髓质系统活动增强及血温升高对窦房结的直接作用所致。另外，代谢加强，耗氧量和 $CO_2$ 生成量增加也是影响因素之一。一定限度内的心率加快可增加心输出量，但心率过快，心输出量反而下降。在寒战期，心率加快和外周血管收缩，可使血压轻度升高；高温持续期和退热期则因外周血管舒张，血压可轻度下降。少数患者可因大汗而致虚脱，甚至发生休克，应注意预防。

3. 呼吸系统　发热时血温升高可刺激呼吸中枢并提高呼吸中枢对 $CO_2$ 的敏感性，加上代谢增强、$CO_2$ 生成增多，共同促使呼吸加深加快，以利于更多的热量从呼吸道散失。

4. 消化系统　发热时交感神经活动增强，消化液分泌减少，胃肠蠕动减弱，患者可出现食欲减退、恶心、呕吐、腹胀、便秘等症状。

5. 防御功能改变　适度体温升高能激活免疫功能，提高机体的抵抗力。但过高或持续过久的发热，则会破坏免疫功能，损害重要的生命器官，给机体带来危害。

## 第五节　发热防治的病理生理学基础

发热不是单独的疾病，而是疾病发展中的一个信号，故疾病一旦去除，发热便停止。一定程度的发热可以激起各种防御反应，增强机体抵抗力，故对不过高（体温＜39℃）同时又不伴有其他严重疾病的发热，不必急于退热，以免延误原发病的诊断和治疗。体温过高或高热持续时间过长则会损害重要的生命器官，削弱机体的防御功能，故应及时解热。

对发热患者要加强护理，注意监护心血管功能状况，尤其对心脏病患者或有潜在心肌损害者，要预防循环衰竭的发生。发热患者食欲低下，对蛋白质、脂肪的消化与吸收减少而消耗增多，应补充多糖、多维生素及易消化的清淡食物，以弥补发热时营养物质的消耗，防止因消耗过多而出现负氮平衡。同时注意防止出现水、电解质及酸碱平衡紊乱，尤其是要补足水分，预防脱水。

（万能章）

# 第十四章　缺　氧

在维持机体生命活动的过程中，氧是一种不可缺少的必需物质。静息状态下，正常成人每分钟的需氧量约为250ml，而体内所贮存的总氧量仅约1.5L。所以，呼吸、心跳一旦停止，数分钟内即可因缺氧危及生命。缺氧（hypoxia）是指组织供氧不足或利用氧障碍，组织的代谢、功能甚至形态结构发生异常变化的病理过程。它不仅在临床上极为常见，成为多种疾病致死的一个重要原因。

氧的获得和利用过程相当复杂，包含外呼吸、气体运输和内呼吸。因此，要客观、准确地反映它们真实的变化状况，则需运用有关血氧指标的知识。

## 第一节　常用的血氧指标

### 一、血氧分压

血氧分压（partial pressure of oxygen，$PO_2$）为溶解于血液中的氧所产生的张力。动脉血氧分压（$PaO_2$）正常约为100mmHg，主要取决于吸入气体的氧分压和外呼吸功能；静脉血氧分压（$PvO_2$）正常约为40mmHg，取决于组织摄取和利用氧的能力。

### 二、血氧容量

血氧容量（oxygen binding capacity，$CO_2max$）为100ml血液中的血红蛋白（Hb）被氧充分饱和时的最大带氧量，正常值约为20ml/dl。血氧容量取决于血液中Hb的质（与氧结合的能力）和量，反映血液携带氧的能力。

### 三、血氧含量

血氧含量（oxygen content，$CO_2$）为100ml血液中实际的带氧量，主要取决于血氧分压和血氧容量。动脉血氧含量（$CaO_2$）正常约为19ml/dl；静脉血氧含量（$CvO_2$）约为14ml/dl。

### 四、动-静脉血氧含量差

动-静脉血氧含量差又称动静脉氧差（$A-VdO_2$），是动脉血氧含量与静脉血氧含量的差值，正常值约为5ml/dl。动-静脉血氧含量差反映组织的摄氧量或组织对氧的消耗量。

### 五、血氧饱和度

血氧饱和度（oxygen saturation，$SO_2$）是指Hb与氧结合的百分数。主要取决于血氧分压，两者的关系可用氧合血红蛋白解离曲线（或称氧离曲线）表示（图14-1）。红细胞内2，3-二磷酸甘油酸（2，3-DPG）增多、酸中毒、$CO_2$增多及血温增高可使Hb与氧的亲和力降低，以致在相同氧分压下血氧饱和度降低，氧解离曲线右移，反之则左移。动脉血氧

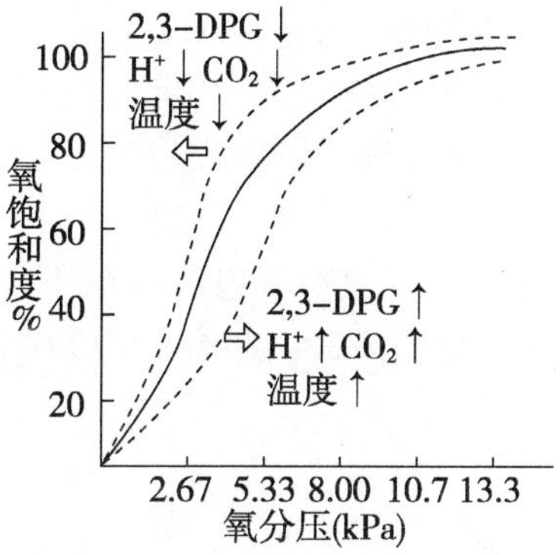


**图 14-1　氧合血红蛋白解离曲线及其影响因素**

饱和度（$SaO_2$）正常约为 93%～98%；静脉血氧饱和度（$SvO_2$）约为 70%～75%。

## 第二节　缺氧的类型

外界氧经过外呼吸进入血液，再与 Hb 结合，由血液循环输送到全身，最后被组织细胞摄取利用，其中任何一个环节发生障碍都能引起缺氧。依据缺氧的原因和血氧变化的特点，可将缺氧分为以下四种类型。

### 一、乏氧性缺氧

乏氧性缺氧（hypoxic hypoxia）指以动脉血氧分压降低为基本特征的缺氧，又称为低张性缺氧（hypotonic hypoxia），其主要特点是 $PaO_2$ 降低，使 $CaO_2$ 减少。

**（一）原因**

1. 吸入气体氧分压过低　多发生于高原（海拔＞3000m）或高空、通气不良的矿井、坑道、吸入被惰性气体过度稀释的空气等情况。患者往往因吸入氧分压过低的气体而致本型缺氧（也称大气性缺氧）。

2. 外呼吸功能障碍　如肺通气或肺换气功能障碍所致的缺氧，亦称呼吸性缺氧。常见于肺炎、气胸、慢性支气管炎、肺气肿等。

3. 静脉血分流入动脉　以先天性心脏病多见。如室间隔缺损伴肺动脉狭窄时，右心室压力高于左心室，使静脉血直接流入左心，形成静脉血掺杂，导致 $PaO_2$ 下降。

**（二）血氧变化的特点**

$PaO_2$ 降低，$CaO_2$ 降低，$SO_2$ 降低，血氧容量正常，$A-VdO_2$ 减少或接近正常。

动脉血和静脉血中的氧合血红蛋白含量降低，脱氧血红蛋白增多。如毛细血管中脱氧血红蛋白的平均浓度超过 5g/dl 时，可使皮肤和黏膜呈青紫色，称为发绀（cyanosis）。它是缺氧的一种表现，但并非发绀即缺氧，缺氧必发绀，临床上应注意加以鉴别，以防误诊。

### 二、血液性缺氧

由于 Hb 质或量的改变，致使血液携带氧的能为降低而引起的缺氧称为血液性缺氧（hemic hypoxia）。该型缺氧的 $PaO_2$ 正常，故又称为等张性缺氧。

**（一）原因**

1. 贫血　各种原因引起的严重贫血，使 Hb 数量减少，血液携带氧量减少而导致缺氧，又称为贫血性缺氧。

2. 一氧化碳中毒　吸入的一氧化碳（CO）可以与 Hb 结合成为碳氧血红蛋白（Hb-CO），从而失去携氧能力。CO 与 Hb 的亲和力比 $O_2$ 与 Hb 的亲和力大 210 倍，当吸入气中有 0.1%的 CO 时，约 50%的 Hb 与 CO 形成 HbCO 而失去携带氧的能力。另外，CO 还能抑制红细胞内糖酵解，使氧合血红蛋白（$HbO_2$）中的氧不易释出，从而加重组织缺氧。

3. 高铁血红蛋白血症　Hb 中的二价铁在氧化剂的作用下，可氧化成三价铁，形成高铁血红蛋白。高铁血红蛋白中的三价铁因与羟基牢固结合而丧失携带氧的能力，使组织缺氧。可见于苯胺、硝基苯、亚硝酸盐等中毒。腌菜中含有较多的硝酸盐，大量食用后，在肠道经细菌作用将硝酸盐还原为亚硝酸盐，后者吸收后可使大量 Hb 氧化成高铁血红蛋白而形成高铁血红蛋白血症，患者皮肤发绀，临床上将这种高铁血红蛋白血症称为肠源性发绀。

**（二）血氧变化的特点**

$PaO_2$、$SO_2$ 正常，$CO_{2max}$、$CO_2$ 降低，$A-VdO_2$ 低于正常。本型缺氧患者一般不发绀，重度贫血者面色苍白；高铁血红蛋白血症患者皮肤、黏膜呈咖啡色或青石板色；CO 中毒者皮肤、黏膜呈樱桃红色。

## 三、循环性缺氧

循环性缺氧（circulatory hypoxia）也称低动力性缺氧，是指因组织血流量减少所致的组织供氧不足。

**（一）原因**

1. 全身性循环障碍　常见于休克、心力衰竭等。如休克时心输出量锐减，全身组织严重缺氧，患者往往可因这种缺氧所致的重要器官（心、脑、肾）功能衰竭而死亡。

2. 局部性循环障碍　多见于栓塞和血管病变（如动脉粥样硬化与血栓形成）。这种障碍产生的后果依病变部位而定，如心肌梗死和脑血管意外，因病变位于心、脑而成为最常见的致死原因。

**（二）血氧变化的特点**

$PaO_2$、$CO_{2max}$、$CaO_2$、$SO_2$ 均正常，$A-VdO_2$ 增大。循环性缺氧时，由于 $CvO_2$ 和 $PO_2$ 较低，毛细血管中平均脱氧血红蛋白可超过 5g/dl 而引起发绀。

## 四、组织性缺氧

组织性缺氧（histogenous hypoxia）又称氧利用障碍性缺氧，是指因组织细胞利用氧障碍所致的一种缺氧。

**（一）原因**

1. 细胞中毒　引起组织中毒的物质有氰化物、硫化物、砷化物、磷、甲醇等和某些药物（如巴比妥）等，其中以氰化物中毒造成的组织性缺氧最为典型。当氰化物（如 HCN、KCN 和 NaCN 等）进入机体时，可迅速与氧化型细胞色素氧化酶的 $Fe^{3+}$ 结合，生成氰化高铁细胞色素氧化酶。结果导致呼吸链中断，组织用氧严重障碍而急速致死。

2. 细胞损伤　主要部位为线粒体。如放射线照射、细菌毒素、吸入高压氧或组织严重供氧不足等，均可从不同环节损害线粒体结构或抑制其功能，致使组织用氧障碍。

3. 呼吸酶合成障碍　机体存在多种氧化还原酶的辅酶。当这些辅酶因 VitB、烟酰胺等严重缺乏而合成减少时，可明显妨碍呼吸酶的生成，直接损害呼吸链，引起组织用氧障碍。

**（二）血氧变化的特点**

$PaO_2$、$CO_{2max}$、$CaO_2$、$SO_2$ 均正常，$A-VdO_2$ 减小。由于组织利用氧障碍，毛细血管中氧合血红蛋白增多，患者皮肤和黏膜常呈鲜红色（或玫瑰红色）。

缺氧虽可分上述四种类型，但临床常见混合型缺氧。例如，失血性休克由于微循环障碍导致组织灌流不足而引起循环性缺氧，休克若伴有肺功能障碍，则又可出现呼吸性缺氧。各型缺氧的血氧变化特点归纳如下（表 14－1）：

表 14-1 各型缺氧血氧变化

| 类型 | 动脉血氧分压 | 动脉血氧容量 | 动脉血氧含量 | 动脉血氧饱和度 | 动-静脉血氧含量差 | 皮肤颜色 |
|---|---|---|---|---|---|---|
| 乏氧性缺氧 | 降低 | 正常 | 降低 | 降低 | 降低 | 发绀 |
| 血液性缺氧 | 正常 | 降低 | 降低 | 正常 | 降低 | 樱桃红色、咖啡色 |
| 循环性缺氧 | 正常 | 正常 | 正常 | 正常 | 升高 | 发绀 |
| 组织性缺氧 | 正常 | 正常 | 正常 | 正常 | 降低 | 鲜红色、玫瑰红色 |

## 第三节 缺氧对机体的影响

缺氧发生的程度、速度、持续时间和机体的功能代谢状态，决定着缺氧对机体影响的大小。如轻度缺氧仅只出现代偿性反应，急性重度缺氧则可导致代谢功能障碍，甚至死亡。本节将以乏氧性缺氧为例来叙述缺氧时机体的功能代谢变化。

### 一、呼吸系统的变化

#### （一）代偿性反应

缺氧时的主要代偿表现为呼吸加深加快，肺泡通气量增加。当 $PaO_2$ 低于 60mmHg 时可刺激颈动脉体和主动脉体化学感受器，反射性引起呼吸加深加快。呼吸运动的代偿意义在于：①使肺泡通气量增加，肺泡气氧分压升高，进而增加 $PaO_2$；②胸廓呼吸运动的增强使胸腔负压增大，可促进静脉回流，增加心输出量和肺血流量，有利于氧的摄取和运输。

乏氧性缺氧时呼吸的改变与缺氧持续的时间有关。缺氧早期呼吸兴奋使肺通气量增加，长期缺氧时呼吸运动减弱。

#### （二）呼吸功能障碍

急性乏氧性缺氧时，如迅速登上高原（海拔＞4000m），少数人可在数日内（1～4 天）引发高原性肺水肿（发病机制尚不清楚），出现呼吸困难、发绀、咳嗽、咳血性泡沫痰、肺部湿性啰音等一系列呼吸功能障碍的表现。又如重度缺氧引起的 $PaO_2$ 显著降低，可直接抑制呼吸中枢，使呼吸变浅变慢，肺泡通气量减少，形成中枢性呼吸衰竭。

### 二、循环系统的变化

#### （一）代偿性反应

1. 心输出量增加　为急性乏氧性缺氧的主要代偿反应，可提高全身组织的供氧量。心输出量增加主要是由于 $PaO_2$ 降低引起交感神经兴奋、儿茶酚胺释放增多，造成心率增快、心肌收缩力增强以及胸廓呼吸运动和心脏活动增强，导致静脉回流量增加与心输出量增多。

2. 血流重新分布　急性缺氧时，不仅因应激反应，使交感神经兴奋，皮肤、腹腔器官等处血管（α-受体较多）收缩，血流量锐减，而且可刺激组织细胞产生多种舒血管物质（如乳酸、腺苷、前列环素等），引起心、脑血管（β-受体较多）扩张，血流量相应增多。这种血流的重分布，对确保心、脑等生命重要器官的血液供应，具有相当重要的代偿调节作用。

3. 肺血管收缩 急性缺氧引起的肺血管收缩使缺氧肺泡的血流量减少，有利于维持肺泡通气与血流的适当比例，使流经这部分肺泡的血液仍能获得较充分的氧，从而维持较高的 $PaO_2$。

4. 毛细血管增生 主要见于慢性缺氧。此时，机体毛细血管广泛增生，尤以脑、心和骨骼肌为甚，有利于增加对组织细胞的供氧量。这种现象与血管内皮生长因子等基因表达增多有关。

### （二）循环功能障碍

重度全身性缺氧可导致多种心脏病（如高原性心脏病、肺源性心脏病、贫血性心脏病等）及心力衰竭。它们的发生机制各不相同且较复杂，如高原性心脏病的形成就与肺血管收缩引起肺动脉高压、缺氧直接使心肌结构破坏，以及呼吸中枢抑制造成胸廓运动减弱、静脉回流减少等环节密切相关。

## 三、血液系统的变化

### （一）红细胞增多

急性缺氧可使红细胞数量及 Hb 含量增加，这是由于刺激了外周化学感受器，反射性引起交感神经兴奋，导致血液重新分布的结果。慢性缺氧引起红细胞增多主要是骨髓造血增强所致。当低氧血流经肾时，能刺激肾小管旁间质细胞生成并释放促红细胞生成素，后者促使骨髓干细胞分化为原红细胞，并对骨髓内的红细胞成熟过程和 Hb 的合成也有促进作用。

### （二）氧离曲线右移

由于红细胞内 2，3-DPG 含量增多，缺氧时氧离曲线右移，即 Hb 与 $O_2$ 的亲和力降低，有利于向细胞释放氧。

## 四、中枢神经系统的变化

脑是氧耗最高、对缺氧最为敏感的一个重要生命器官。正常状态下，仅占体重 2%的脑，其血流量约占心输出量的 15%，耗氧量占机体总耗氧量的 23%，其中脑灰质比脑白质的耗氧量多 5 倍。通常情况下，缺氧所引起的中枢神经系统功能障碍可随着脑 $PvO_2$ 的下降而进行性加重，所表现的症状亦相应不同。如急性缺氧可致头痛、情绪激动、思维能力和记忆力下降或丧失、运动不协调等；慢性缺氧则造成疲劳、嗜睡、精神抑郁、注意力不集中等。缺氧致中枢神经系统功能障碍与脑水肿和脑细胞受损有关。

## 五、组织细胞的变化

### （一）代偿性反应

在供氧不足的情况下，组织细胞可通过增强利用氧的能力和增强无氧酵解过程以获取维持生命活动所需的能量。缺氧时，ATP 生成减少，ATP/ADP 比值下降，以致磷酸果糖激酶活性增强，可促使糖酵解过程增强。慢性缺氧可使肌肉中肌红蛋白含量增多。慢性缺氧时，细胞内线粒体的数目和膜的表面积均增加，呼吸链中的琥珀酸脱氢酶、细胞色素氧化酶含量增多，酶活性增高，使细胞的内呼吸功能加强，细胞利用氧的能力增强。低代谢状态缺氧可减弱细胞的耗能过程，如糖、蛋白质等各种合成代谢和离子泵功能均降低，使细胞处于低代谢状态，减少能量的消耗，有利于在缺氧时的生存。

**（二）损伤性变化**

主要表现为细胞膜、线粒体及溶酶体的改变。

1. 细胞膜的变化　一般而言，细胞膜是细胞缺氧最早发生损伤的部位。缺氧、ATP 减少、酸中毒和溶酶体酶可损伤细胞膜，使细胞膜对离子的通透性增高，可出现 $Na^+$ 内流增多、$K^+$ 外流加快、$Ca^{2+}$ 内流增多，导致细胞水肿等，结果加重组织细胞的损伤。

2. 线粒体变化　轻度缺氧可增强线粒体的呼吸功能。重度缺氧除明显抑制线粒体功能和氧化过程外，还可使其产生肿胀、嵴内腔扩张、崩解、外膜破裂等超微结构改变。

3. 溶酶体变化　缺氧所致的酸中毒可提高磷脂酶的活性，使溶酶休膜的磷脂分解，膜通透性增高，出现溶酶体肿胀、破裂、溶酶体酶大量释放，以致细胞及其周围组织溶解、坏死等。

## 第四节　影响机体对缺氧耐受性的因素

### 一、代谢耗氧率

导致机体对缺氧耐受性降低的原因在于：一是耗氧量增加（寒冷、情绪激动和体力活动等），二是基础代谢增高（发热和甲状腺功能亢进等）。当体温降低、中枢神经系统被抑制时，可通过降低代谢耗氧率来提高机体对缺氧的耐受性。低温麻醉就是根据这一原理而被广泛应用于心脏外科领域的。

### 二、机体的代偿能力

实际上，机体对缺氧的代偿性反应具有使组织细胞增加供氧量和提高用氧能力的重要抗损伤作用，它们存在着显著的个体差异。如老年人因肺、心功能储备降低，红细胞数减少以及一些呼吸酶活性降低等而对缺氧的耐受性降低。而处于低氧环境中的新生儿对缺氧的耐受性较高。此外，机体对缺氧的代偿能力可通过体育锻炼来增强，这种状况与体育锻炼使心、肺功能增强和氧化酶活性提高有关。所以冠心病患者经常参加适当的体育运动，对于扩张其冠状动脉、建立侧支循环、改善心肌血液供应是非常必要的。

## 第五节　氧疗与氧中毒

### 一、氧疗

给缺氧患者吸氧的治疗方法称为氧疗。由于吸氧可增加 $PaO_2$ 和改善组织的供氧状况，故氧疗适用于各型缺氧，但其疗效随缺氧的类型而异。

低张性缺氧时，$PaO_2$ 和 $SaO_2$ 明显降低，正好可通过吸氧来加以矫正，因此，氧疗的效果最好。血液性、循环性或组织性缺氧时，尽管 $PaO_2$ 和 $SaO_2$ 正常，但因可与 $O_2$ 结合的 Hb 已达 95%左右，吸氧难以使 $SaO_2$ 明显增加，然而可通过增加血浆中溶解的 $O_2$，来改善组织供氧状况。特别是 CO 中毒时，通过吸入纯氧，升高 $PaO_2$，增强 $O_2$ 与 CO 竞争性结合 Hb 的能力，促使 HbCO 解离和 CO 排出。组织性缺氧时，因组织用氧障碍，吸氧效果欠佳。

## 二、氧中毒

氧中毒（oxygen intoxication）是指因吸入气 $PO_2$ 过高（>0.5 个大气压）或吸高浓度氧过久所致的一种临床综合征，它的发生主要取决于 $PO_2$。常见表现为恶心、抽搐、听视觉障碍、溶血反应，甚至重度呼吸衰竭等。一般可分为脑型氧中毒和肺型氧中毒两种类型。其发生机制与活性氧对组织细胞产生毒性损害作用有关。当吸入气 $PO_2$ 过高时，直接升高肺泡气和动脉血的 $PO_2$，增大血液与组织细胞之间的氧分压差，加速氧的弥散而引发氧中毒。

### （一）脑型氧中毒

指因吸入 2～3 个大气压以上的氧所致的氧中毒。以视觉及听觉障碍、恶心、抽搐、晕厥、昏迷甚至死亡为常见临床表现。高压氧疗时应注意与缺氧性脑病相鉴别。本型氧中毒是先抽搐后昏迷，抽搐时患者是清醒的，须严格控制吸氧，而缺氧性脑病是先昏迷后抽搐，应加强氧疗，并注意鉴别。

### （二）肺型氧中毒

指因持续（8 小时）吸入约一个大气压的氧所致的氧中毒。主要临床表现为胸骨后疼痛、咳嗽、呼吸困难、$PaO_2$ 降低、肺部炎性病变（充血、水肿、出血、肺不张及炎细胞浸润）。氧疗时要严格控制吸入氧的浓度与时间，积极预防氧中毒。

（许娟娟）

# 第十五章　弥散性血管内凝血

弥散性血管内凝血（disseminated or diffuse intravascular coagulation，DIC）是指在致病因子的作用下，凝血因子或血小板被广泛激活，大量促凝物质入血引起的一种以凝血功能障碍为主要特征的全身性病理过程。其基本特点是由于某些致病因子的作用，凝血因子和血小板被激活，凝血酶增多，进而在微循环内形成广泛的微血栓。微血栓形成中消耗了大量凝血因子和血小板，加上继发性纤维蛋白溶解功能增强，使机体的止血、凝血功能发生明显障碍。

DIC 是一种继发性的、以广泛微血栓形成并相继出现止血、凝血功能障碍为病理特征的临床综合征。主要临床表现为出血、休克、器官功能障碍和溶血性贫血。可起源于多种疾病，发病率为 0.2%～0.5%，其早期不易诊断，且治疗复杂，死亡率高达 50%～60%。因此，DIC 是一种严重威胁患者生命的危重综合征。

## 第一节　DIC 的病因和发生机制

### 一、病因

DIC 可由多种疾病引起，其中感染性疾病（如革兰阳性或阴性菌感染、败血症）是 DIC 最常见的病因，其次为恶性肿瘤（恶性淋巴瘤、转移性癌、肉瘤等）、产科意外（如胎盘早剥、羊水栓塞、感染性流产等）、大手术、严重创伤和烧伤等。

### 二、发生机制

DIC 起始于凝血系统的激活，基本病理变化是在微小血管内形成微血栓，因此凝血过程的起因和途径是 DIC 发病机制的重要方面。

#### （一）血管内皮细胞广泛损伤

内皮细胞广泛损伤是 DIC 发生、发展的关键环节。严重感染、内毒素、缺氧、酸中毒、抗原抗体复合物等均可损伤血管内皮细胞，使内皮下胶原纤维暴露，促使血小板聚集和Ⅻ因子激活，活化的Ⅻ因子可以激活内源性凝血系统。损伤的血管内皮细胞还可以释放组织因子，启动外源性凝血系统。

#### （二）组织严重损伤

严重创伤、烧伤、外科大手术、感染、产科意外等导致的组织损伤；恶性肿瘤或实质脏器坏死，白血病放疗、化疗后，白血病细胞破坏等情况下，均可释放大量组织因子入血，启动外源性凝血系统。

#### （三）血细胞大量破坏

常见于异型输血、恶性疟疾、阵发性睡眠性血红蛋白症、感染、化疗及早幼粒细胞性白血病等。

红细胞大量破坏如急性溶血时，红细胞膜上具有促凝作用的磷脂被释放，加速凝血酶形成。红细胞破坏还释放大量 ADP，ADP 作为血小板激活剂，可促进血小板黏附和聚集，导致凝血。

白细胞被内毒素等激活后，可释放大量促凝物质入血。放疗、化疗可导致白血病患者大量白细胞破坏，释放组织因子，促进 DIC 发生。

血小板在 DIC 的发生和发展中起重要作用。血小板可以黏附于损伤血管内皮下的胶原，并被内毒素、胶原、凝血酶等激活，释放多种促凝物质，加速凝血酶形成。血小板的激活、黏附、聚集可促进血栓形成，但多为继发性作用。

**（四）其他促凝物质入血**

急性坏死性胰腺炎时，除释放组织因子外，还释放大量胰蛋白酶入血，可直接激活凝血酶原，促使凝血酶大量生成。一些外源性毒素（如某些蜂毒和蛇毒）可直接激活 X、凝血酶原，或促使纤维蛋白溶解，而有利于 DIC 形成。

综上所述，引起 DIC 的机制不是单一的，多数情况下是多个环节综合作用的结果，其发生机制如图 15-1 所示。

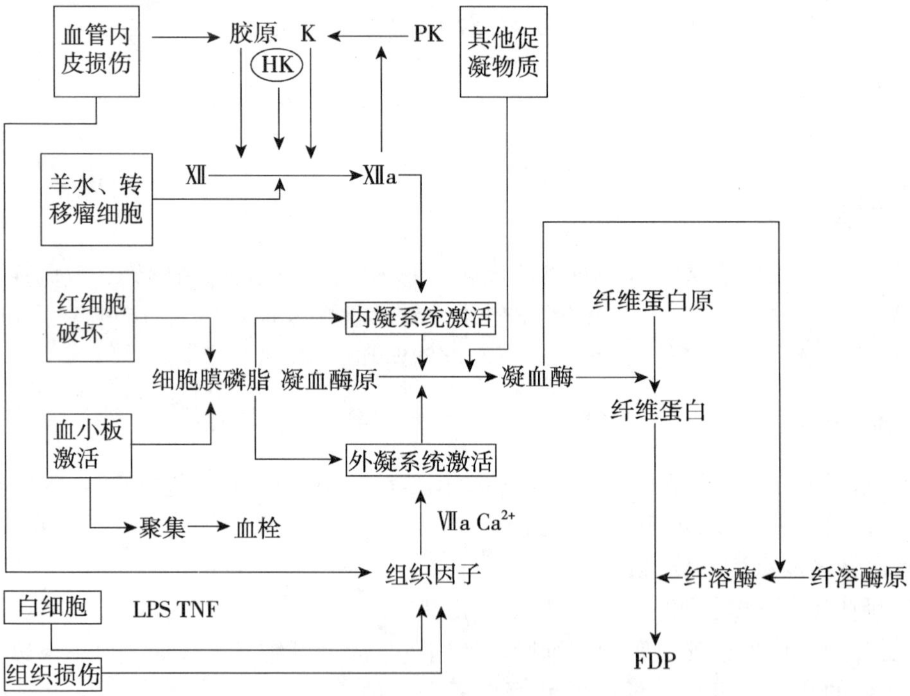


**图 15-1 DIC 发生机制**

## 第二节 促进 DIC 发生发展的因素

除上述病因病机外，还有许多因素可促进 DIC 的发生发展。

### 一、单核-吞噬细胞系统功能受损

单核-吞噬细胞系统具有清除循环血液中的凝血酶、纤维蛋白、纤维蛋白降解产物

(FDP)、纤溶酶、凝血酶原激活物、组织因子等促凝物质及内毒素等物质的作用。感染性休克、创伤时，由于该系统大量吞噬细菌、内毒素或坏死组织，使其功能受“封闭”，可促进 DIC 发生。长期大量使用糖皮质激素或严重的酮症酸中毒时，该系统的清除功能下降，也可诱发 DIC。

### 二、肝功能障碍

正常肝细胞既能合成绝大多数血浆凝血因子及某些具有抗凝或促纤溶作用的物质（如抗凝血酶Ⅲ、纤溶酶原等），也能灭活已被激活的凝血因子、纤溶酶原激活物和 FDP 等，同时还具有解毒功能。当肝功能严重障碍时可使凝血、抗凝、纤溶过程失调，极易诱发 DIC 发生。

### 三、血液的高凝状态

血液的高凝状态是指在一些生理或病理条件下，所形成的一种血液凝固性增高，有利于血栓形成的状态。妊娠期妇女血液中凝血因子和血小板等凝血物质的含量明显增加，血液处于高凝状态，故一旦发生产科意外（如宫内死胎、胎盘早剥和羊水栓塞等），易导致 DIC。还有遗传性 AT-Ⅲ及蛋白 C 缺乏症所致的原发性高凝状态，以及因肾病综合征、白血病、转移的恶性肿瘤和妊娠中毒症引起的继发性高凝状态，均可造成血液凝固性增高而促发 DIC。

### 四、微循环障碍

休克等原因导致微循环障碍，微循环内血流缓慢，血液淤滞，红细胞聚集，血小板黏附、聚集。加上严重缺氧和酸中毒等还可以通过损伤血管内皮细胞、促进凝血物质释放等环节加速 DIC 发生。低血容量时，由于肝、肾血液灌流减少，使其清除凝血及纤溶产物的功能降低，也可促进 DIC 的发生。

其他，如临床上不恰当地应用纤溶抑制剂（6-氨基己酸或对羧基苄胺），可过度抑制机体的纤溶功能，容易造成 DIC。

## 第三节　DIC 的分期与分型

### 一、DIC 的分期

根据 DIC 的发生发展过程和病理生理特点，一般可分为以下三期：

#### （一）高凝期

各种病因导致凝血系统被激活，凝血酶生成增多，微血栓大量形成，血液处于高凝状态。实验室检查可发现凝血时间缩短、血小板黏附性增高等。

#### （二）消耗性低凝期

凝血酶和微血栓的形成使凝血因子和血小板因大量消耗而减少，同时因继发性纤溶系统功能增强，血液处于低凝状态，有出血表现。实验室检查可见血小板和血浆纤维蛋白含量明显减少、凝血时间显著延长等异常。

### （三）继发性纤溶功能亢进期

凝血酶及Ⅻa等激活了纤溶系统，使大量的纤溶酶原变成纤溶酶，加上FDP形成，使纤溶和抗凝作用大大增强，故此期出血十分明显。实验室检查除原有的异常外，还可见反映继发性纤溶功能亢进的指标异常变化，如凝血酶时间延长，优球蛋白溶解时间缩短及血浆鱼精蛋白副凝固试验（3P试验）阳性等。

## 二、DIC的分型

根据DIC的原因、发生速度及表现形式，常可分为以下几种类型：

### （一）按DIC的发生速度分型

1. 急性DIC　以严重感染、休克、羊水栓塞、异型输血、急性移植物反应等原因为常见，可在数小时或1～2天内发生，主要临床表现是出血和休克，且分期不明显，病情恶化快。

2. 亚急性DIC　可在数天内逐渐发生，临床表现介于急性和慢性DIC之间，常见于恶性肿瘤转移、宫内死胎等。

3. 慢性DIC　发病缓慢，病程较长，临床表现不明显，常以某些实验室检查异常或某脏器功能不全为主要表现，有的病例甚至只在尸检中才被发现有慢性DIC。

### （二）按DIC时机体的代偿情况分型

1. 失代偿型　以急性DIC常见。由于凝血因子和血小板消耗过度，机体一时难以充分代偿，患者带有明显的出血和休克，实验室检查则具有血小板、纤维蛋白原显著减少的特征。

2. 代偿型　以轻症DIC多见，此时凝血因子和血小板的消耗与代偿处于动态平衡状态，临床表现不明显或仅有轻度出血，实验室检查也常无明显异常，使得临床诊断较困难，并可向失代偿型DIC转变。

3. 过度代偿型　主要见于慢性DIC或DIC恢复期。患者因过度代偿，促使凝血因子和血小板的生成超过消耗，临床表现不明显，实验室检查可见纤维蛋白原短暂性升高。若病因性质和强度发生改变，则可转变为失代偿型DIC。

# 第四节　DIC时机体的代谢功能的变化与临床表现

随原发疾病的不同，DIC的病理与临床表现复杂多样，典型DIC常有以下主要临床表现。

## 一、出血

出血是DIC最初及最常见的临床表现，有70％～80％的DIC患者以程度不同的出血为初发症状。出血往往是突发、自发、广泛的，可有多部位出血倾向，且一般止血药无效果。出血程度不一，轻者可仅表现为局部（如注射针头处）渗血，常表现为皮肤黏膜点状、片状出血，手术切口、伤口部位渗血不止，注射针孔部位呈大片皮下瘀斑。严重者可有胃肠道、肺及泌尿生殖道等内脏器官出血，如呕血、黑便、咯血、血尿、牙龈出血、鼻出血及阴道出血等。

DIC引起出血的机制主要是：①凝血物质因消耗而减少。②继发性纤溶亢进：纤溶系统的激活可以降解已形成的微血栓纤维蛋白凝块，引起血管损伤部位再出血，还能水解多种凝血因子和凝血酶原而造成低凝状态，加重出血。③FDP形成：FDP是纤维蛋白原在纤溶酶作用下生成的具有抗凝作用的多肽碎片，它可与纤维蛋白单体形成可溶性的复合物，阻止纤维蛋白单体的聚合，从而影响不溶性纤维蛋白的形成，具有抗凝血酶作用。FDP还可抑制血小板黏附、聚集，加重出血。④微血管损伤：内毒素、休克、缺氧和酸中毒等可直接损伤微血管，引起出血。

## 二、休克

DIC引起休克的机制为：①广泛微血栓形成和多部位出血，造成回心血量急剧减少，心输出量降低，加重微循环障碍而引起休克。②DIC形成过程中可产生多种血管活性物质，如激肽、补体和组胺等血管活性介质，它们一方面使微血管壁通透性增高，血浆大量外渗；另一方面扩张血管，降低外周阻力，导致血压降低，促进休克的发生、发展。③心功能障碍。主要与DIC时组织酸中毒直接抑制心肌舒缩功能，肺内微血栓形成导致肺动脉高压而加大右心后负荷，心内微血栓形成使心肌缺血而减弱心泵功能等机制有关。

休克也可引起DIC，特别是感染性休克，极易发生DIC。休克时，微循环血流缓慢、血液淤滞、血液浓缩和组织酸中毒等变化均易促进微血栓形成；严重感染时细菌和内毒素等引起的血管内皮和组织损伤，极易启动内源性和外源性凝血系统；内毒素可使血小板聚集并释放一系列促凝物质；感染性休克发生过程中，体内可释放多种体液因子，除激活凝血系统外，还可激活纤溶、激肽和补体系统，促进DIC的发生与发展。

## 三、器官功能障碍

因微血管内广泛的微血栓形成以及休克，许多器官的血液灌流量减少，发生缺血性坏死和出血，导致受累器官功能障碍。临床表现依受累器官的不同而不同。如肾皮质与肾小管周围的微血管发生栓塞，可导致急性肾衰竭，临床表现为少尿、蛋白尿、血尿等；肺微血管的栓塞常引起急性呼吸功能衰竭，表现为呼吸困难、肺出血等；肝受累则出现黄疸、肝功能衰竭；肾上腺微血栓形成常导致肾上腺皮质出血及坏死，造成急性肾上腺皮质功能衰竭，称为华-佛综合征（Waterhouse-Friderichsen syndrome）；垂体微血栓可引起垂体出血、坏死，导致垂体功能衰竭，即席汉综合征（Sheehan's syndrome）；若累及中枢神经系统，可出现神志模糊、嗜睡、昏迷、惊厥等症状。

DIC轻者可影响个别器官的部分功能，重者可累及一个以上器官的功能。

## 四、微血管病性溶血性贫血

DIC患者可伴有一种特殊类型的贫血，即微血管病性溶血性贫血。这种贫血除具备溶血性贫血的一般特征外，在外周血涂片中还可见到一些形态异常的红细胞及红细胞碎片，外形呈盔形、星形、新月形等，统称为裂体细胞（图15-2）。DIC时红细胞碎片的产生，主要是纤维蛋白与红细胞之间相互作用的结果。当微血管中有纤维蛋白性微血栓形成时，纤维蛋白丝在微血管内形成细网，循环中的红细胞流过由纤维蛋白丝构成的网孔时，常会黏着或挂在纤维蛋白丝上，加上血流的不断冲击，引起红细胞破裂（图15-3）；当微血流通道受阻时，红细胞还可从微血管内皮细胞间的裂隙被“挤压”出血管外，发生扭曲、变形和破裂；除了机械作用外，缺氧、酸中毒和内毒素等也可使红细胞变形能力降低而易发生破裂。

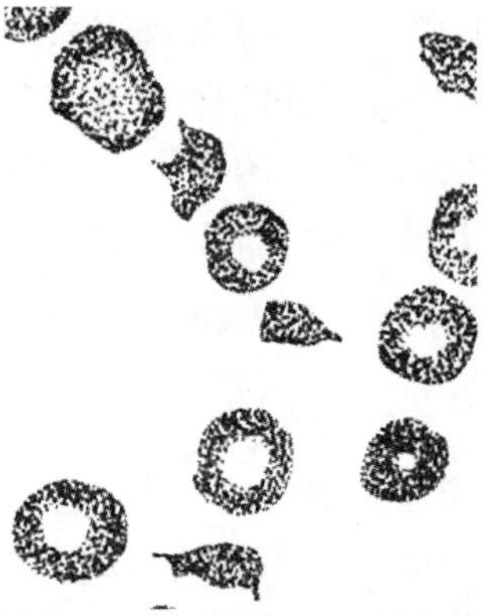

图 15-2 微血管病性溶血性贫血患者血片中的裂体细胞

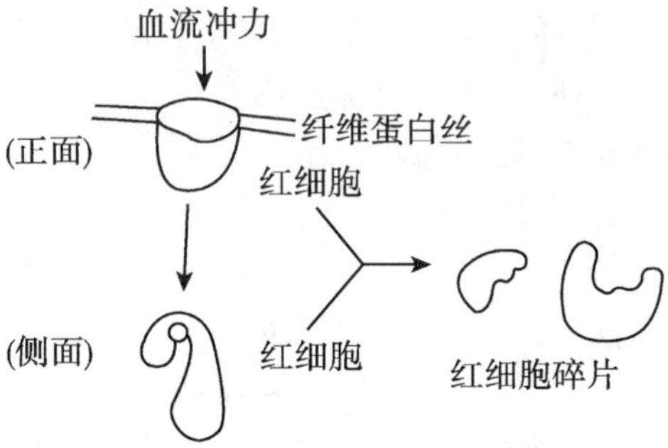


图 15-3 红细胞碎片的形成机制

## 第五节 DIC的防治原则

### 一、积极防治原发病

积极预防和迅速去除导致 DIC 的致病因素，是防治 DIC 的根本措施。例如及时有效地控制原发感染病灶，及时去除产科死胎或滞留胎盘等。某些轻度 DIC，只要及时去除病因，病情即可迅速恢复。

### 二、改善微循环障碍

采取扩充血容量、解除血管痉挛、溶栓和防止新的微血栓形成等措施，及早疏通被微血栓阻塞的微循环并增加其灌流量，在 DIC 的防治中具有重要作用。

### 三、建立新的凝血与纤溶间的动态平衡

1. 合理应用抗凝疗法 即在 DIC 的高凝期和消耗性低凝期，适当应用肝素、AT-Ⅲ及其他新型抗凝剂来及时阻断高凝血状态的恶性循环。

2. 补充、支持疗法 紧密配合抗凝治疗，及时应用新鲜全血或血浆、浓缩血小板血浆或凝血因子制剂，力求尽快建立凝血与纤溶之间新的动态平衡，提高 DIC 患者的治愈率。

### 四、保护、维持重要器官功能

可通过应用人工心肺机、血液透析等办法，保护和维持心、肺、脑、肾等重要器官的功能。

（许娟娟）

# 第十六章　休　克

休克（shock）是指各种致病因子作用于机体引起的急性循环功能障碍，使全身组织微循环血液灌流量严重不足，以致细胞损伤，各重要生命器官功能、代谢发生严重障碍的全身性病理过程。休克的主要临床表现有面色苍白、发绀、四肢湿冷、血压下降、脉压缩小、脉搏细速、尿量减少、烦躁不安、反应迟钝，甚至昏迷。

## 第一节　休克的病因和分类

引起休克的病因很多，分类方法也很多，比较常用的分类方法有以下三种。

### 一、按病因分类

1. 失血失液性休克　急性大失血所致的休克称为失血性休克，见于外伤、消化道溃疡、食管静脉曲张破裂、宫外孕及产后大出血等。此型休克的发生与否取决于血容量丢失的速度和程度，即可因循环衰竭而引起失血性休克；出血量超过总血量的50%则常迅速导致死亡。剧烈呕吐、腹泻、肠梗阻及大量出汗等导致体液大量丢失，也可引起有效循环血量锐减而致休克。

2. 烧伤性休克　大面积烧伤可有大量血浆渗出，导致体液丢失、有效循环血量减少，引起烧伤性休克。早期与疼痛及低血容量有关，晚期可因继发性感染而导致败血症休克。

3. 感染性休克　严重感染如革兰阴性细菌、革兰阳性细菌、立克次体、病毒和真菌等感染，均可引起感染性休克。感染性休克常伴有败血症，故又称败血症休克。在革兰阴性细菌引起的休克中，内毒素起重要作用，故亦称内毒素性休克或中毒性休克。

4. 创伤性休克　严重创伤（如骨折、挤压伤等）可引起创伤性休克。这类休克的发生与疼痛、失血有关。

5. 过敏性休克　有过敏体质者注射某些药物（青霉素等）、血清制剂（破伤风抗毒素等）或疫苗可引起Ⅰ型变态反应，而发生过敏性休克。

6. 心源性休克　大面积急性心肌梗死、急性心肌炎、心脏压塞及严重的心律失常均可引起心输出量明显减少、有效循环血量和灌流量严重下降而导致心源性休克。

7. 神经源性休克　剧烈疼痛、高位脊髓麻痹或损伤可引起血管运动中枢抑制、血管扩张、回心血量减少、血压下降，导致神经源性休克。

### 二、按休克发生的始动环节分类

各种引起休克的原因作用于机体后主要通过血容量减少、血管床容积增大和心输出量急剧下降三个始动环节使有效循环血量急剧减少、组织血液灌流量不足而导致休克。因此，根据休克发生的始动环节分为以下三类：

1. 低血容量性休克　始动环节是血容量减少，常见于失血、失液、烧伤等。一般情况下，若快速失血占全身血量的15%～25%，常出现休克。

2. 心源性休克 始动环节是心输出量急剧减少，常见于心肌梗死、心肌病、严重心律失常、心脏瓣膜病、心脏压塞及肺动脉高压等。

3. 血管源性休克 始动环节是由于外周血管扩张，常见于过敏性、感染性和神经源性休克。主要是因外周血管扩张，血管床容积扩大，大量血液淤积在扩张的小血管内，使有效循环血量减少。

### 三、按休克时血流动力学特点分类

1. 低动力型休克 其血流动力学特点是心输出量降低，外周阻力升高，故又称低排高阻型休克。因皮肤血管收缩，血流量减少，皮肤温度降低，也称"冷休克"。常见于低血容量性休克、心源性休克以及部分感染性休克。

2. 高动力型休克 其血流动力学特点是心输出量增加，外周血管阻力降低，故又称高排低阻型休克。因皮肤血管扩张，血流量增多，皮肤温度升高，也称"暖休克"。常见于部分感染性休克早期。

## 第二节 休克的发展过程及其发病机制

目前认为各类休克发生的共同基础是微循环障碍，即组织的有效灌流量减少。微循环指微动脉与微静脉之间微血管的血液循环，它是循环系统最基本的结构单位，也是血液和组织细胞间进行物质交换的最小功能单位。微循环一般由微动脉、后微动脉、毛细血管前括约肌、真毛细血管、直捷通路、动-静脉吻合支及微静脉构成［图 16－1（A)］，并构成三条通路即迂回通路、直捷通路和动-静脉短路。直捷通路和动静脉吻合支属于非营养性通路，基本上不进行物质交换；迂回通路中真毛细血管管壁薄、血流缓慢，互相连接成网络，是进行物质交换的真正场所。微循环的灌流情况主要受神经体液调节，交感神经支配微动脉和微静脉，但在微动脉交感神经分布的末梢比微静脉多，故交感神经兴奋时，微动脉收缩比微静脉明显。微血管壁平滑肌包括毛细血管前括约肌也受体液因素的调节，如儿茶酚胺、血管紧张素Ⅱ、血管加压素、血栓素 $A_2$（$TXA_2$）和内皮素等可引起血管收缩，而组胺、激肽、腺苷、乳酸、前列环素（$PGI_2$）、内啡肽、肿瘤坏死因子和一氧化氮则引起血管舒张，但微静脉对局部代谢产物的扩血管作用敏感性较差。在正常情况下，微血管平滑肌能有节律地收缩和舒张，保证正常灌流和物质交换。

以典型的失血性休克为例，根据血流动力学和微循环的变化可将休克的发生过程分成三个时期。其他各型休克的发生过程大多数也是遵循这一规律。

### 一、休克Ⅰ期（微循环缺血缺氧期）

休克Ⅰ期又称休克早期、休克代偿期。

#### （一）微循环变化的主要特点

微循环血管持续收缩，总外周阻力升高。主要有微动脉、后微动脉、毛细血管前括约肌的收缩，使毛细血管前阻力增加，大量真毛细血管网关闭，进入真毛细血管的血量减少，血流速度减慢；血液通过直捷通路和开放的动-静脉吻合支回流，使组织流量减少，导致微循环处于"少灌少流，灌少于流"的状态，组织缺血缺氧，故该期又称为微循环缺血期或缺血性缺氧期［图 16－1(B)］。

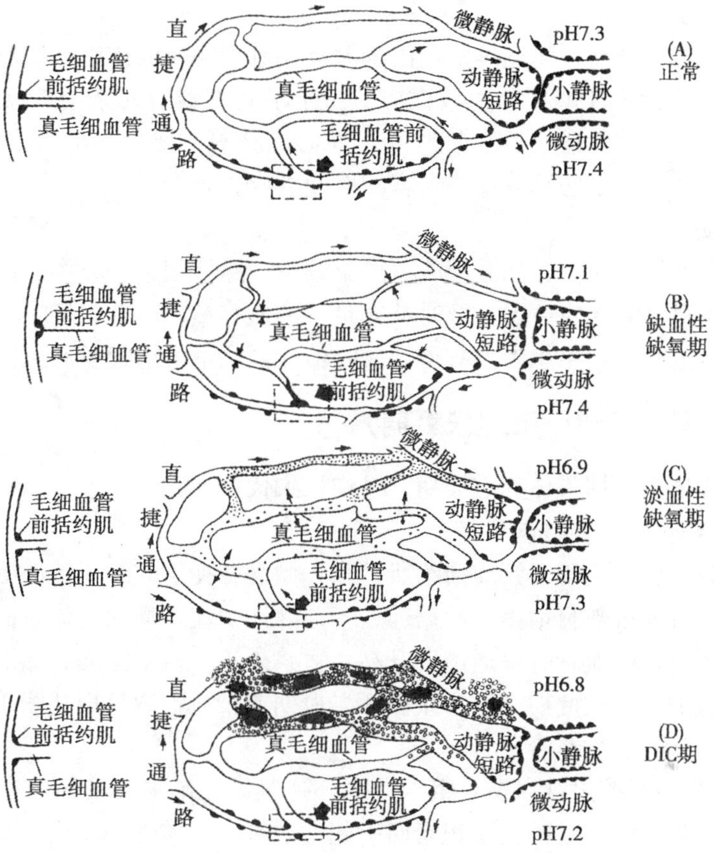


**图 16-1 休克各期微循环变化示意图**

左侧小图为右图中方框部分的放大

### （二）微循环障碍的机制

主要是各种原因引起交感肾上腺髓质系统强烈兴奋，儿茶酚胺大量释放入血；由于交感神经兴奋和儿茶酚胺增多及血容量减少均引起肾缺血，使肾素-血管紧张素-醛固酮系统活性增强，产生大量的血管紧张素Ⅱ，使小血管强烈收缩或痉挛，特别是毛细血管前阻力血管（微动脉、后微动脉及毛细血管前括约肌）对儿茶酚胺尤为敏感，因而收缩比微静脉更为强烈，使毛细血管前阻力增加，真毛细血管关闭，血液通过直捷通路和开放的动-静脉吻合支回流，微循环处于缺血状态，导致组织缺血缺氧和代谢紊乱。

### （三）微循环变化的代偿意义

在休克早期，微循环的变化对机体有一定的代偿意义。

1. 维持动脉血压　在此期动脉血压可不降低，或略有升高，其机制有以下三个方面。

（1）回心血量增加：①“自身输血”：静脉系统属于容量血管，由于交感神经兴奋和儿茶酚胺增多，使微静脉和小静脉收缩，增加回心血量；②“自身输液”：由于毛细血管前阻力增加明显，血流量减少，使毛细血管内压显著降低，因而有较多的组织液回流入血，使回心血量增加；③肾素-血管紧张素-醛固酮系统活性增强和抗利尿激素分泌增多，使肾小管对钠、水重吸收增加，可增加回心血量。

（2）心肌收缩力增强：交感神经兴奋和儿茶酚胺释放增加，可引起心率加快、心肌收缩力增强，有助于血压的维持。

（3）外周血管阻力升高：休克早期，由于大量缩血管物质的作用，使总外周阻力升高。

2. 血液重新分布有利于心、脑血液供应　由于不同脏器对儿茶酚胺反应不一，导致血流重新分布，皮肤、腹腔内脏、肾血管收缩，而心、脑等重要生命器官血管张力无明显变化，血流的重新分布保证了心脑等重要器官的血液供应。

### （四）临床表现

患者主要表现有面色苍白、四肢湿冷、尿量减少、脉搏细速、心率加快、血压正常、脉压下降。此期若尽早消除休克原因，及时补充足够的血容量，改善组织灌流量，恢复循环血量，可使患者脱离危险；如果患者没有得到及时治疗，病情可继续发展到休克Ⅱ期。

## 二、休克Ⅱ期（微循环淤血缺氧期）

休克Ⅱ期又称休克中期或休克进展期、可逆性失代偿期。

### （一）微循环变化的主要特点

微动脉、后微动脉、毛细血管前括约肌扩张，微静脉持续收缩，致使毛细血管前阻力小于后阻力，毛细血管开放数目增多，微循环处于“灌而少流，灌大于流”的状态，毛细血管内压显著升高。同时，微血管管壁通透性升高，血浆外流，血液浓缩、黏滞性升高，血流速度缓慢，组织缺氧加剧，故此期又称为微循环淤血期或淤血性缺氧期［图 16－1(C)］。

### （二）微循环淤滞的机制

交感-肾上腺髓质系统过度兴奋，组织微循环持续缺血缺氧，使糖的有氧氧化过程受到抑制，无氧酵解过程加强，乳酸大量积聚而引起酸中毒。在酸性环境中，微动脉、后微动脉和毛细血管前括约肌的耐受性较差，对儿茶酚胺的缩血管反应性降低而开始松弛。与此相反，微静脉对酸生环境的耐受性较强，在儿茶酚胺等缩血管物质的作用下继续收缩。于是，毛细血管网大量开放，血管容量大大增加，处于灌入多而流出少的状态，大量血液淤滞在毛细血管中，使回心血量和心输出量显著减少。引起上述微循环严重障碍的原因除酸中毒外，局部堆积的一些代谢产物、体液因子和血管活性物质也参与其中，如组胺、腺苷、$H^{+}$、$K^{+}$和激肽等，它们都可以造成微血管的扩张。

### （三）微循环变化对机体的影响

休克期属于失代偿期，主要是微血管反应低下，丧失参与重要生命器官血流调节的能力，机体由代偿逐渐向失代偿发展。

1. 回心血量减少　①“自身输血”停止：酸中毒使肾、腹腔内脏和皮肤等的血管舒张，血管床大量开放，造成有效循环血量减少；②“自身输液”停止：由于毛细血管后阻力增加及血流淤滞，使毛细血管内压升高，促使组织液生成增多，同时血管壁通透性增加，使血浆外渗，引起回心血量减少。③血液浓缩，血细胞比容增大，促进红细胞聚集，使血液黏度进一步升高，进而加重微循环障碍，减少回心血量。

2. 心肌收缩力减弱　心肌缺血缺氧，心泵功能此时可能受损，引起交感神经兴奋和儿茶酚胺释放增加，可引起心率加快、心肌收缩力减弱。

3. 外周血管阻力下降　在酸性环境中，微动脉、后微动脉和毛细血管前括约肌的耐受性较差，对儿茶酚胺的缩血管反应性降低引起血管扩张，降低了外周阻力，使血压下降。

#### （四）临床表现

患者主要表现有神志淡漠、意识模糊甚至昏迷；皮肤出现发绀、花斑；血压明显下降、脉压缩小、脉搏细速、心率加快；少尿或无尿。

此期机体由代偿向失代偿发展，失代偿初期经积极救治仍属可逆，故又称为可逆性失代偿期，但若持续时间较长，则进入休克Ⅲ期。

### 三、休克Ⅲ期（微循环衰竭期）

休克Ⅲ期又称休克晚期、休克难治期或不可逆期。

#### （一）微循环变化的主要特点

微动脉、后微动脉、毛细血管前括约肌及微静脉麻痹，对血管活性物质失去反应，微血管进一步扩张，血液淤滞加重，微循环处于“不灌不流”的状态，故此期又称为微循环衰竭期［图 16－1(D)］。因血流缓慢、血液浓缩、黏滞度增高，所以极易发生 DIC，故又称 DIC 期。

#### （二）微循环变化的机制

由于长时期严重缺血缺氧或毒素的作用，使组织细胞和血管内皮细胞受损，大量组织因子释放入血和Ⅻ因子被激活导致外源性和内源性凝血系统激活，微血管内发生弥散性凝血。加上血液浓缩，血细胞比容和纤维蛋白原浓度增加，血细胞聚集，血液黏度增高，可促进 DIC 形成。

应当指出，并非所有休克患者都会发生 DIC，DIC 发生与否及其发生早晚与休克动因直接相关。例如失血性休克较少发生 DIC，发生时间也较晚；而严重创伤性休克、烧伤性休克和感染性休克的 DIC 发生率较高，出现较早。当然，休克晚期一旦发生 DIC，将使病情恶化，增加患者死亡率。

#### （三）重要器官功能衰竭

休克一旦并发 DIC，可使病情进一步恶化，回心血量和组织灌流量更加锐减，使全身各重要器官，包括肺、肾、肝、心、胃肠、脑等功能代谢严重障碍。酸中毒、缺氧、休克时产生的许多体液因子（特别是溶酶体酶、活性氧和细胞因子）的作用，可使这些重要生命器官发生“不可逆转性”损伤，甚至出现多系统器官功能障碍甚至衰竭。

#### （四）临床表现

患者主要表现为皮肤青紫并有出血点、少尿甚至无尿、血压下降、呼吸困难、意识障碍、昏迷等。

应当指出，并非所有类型的休克都必须经过这三期，例如在过敏性休克早期，微循环呈淤血性缺氧期改变，而在某些感染性休克的早期就可出现 DIC。

## 第三节　休克时机体的代谢和功能变化

休克时全身各器官组织处于低灌流状况，因此有学者认为休克就是低灌流综合征。此时机体的代谢、功能甚至细胞的形态结构各方面可发生一系列改变。

## 一、机体代谢变化及细胞损伤

### （一）细胞代谢障碍

1. 能量代谢障碍　严重的组织缺氧使糖的有氧氧化受到限制，ATP 生成显著减少，细胞膜上的 $Na^{+}-K^{+}$ 泵运转障碍，导致细胞水肿和血钾升高。

2. 酸中毒　缺氧时糖酵解加强，乳酸生成增多，而肝摄取乳酸进行代谢的能力降低，致使乳酸堆积，造成代谢性酸中毒。同时由于微循环灌流障碍，不能及时清除代谢产物，也加剧了乳酸堆积。

### （二）细胞的损伤

1. 细胞膜损伤　休克时，缺氧、酸中毒、ATP 减少及溶酶体酶释放等，使细胞膜首先受损，通透性增加，细胞内外离子分布异常。

2. 线粒体损伤　缺氧、酸中毒使线粒体肿胀、嵴断裂，呼吸链与氧化-磷酸化障碍，ATP 生成进一步减少。

3. 溶酶体损伤　溶酶体膜在缺氧、酸中毒时稳定性降低，膜破裂释放出溶酶体酶，导致细胞自溶、组织损伤，同时产生一些抑制心肌收缩力的毒性因子，加重休克的病理过程（图 16－2）。

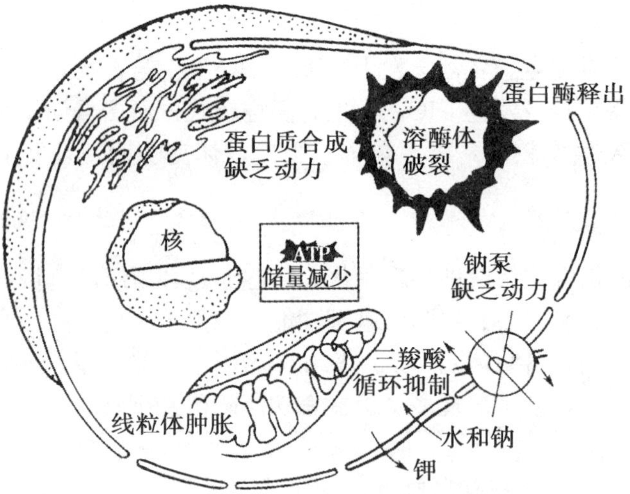


图 16－2　休克时细胞损伤示意图

## 二、休克时器官功能障碍

### （一）肾功能障碍

肾是休克时最易受损伤的器官之一，各种类型休克都常伴发急性肾衰竭，称为休克肾（shock kidney）。临床表现为少尿、氮质血症、高钾血症及代谢性酸中毒等。休克患者如合并急性肾衰竭，往往预后不好，死亡率也甚高。

发病机制：早期主要由于血液重新分布，使肾血流量严重减少，导致肾灌注量不足，这时肾并没有器质性病变，恢复肾灌流后，肾功能可迅速恢复，称为功能性肾衰竭或肾前性肾衰竭；但到了休克晚期，由于肾持续严重缺血和肾毒素（包括血红蛋白、肌红蛋白等）的毒性作用可引起肾小管坏死而产生器质性肾衰竭，是患者死亡的主要原因之一。

**（二）肺功能障碍**

肺是全身静脉血液的滤器，机体的许多代谢产物、活性物质、活化的炎症细胞等都要经过肺，有的被肺扣留，有的被肺吞噬、灭活、转化，因此极易引起肺损伤。故休克时，肺是最常累及的器官，据统计其发生率高达83%～100%。若损伤较轻，称为急性肺损伤；若损伤较重，可导致急性呼吸功能衰竭，称休克肺（shock lung），属急性呼吸窘迫综合征（acute respiratory distress syndrome，ARDS），其基本发病环节是肺微循环障碍合并急性弥漫性肺泡-毛细血管膜损伤。主要病理变化是淤血、水肿、出血、血栓形成、肺不张、肺泡透明膜形成等。休克患者一旦发生休克肺，死亡率较高。

**（三）心功能障碍**

休克过程中，休克早期由于机体产生代偿作用，能够维持冠脉血流量和动脉血压，心功能变化不明显。但随着休克的发展，多种有害因素作用于心脏，使心脏冠脉血流量减少，加之血压进行性下降，从而使心肌缺血缺氧，发生变性坏死，导致心功能障碍，甚至发生心力衰竭。其发生的主要机制有：①由于休克时血压下降和心率加快引起心室舒张期缩短，使冠脉灌流量减少，心肌缺血；②交感-肾上腺髓质系统兴奋引起心率加快和心肌收缩力增强，导致心肌耗氧量增加，加重心肌缺氧；③酸中毒和高钾血症等影响心率和心肌收缩力；④心肌抑制因子使心肌收缩力减弱；⑤心肌内DIC引起心肌缺血和坏死；⑥内毒素对心肌的损害作用。

**（四）脑功能障碍**

休克早期由于血液的重新分布和脑循环的自身调节，保证了脑的血液供应。因而除了因应激引起的烦躁不安外，没有明显的脑功能障碍的表现。当血压下降到7kPa（52.5mmHg）以下或脑循环发生DIC时，脑的血液循环障碍加重，脑组织缺血缺氧，由兴奋转为抑制，患者出现神志淡漠，甚至昏迷。

**（五）胃肠道和肝功能障碍**

胃肠道因缺血、淤血和DIC形成，屏障功能严重削弱，大量内毒素甚至细菌入血，加重休克的病情。

休克时由于肝动脉、门静脉血流量减少，肝内微循环障碍和形成DIC，导致肝细胞缺血缺氧，肝代谢功能障碍，一方面解毒作用减弱，使由肠道入血的内毒素不能被充分解毒，引起内毒素血症；另一方面也不能使乳酸充分转化为葡萄糖或糖原，从而进一步加重酸中毒。

**（六）多系统器官功能衰竭**

多系统器官功能衰竭（multiple system organ failure，MSOF）指在严重感染、失血、创伤或休克过程中，在短时间内出现两个或两个以上的系统、器官功能衰竭。休克晚期常并发MSOF，它是休克致死的主要原因，而且衰竭的器官越多，死亡率也越高。

## 第四节　休克的防治原则

### 一、病因学防治

积极防治引起休克的原发病，去除休克的原始动因如止血、止痛、控制感染等。

## 二、发病学治疗

1. 补充血容量　各种原因引起的休克都不同程度地存在血容量绝对或相对不足，有效循环血量减少，最终导致组织微循环血液灌流量严重不足。因此，及早补充血容量是提高心输出量、改善组织灌流的根本措施，合理使用血管活性药物，是提高治疗效果的基础。在补液过程中，实际的补液量一般应多于失液量，因为休克时存在微循环淤血、血浆外渗和血管床扩大等情况，因此要充分扩容，“需多少，补多少”。但同时要密切观察静脉充盈程度、尿量、脉搏、血压等指标的变化，以免补液过量，造成肺水肿。有条件的还可以监测中心静脉压和肺动脉楔压，及时掌握心脏情况。

2. 合理使用血管活性药物　在补充血容量的基础上选用适当的血管活性药物（多巴胺、间羟胺等）来改善微循环血液灌流量。

3. 纠正酸中毒　酸中毒直接影响血管活性药物的疗效，还有直接或通过高钾血症间接降低心功能。因此，及时纠正酸中毒是抗休克治疗的重要措施。

4. 细胞损伤的防治　休克时细胞损伤有的是原发的，有的是在微循环障碍之后发生的。改善微循环是防止细胞损伤的措施之一，此外尚可应用溶酶体稳定剂（如糖皮质激素）、能量合剂、吸氧等防止细胞损伤。

5. 防止器官功能衰竭　休克后期如出现 DIC 和器官功能衰竭，除采取一般治疗外，还应针对不同器官采取不同的治疗措施，如出现急性心力衰竭者，除停止和减少补液外，尚应强心、利尿，并适当降低前、后负荷；如出现休克肺，则应给予正压给氧，改善呼吸功能；如出现肾衰竭，应尽早利尿和采取透析等措施，并防止出现多器官功能衰竭。

（许娟娟）

# 第十七章　重要器官功能衰竭

## 第一节　心力衰竭

心脏是推动血液循环的动力器官，心脏的节律性收缩和舒张及心瓣膜有规律的开启与关闭，使血液能按一定方向循环，完成物质运输、体液调节等功能。在各种致病因素作用下心脏的收缩和（或）舒张功能发生障碍，使心输出量绝对或相对减少，不能满足机体代谢需要的病理过程，称为心力衰竭（heart failure）或泵衰竭。心功能不全是指心泵功能下降的全过程，包括完全代偿阶段和失代偿阶段，而心力衰竭是指心功能不全的失代偿阶段，但在实际工作中两者概念是通用的。

### 一、病因与分类

#### （一）病因

1. 原发性心肌舒缩功能障碍　这是引起心力衰竭的最主要原因，常见于：①心肌病变：如心肌炎、心肌病和心肌纤维化等。②能量代谢障碍：可因心肌缺血、缺氧（冠状动脉粥样硬化、严重贫血和低血压）和严重的维生素 B 缺乏，引起心肌能量代谢障碍使心肌收缩、舒张功能降低。

2. 心脏负荷过重

（1）压力负荷（后负荷）过重：即心脏收缩时所承受的负荷过重，如高血压、主动脉瓣狭窄等，导致左心室后负荷过重；肺动脉高压、肺动脉狭窄等导致右心室后负荷过重。

（2）容量负荷（前负荷）过重：即心脏舒张期末所承受的负荷过重，如主动脉瓣或二尖瓣关闭不全，导致左心室前负荷过重；房（室）间隔缺损、肺动脉瓣或三尖瓣关闭不全导致右心室前负荷过重。甲状腺功能亢进症、严重贫血、动-静脉瘘等使循环血量增多或循环速度加快（高动力循环状态）也可使容量负荷过重。

此外，某些诱因如感染、缺氧、酸中毒、电解质紊乱、心律失常、强心苷中毒等可加重心肌损害；劳累、情绪激动、妊娠、分娩、手术、输液过多过快等可加重心脏负荷，促使心力衰竭的发生和发展。

#### （二）分类

1. 按心力衰竭发生部位分

（1）左心衰竭：左心衰竭发生率较高，主要由于由于左室排血功能障碍，血液由肺静脉回流到左心受阻，故在心输出量下降的同时，还可出现肺淤血甚至肺水肿。常见于高血压性心脏病、冠心病、二尖瓣关闭不全、主动脉瓣狭窄或关闭不全等。

（2）右心衰竭：常见于慢性阻塞性肺疾病、某些先天性心脏病（如法洛四联症）、二尖瓣狭窄等引起的肺动脉高压。衰竭的右心室不能将回心血量充分排至肺循环，故导致体循环淤血，出现下肢水肿甚至全身水肿。

（3）全心衰竭：左、右心同时或先后发生衰竭，称为全心衰竭。见于病变一开始就同时侵犯左、右心室，如心肌炎、心肌病、严重贫血等；或持久的左心衰竭使右心负荷长期加重而并发右心衰竭，最终导致全心衰竭。

2. 按心力衰竭发生速度分

(1) 急性心力衰竭：起病急骤，心输出量急剧减少。见于急性心肌梗死、严重心肌炎等，多并发急性肺水肿和心源性休克。

(2) 慢性心力衰竭：起病缓慢，经较长时间的心功能代偿后才发生，常有静脉系统淤血，故又称充血性心力衰竭。见于慢性心瓣膜病、高血压病和肺源性心脏病等。

当心力衰竭呈慢性经过时，往往伴有血容量和组织间液增多，并出现静脉淤血和水肿，称为充血性心力衰竭（congestive heart failure）。常见于高血压病、心瓣膜病和肺动脉高压等。

## 二、心力衰竭发病过程中机体的代偿功能

心力衰竭发病的关键环节是心输出量减少，通过神经-体液调节机制，机体会出现一系列相互联系、彼此协调的代偿活动以维持心输出量。心功能不全时机体的代偿措施包括动员心脏本身的储备功能和心脏以外的代偿活动。心内代偿方式包括心率加快、心脏紧张源性扩张和心肌肥大；心外代偿方式主要有血容量增加、血液重新分配、红细胞增多和组织利用氧能力增强。其代偿意义是：①在一定限度内增加心输出量；②保证重要生命器官的血液供应；③提高细胞摄氧和利用氧的能力。

### （一）心脏本身的代偿反应

1. 心率加快　是指心跳的频率增加。这是一种最早且能迅速动员的代偿方式，在一定限度内能增加每分心输出量。启动这种代偿反应的机制主要是：①当心输出量减少引起动脉血压下降时，刺激主动脉弓和颈动脉窦压力感受器，反射性引起心率加快。②心力衰竭时，心输出量减少，导致动脉血压下降，右心房和腔静脉淤血使心房舒张末期容积增大，刺激容量感受器加快心率。另外，机体缺氧可反射性刺激主动脉体和颈动脉体化学感受器，通过交感神经兴奋使心率加快。

一定范围内的心率加快可以增加心输出量。但是，心率加快也会增加心肌耗氧量，特别是成人心率＞180 次/分时，由于心脏舒张期明显缩短，不但影响冠脉灌流使心肌缺血、缺氧加重，而且还引起心室舒张期充盈不足，使心输出量反而降低，加重心力衰竭。临床上常用心率作为判断心力衰竭程度的指标之一。

2. 心脏扩张　心力衰竭时心脏的扩张分两种类型，一种是具有代偿作用的紧张源性扩张，另一种是代偿失调后出现的肌源性扩张。根据 Frank－starling 定律，心肌收缩力和心搏量在一定范围内随着心肌纤维初长度的增加或心室舒张末期容积增大而增加，直到肌节初长度达到最适长度（2.2μm）为止，此时收缩力最强，这种伴有心肌收缩力增强的心脏扩张，称为紧张源性扩张。如果心脏进一步扩大，舒张末期容积过大或压力过高，心肌收缩力和心搏量反而降低，称为肌源性扩张，此时已丧失代偿意义。肌节过度拉长是心脏扩张从代偿转向失代偿的关键因素。此外，心脏扩张、心肌耗氧量增多也是引起失代偿的重要因素。

3. 心肌肥大　心肌肥大（myocardial hypertrophy）是指心肌细胞体积增大、重量增加。系心脏长期负荷过重时逐步形成的较经济、持久的代偿方式。心肌肥大可分为：

(1) 向心性肥大：由于心脏长期压力负荷增大引起收缩期室壁张力持续增加，导致心肌

纤维呈并联性增生（parallel hyperplasia）、心肌纤维增粗、心室壁厚度增加而心室腔无明显扩大，如高血压病导致左心室肥厚。

（2）离心性肥大：心脏长期容量负荷过度增加引起舒张期室壁张力持续增加，导致心肌纤维呈串联性增生，心肌纤维拉长使心室腔明显扩大，如二尖瓣关闭不全导致左心室腔扩大。

心肌肥大方式较为缓慢但作用持久，整个心脏的收缩力增加使心脏在较长一段时间内能维持机体代谢的需求而不致发生心力衰竭。心肌肥大引起心室壁增厚，可通过降低心室壁张力而减少心肌的耗氧量，有助于减轻心肌负担。但是，过度肥大的心肌可因不同程度的缺血、缺氧、能量代谢障碍、心肌舒缩性减弱等使心功能由代偿转为失代偿，最终发展为心力衰竭。

**（二）心脏以外的代偿**

1. 增加血容量　慢性心功能不全时，机体通过神经体液的调节，通过降低肾小球滤过率和增加肾小管对钠、水的重吸收，使血容量增加，进而使静脉回流及心输出量增加，具有一定的代偿意义。但也具有引起心性水肿的潜在危险，并使心脏前负荷及耗氧量增加。

2. 血流重新分布　心功能不全时由于交感-肾上腺髓质系统兴奋，皮肤、腹腔内脏血管（特别是肾血管）收缩，使血流量减少，以保证重要器官如心、脑的供血。但周围器官长期供血不足可导致器官功能紊乱，如肝、肾功能不全。同时，外周血管长期收缩可致心脏后负荷增大而使心输出量减少。

3. 红细胞增多　心功能不全时体循环淤血可引起循环性缺氧；肺淤血、肺水肿又可引起乏氧性缺氧。缺氧可刺激肾小球旁器分泌促红细胞生成素，促进骨髓造血功能，使红细胞增多，增强血液携氧功能，有助于改善组织的缺氧状态。但红细胞过多，可引起血液黏度增大，加重心脏负荷。

4. 组织利用氧的能力增加　慢性缺氧时细胞内线粒体数量增多，呼吸链有关的细胞色素氧化酶活性增强，这些变化有助于细胞内呼吸功能的改善。

## 三、心力衰竭的发病机制

心力衰竭的发病机制较为复杂，迄今尚未完全阐明。目前认为，尽管引起心力衰竭的病因多种多样，但各种病因都是通过削弱心肌舒缩功能从而引起心力衰竭，这是心力衰竭最基本的发病机制。

**（一）心肌收缩性减弱**

心肌收缩性是血液循环的基本动力，是决定心输出量最关键的因素。大多数心力衰竭都是由于心肌收缩性减弱所致，引起心肌收缩性减弱的机制有：

1. 心肌结构破坏　完整和正常的心肌结构是保证心肌收缩活动的先决条件。当心肌细胞因严重的缺血、缺氧及细菌、病毒感染等而死亡时，大量收缩蛋白被分解破坏，心肌收缩性下降。

2. 心肌能量代谢障碍　心肌收缩是一个主动耗能的过程，$Ca^{2+}$的转运和肌丝的滑行等都要消耗能量。因此，凡是干扰能量生成、贮存或利用的任何因素都可使心肌收缩性减弱。

（1）能量生成障碍：心肌缺血、缺氧（如缺血性心脏病、休克、严重贫血、心肌过度肥大等）时，能量生成减少；肥大的心肌也可因心肌相对缺氧而致能量生成不足；$VitB_1$缺乏导致丙酮酸氧化脱羧障碍也可使ATP生成减少。

(2) 能量利用障碍：最常见的原因是长期心脏负荷过重而引起的心肌过度肥大。心肌对能量的利用是指把 ATP 中含有的能量转化成心肌收缩做功的能量的过程。这一化学能与机械能之间的转变，是通过肌球蛋白头部的 ATP 酶对 ATP 的水解实现的。过度肥大的心肌其肌球蛋白头部 ATP 酶肽链结构发生变异，肌球蛋白头部 ATP 酶活性降低，ATP 水解减少，心肌收缩力减弱。

3. 心肌兴奋-收缩偶联障碍——$Ca^{2+}$ 转运失常 心肌的兴奋是电活动，而收缩是机械活动。在心肌电兴奋与机械收缩之间，$Ca^{2+}$ 的转运起重要偶联作用。任何影响 $Ca^{2+}$ 转运、分布的因素都可影响心肌的兴奋-收缩偶联。常见因素有心肌过度肥大、心肌缺氧或酸中毒等。在心力衰竭和过度肥大的心肌中，肌浆网 $Ca^{2+}$-ATP 酶的活性降低，肌浆网摄取和贮存 $Ca^{2+}$ 的量均减少，故下一次心肌兴奋时，肌浆网向胞浆中释放的 $Ca^{2+}$ 减少，心肌收缩性降低；酸中毒时，$Ca^{2+}$ 与肌浆网结合更为牢固，$Ca^{2+}$ 释放障碍，影响心肌收缩性。同时，$H^+$ 与 $Ca^{2+}$ 竞争肌钙蛋白的结合位点，使肌动蛋白作用位点不能暴露，肌球-肌动蛋白复合体（横桥）无法形成。另外，心力衰竭时细胞膜钙通道开放减少，$Ca^{2+}$ 内流受阻。以上均可造成心肌兴奋-收缩偶联障碍，导致心肌收缩性减弱。

### （二）心肌舒张功能障碍

心室肌舒张功能正常，可保证心室血液充盈，进而保证有足够的心排出量。大约 30% 的心力衰竭的发生是由心室舒张功能障碍引起的。舒张功能障碍时，心室的扩张充盈不足，心输出量必然减少。

1. 心肌舒张能力降低 任何原因造成的心肌能量不足、$Ca^{2+}$ 分布异常，可引起：①舒张期胞浆内 $Ca^{2+}$ 浓度下降延续；②肌球-肌动蛋白复合体解离障碍；③心肌舒张势能减少，从而导致心肌舒张功能障碍。例如心肌缺血、严重贫血等。

2. 心室的顺应性降低 心室顺应性是指心室在单位压力变化下所引起的容积改变（dV/dP），其倒数 dP/dV 即为心室僵硬度。顺应性反映心室扩张的弹性阻力，阻力大则顺应性小，心室不易扩张，反之心室易扩张。心肌肥大、心肌炎、心肌纤维化等，造成心室壁增厚、纤维组织增多，使心室的顺应性降低，导致心室扩张充盈受限、心输出量减少。

### （三）心脏各部分舒缩活动的不协调

在正常情况下，心脏各部分的舒缩活动处于高度协调状态，一旦这种协调性被破坏，将出现心泵功能紊乱导致心输出量下降。破坏心脏舒缩活动协调性最常见的原因是心律失常。房室活动不协调，两侧心室舒缩不同步，均会导致心输出量明显降低。某些病变（如心肌梗死）由于心室壁各处严重程度不同以及病变区与非病变区之间心功能均存在差异，必然导致舒缩活动不协调，使心输出量降低。

## 四、心力衰竭时机体的功能和代谢变化

心力衰竭时机体出现一系列功能、代谢变化及临床表现，从血流动力学角度来看，可归纳为以下几个方面：肺循环淤血、体循环淤血和心输出量不足。

### （一）肺循环淤血

左心衰竭时，肺静脉血液回流障碍，发生不同程度的肺循环淤血，主要表现为各种形式的呼吸困难和肺水肿。

1. 呼吸困难

（1）劳力性呼吸困难：是指患者因伴体力活动而发生的呼吸困难，休息后可减轻或消失。

（2）端坐呼吸：心力衰竭患者平卧可加重呼吸困难，被迫采取端坐或半卧体位以减轻呼吸困难的状态，称为端坐呼吸。出现端坐呼吸提示心力衰竭已引起明显的肺淤血。端坐呼吸的发生机制是：①端坐时因重力作用，下半身血液回流减少，使肺淤血减轻；②端坐时膈肌下移，胸腔容积增大，肺活量增加，改善肺通气；③平卧时身体下半部的水肿液吸收入血增多，而端坐位则可减少水肿液吸收，减轻肺淤血。

（3）夜间阵发性呼吸困难：患者夜间入睡后因突感气闷被惊醒，在端坐咳喘后缓解，称为夜间阵发性呼吸困难。这是左心衰竭的典型表现。其发生机制为：①患者平卧后膈肌上移，肺活量降低，同时静脉回心血量增多，肺淤血加重；②入睡后迷走神经相对兴奋，使支气管收缩，通气阻力增大；③睡眠时呼吸中枢的兴奋性降低，只有当肺淤血使 $PaO_2$ 下降到一定程度时，才会刺激呼吸中枢使通气增强，患者也随之被惊醒，并感到气促。若发作时伴有哮鸣音，则称为心性哮喘。

2. 肺水肿　肺水肿是急性左心衰竭最严重的表现。左心衰竭发展到一定程度时，肺静脉回流受阻严重，使肺毛细血管压急剧上升及毛细血管通透性明显增加，使血浆渗入肺泡。另外，左心衰竭患者输液不当时，可使肺血容量急剧增加而加速肺水肿的发生。急性肺水肿患者表现为发绀、呼吸困难、端坐呼吸、咳嗽、咳粉红色泡沫痰等。

### （二）体循环淤血

体循环淤血是右心衰竭或全心衰竭的结果，主要表现为体循环静脉系统过度充盈，大量血液淤积，压力升高，导致内脏器官淤血、水肿等。主要临床表现有：颈静脉怒张、肝-颈静脉反流征阳性、全身性水肿、肝大和肝功能异常及胃肠道淤血等。

### （三）心输出量不足

心输出量绝对或相对减少是心力衰竭最具特征性的血流动力学变化，并由此出现一系列外周血液灌注不足的表现。

1. 血压下降　①急性心力衰竭时，由于心排出量急剧减少，可出现动脉血压明显下降，甚至发生心源性休克；②慢性心力衰竭时，机体可通过外周血管收缩、心率加快和血容量增多等多种代偿活动使动脉血压基本维持于正常水平。

2. 皮肤苍白或发绀　由于心输出量不足、交感神经兴奋、皮肤血管收缩，使皮肤的血液灌流量减少，患者表现为皮肤苍白、出冷汗等，严重时可呈现斑片状或网状青紫。

3. 乏力、失眠、嗜睡　心衰时身体各部位肌肉供血不足，能量代谢水平降低，肌肉收缩缺乏能量，因而表现为疲乏无力。当脑血流量下降时，脑细胞代谢障碍，导致中枢神经功能紊乱，患者出现头痛、失眠、烦躁不安等症状，严重时发生嗜睡，甚至昏迷。

4. 尿量减少　心力衰竭时，肾血流量减少最显著，因而肾小球滤过率降低，肾小管重吸收功能增强，尿量减少。

## 五、心力衰竭的防治原则

### （一）防治原发病，消除诱因

针对心力衰竭的病因治疗，是防治心力衰竭的关键。如用药物控制严重的高血压；做冠状动脉旁路移植手术解除冠脉阻塞；做二尖瓣分离或置换手术解决二尖瓣狭窄或关闭不全等。大多数急性心力衰竭发作都有诱因（如感染、劳累），消除诱因可减轻心脏负荷，有利于控制病情。

**（二）改善心肌的泵血功能**

1. 加强心肌收缩功能　选用正性肌力药物如强心苷可加强心肌收缩力，使心输出量增加，同时降低心室舒张末期压力，使静脉淤血得到缓解。因此，强心苷适用于心肌收缩功能减弱且心腔明显扩大、心率过快的心力衰竭患者。

2. 改善心肌舒张功能和顺应性　合理选用钙通道拮抗剂以减少胞质内 $Ca^{2+}$ 浓度，适用于心室舒张功能不全和顺应性降低的心力衰竭患者。

**（三）减轻心脏负荷，提高心输出量**

合理使用血管扩张剂如肼屈嗪、血管紧张素转换酶抑制剂、钙拮抗剂等，可降低心脏后负荷，使平均动脉压及心肌耗氧量降低，提高心输出量。静脉扩张药（如硝酸甘油）、利尿药可降低心脏前负荷，使回心血量减少，肺淤血、水肿减轻。此外，适当休息、吸氧、调整饮食和情绪，做好身心护理，维持体液平衡，均有利于减轻心脏负荷。

**（四）降低血容量，控制水肿**

适当限制钠盐摄入，选用合适的利尿剂以排出多余的水、钠，降低血容量。

**（五）改善组织供氧和心肌代谢**

对严重心力衰竭或急性心肌梗死伴有休克的患者可给予吸氧。另外，还可给予能量合剂、葡萄糖、氯化钾等以改善心肌代谢。

**（六）替代治疗**

对于严重衰竭的心脏且上述治疗无效者，可进行心脏移植。目前，心肌细胞移植，使心肌细胞进入细胞周期的治疗思路也在研究之中。

（唐忠辉）

## 第二节　呼吸衰竭

呼吸是摄取氧并排出二氧化碳的过程，其全过程包括三个相互联系的环节：①外呼吸，指外界环境与血液在肺部实现的气体交换。它包括肺通气（肺与外界的气体交换）和肺换气（肺泡与血液之间的气体交换）两个过程。②气体在血液中运输。③内呼吸，指血液或组织液与组织细胞之间的气体交换。

呼吸衰竭（respiratory failure）是指由于外呼吸功能严重障碍，以致在静息状态下不能维持足够的气体交换，导致动脉血氧分压（$PaO_2$）低于 8kPa（60mmHg）和（或）伴有二氧化碳分压（$PaCO_2$）高于 6.67kPa（50mmHg）的病理过程。

呼吸衰竭的分类：①按血气变化特点分为Ⅰ型（仅有低氧血症）和Ⅱ型（低氧血症伴高碳酸血症）呼吸衰竭；②按原发病变部位不同分为中枢性和外周性呼吸衰竭；③按病程经过不同分为急性和慢性呼吸衰竭；④根据发病机制的不同，可分为通气性和换气性呼吸衰竭。

### 一、病因及发病机制

外呼吸包括通气和换气两个基本环节。肺通气是肺泡气与外界气体交换的过程；肺换气是肺泡气与血液之间的气体交换过程。呼吸衰竭是由肺通气障碍和（或）肺换气功能障碍所致。肺换气功能障碍包括弥散障碍和肺泡通气与血流比例失调以及解剖分流增加。

**（一）肺通气功能障碍**

肺通气是在呼吸中枢的调控下，通过呼吸肌的收缩和松弛，使胸廓和肺做节律性的扩大和缩小，以完成肺与外界之间气体交换的过程。正常成人安静时肺通气量为6～8L/min，其中解剖无效腔约占30%，肺泡通气量约为4L/min，判断肺通气效率最好的指标就是肺泡通气量。因为在肺通气过程中，进入肺泡的气体才参与气体交换，而存在于解剖无效腔的气体不参与气体交换。

正常人每分肺泡通气量=（潮气量-无效腔气量）×呼吸频率（次/分）。若肺通气动力减弱或弹性阻力增加使肺泡扩张受限制（限制性通气不足）；或由于呼吸道阻塞使肺通气阻力增大（阻塞性通气不足），都可引起肺通气障碍、肺泡通气量减少，最后导致呼吸衰竭。

1. 限制性通气不足　是指吸气时肺泡扩张受限制，引起肺泡通气的不足。其主要原因有：

（1）呼吸肌活动障碍：呼吸中枢或周围神经的器质性病变如脑外伤、脑炎等；过量镇静药、麻醉药、安眠药引起的呼吸中枢抑制；呼吸肌本身的病变如营养不良所致呼吸肌萎缩、重症肌无力；低钾血症所致呼吸肌无力等，均可导致呼吸肌收缩功能障碍，引起限制性通气不足。

（2）胸廓和肺的顺应性降低：胸廓顺应性可因胸廓畸形、胸膜增厚、肋骨骨折而降低，肺的顺应性则因肺纤维化、肺泡表面活性物质减少、肺不张等原因而降低，致使肺泡扩张受限，通气量减少。

2. 阻塞性通气不足　是由于呼吸道阻塞或狭窄，使气道阻力增加引起通气不足。影响气道阻力的因素有气道内径、长度和形态、气流速度和形式等，其中最重要的是气道内径。如管腔被异物、渗出物阻塞，管壁肿胀或痉挛，均可使气道内径变小而增加气流阻力，从而引起阻塞性通气不足。

**（二）肺换气功能障碍**

1. 弥散障碍　弥散是指氧和二氧化碳通过肺泡-毛细血管膜（简称肺泡膜）的过程。肺泡气与肺泡毛细血管中血液之间进行气体交换是一个物理弥散过程。气体弥散速度与肺泡膜两侧气体分压差、肺泡膜的面积与厚度以及气体的分子质量和溶解度有关。弥散障碍是指由于肺泡膜面积减少或肺泡膜异常增厚和弥散时间缩短所引起的气体交换障碍。

（1）肺泡膜面积减少：正常成人肺泡总面积约为80$m^2$，静息时参与换气的面积为35～40$m^2$，由于储备量大，只有当肺泡面积减少一半以上时，才会发生换气障碍。肺泡面积减少见于肺实变、肺不张、肺叶切除、肺气肿等。

（2）肺泡膜厚度增加：肺泡与毛细血管之间的气体交换是通过肺泡膜来实现的。肺泡膜由肺泡上皮、毛细血管内皮及两者共有的基膜构成，其厚度不到1$\mu$m，正常时气体交换很快。当发生肺泡和间质的水肿、肺泡内透明膜形成及肺纤维化时，都可使肺泡膜厚度增加、弥散距离增大、弥散速度减慢。

（3）弥散时间缩短：正常静息状态下，血液流经肺泡毛细血管的时间约为0.75s，由于弥散距离很短，只需0.25s，血液氧分压就可升至肺泡气氧分压水平。由于二氧化碳弥散速度比氧气大一倍，因而血液中的二氧化碳能较快地弥散入肺泡。如果患者肺泡通气量正常，则弥散障碍只引起$PaO_2$降低，没有$PaCO_2$升高。当体力负荷增加使心输出量增加和肺血流加快，血液和肺泡接触时间过于缩短的情况下，会由于气体交换不充分而发生低氧血症。

2. 肺泡通气与血流比例失调 要实现有效的气体交换，除了与肺泡膜的面积、通透性有关外，还必须有足量的肺泡通气和充足的肺毛细血管血流，且二者应保持一定的比例。

正常成人在静息状态下，肺泡通气量（V）约为 4L/min，肺血流量（Q）约为 5L/min，两者的比例（V/Q）约为 0.8（图 17－1A）。某些肺疾患导致肺病变程度与分布不均匀，使肺内各部分通气与血流比值严重失调，有两种类型：

（1）部分肺泡不足导致 V/Q 比例降低：如支气管哮喘、慢性支气管炎、阻塞性肺气肿、肺纤维化、肺萎缩和肺水肿等，均可引起病变部位肺泡通气不足，但流经该部位的毛细血管血流并未减少，甚至还可由于炎症、充血等原因而使血流增加，导致 V/Q 比例降低。流经这部分肺泡的静脉血未经充分动脉化便掺入动脉血内，这种情况类似动-静脉短路，故称功能性分流，又称静脉血掺杂（图 17－1C）。

（2）部分肺泡血流不足导致 V/Q 比例增高：肺动脉栓塞、弥散性血管内凝血、肺血管收缩等均可使部分肺泡血流减少，而肺泡通气量无变化，导致 V/Q 比例增高（图 17－1D）。由于病变部位肺泡血流少而通气多，肺泡通气不能充分利用，称为无效腔样通气。

3. 解剖分流增加 生理情况下，肺内存在解剖分流，即一部分静脉血经支气管静脉和极少的肺内动-静脉短路直接流入肺静脉。这些解剖分流的血流量占心输出量的 2%～3%。解剖分流的血液未经气体交换过程，故称为真性分流（图 17－1B）。肺的严重病变，如肺实变和肺不张等，使该部分肺泡完全失去通气功能，但仍有血流，流经的血液完全未经气体交换而掺入动脉血，类似解剖分流，也称为真性分流。

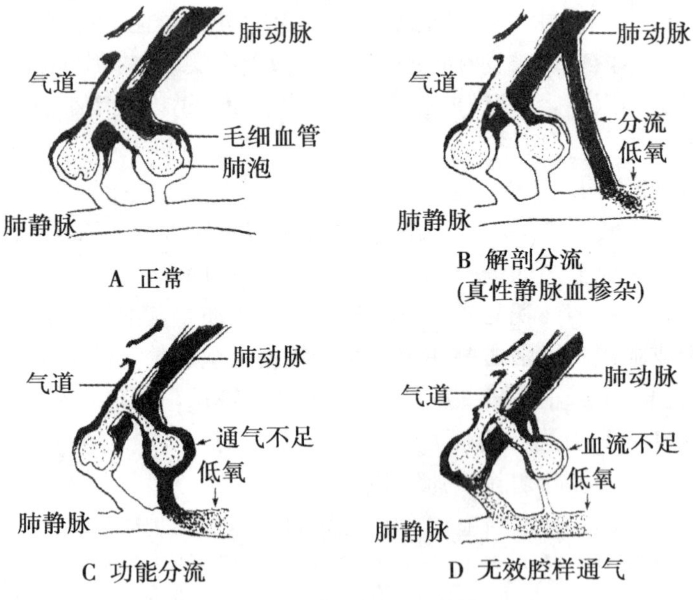


**图 17－1 肺泡通气与血流比例失调模式图**

必须指出，单纯通气障碍或换气障碍所致的呼吸衰竭较少见，往往是多种因素同时存在或相继发生作用。如慢性阻塞性肺气肿所致的呼吸衰竭，虽然阻塞性通气功能障碍是重要因素，但肺泡弥散面积减少、肺泡壁毛细血管床减少等亦使换气功能障碍。又如休克肺（急性呼吸窘迫综合征）既有由肺不张引起的静脉血掺杂，有微血栓形成和肺血管收缩引起的无效腔样通气，也有由肺水肿引起的气体弥散障碍。因此，对不同疾病引起呼吸衰竭的机制必须进行具体分析。

## 二、机体的功能、代谢变化

呼吸衰竭所致的低氧血症和高碳酸血症可导致全身各系统代谢和功能改变。首先是引起一系列代偿适应性反应，如呼吸加深、加快，以增强通气和换气功能；心跳加强、加快，以增加心输出量；血液重新分布，以保证重要器官供血；红细胞生成增多，以提高血液运输氧的能力等。若代偿失调，则会引起各系统代谢和功能紊乱。

### （一）酸碱平衡失调及电解质紊乱

1. 呼吸性酸中毒　主要见于通气障碍所致的呼吸衰竭，因大量二氧化碳潴留可引起呼吸性酸中毒。急性呼吸性酸中毒时，细胞内 $K^+$ 外移而引起血钾浓度升高；慢性呼吸性酸中毒时，由于肾小管泌 $H^+$ 增多而排 $K^+$ 减少，也可导致血清钾升高。

2. 代谢性酸中毒　各种类型的呼吸衰竭都有低氧血症，严重缺氧时，组织无氧酵解增强，乳酸等酸性产物增多，可引起代谢性酸中毒。

### （二）呼吸系统变化

外呼吸功能障碍造成的低氧血症和高碳酸血症又会影响呼吸功能。$PaO_2$ 降低刺激颈动脉体与主动脉体化学感受器，反射性增强呼吸运动，当 $PaO_2$ 低于 4kPa（30mmHg）时，此作用可大于反射性兴奋作用而使呼吸抑制。严重缺氧对呼吸中枢有直接抑制作用，$PaCO_2$ 升高主要作用于中枢化学感受器，使呼吸中枢兴奋，引起呼吸加深、加快。当 $PaCO_2$ 超过 10.7kPa（80mmHg）时，反而抑制呼吸中枢，产生二氧化碳麻醉。此时呼吸中枢兴奋的维持主要依赖低氧对主动脉体和颈动脉窦化学感受器的刺激，如果此时给予高浓度氧吸入，反而使呼吸抑制。因此，在这种情况下，只能吸入 30%浓度的氧。

### （三）循环系统变化

轻度的 $PaO_2$ 降低和 $PaCO_2$ 升高可兴奋心血管中枢，使心率加快、心肌收缩力增强，导致心输出量增加。但严重的缺氧和二氧化碳潴留可直接抑制心血管中枢，直接抑制心脏活动，导致心肌收缩力降低、血压下降。

呼吸衰竭常伴有肺动脉高压，从而引起右心肥大和衰竭，即肺源性心脏病。

### （四）中枢神经系统变化

中枢神经系统对缺氧及二氧化碳潴留是非常敏感的。轻度缺氧表现为注意力不集中；中度缺氧表现为疲劳、淡漠、嗜睡等皮层抑制症状及欣快、多语等皮层下中枢兴奋症状；重度缺氧者出现谵妄、昏迷等临床表现。

二氧化碳潴留对中枢神经系统有明显的危害，当 $PaCO_2$＞10.7kPa（80mmHg）时，可引起头痛、头昏、烦躁不安、言语不清、精神错乱、扑翼样震颤、嗜睡、昏迷等，临床上称为“二氧化碳麻醉”。当 $PaCO_2$ 达到正常的 3 倍即 16kPa（120mmHg）时，患者会不可避免地发生昏迷。由呼吸衰竭引起的中枢神经功能障碍称为肺性脑病（pulmonary encephalopathy）。肺性脑病的发病机制有：①酸中毒和缺氧对脑血管的作用：二氧化碳增加可扩张脑血管，增加脑血流量。酸中毒和缺氧还能损伤血管内皮使其通透性增高，导致脑间质水肿，脑水肿可引起颅内压升高。②酸中毒和缺氧对脑细胞的作用：神经细胞内酸中毒一方面可增加脑谷氨酸脱羧酶活性，使 $\gamma$-氨基丁酸生成增多，导致中枢抑制；另一方面可增强磷脂酶活性，使溶酶体酶释放，引起神经细胞和组织的损伤。

### （五）肾功能变化

呼吸衰竭患者严重时可发生急性肾衰竭，出现少尿、氮质血症和代谢性酸中毒，此时肾结构往往无明显改变，为功能性肾衰竭。肾衰竭的发生是由于缺氧与高碳酸血症反射性通过交感神经使肾血管收缩、肾血流量严重减少所致。

### （六）胃肠变化

严重缺氧可使胃壁血管收缩，降低胃黏膜的屏障作用；二氧化碳潴留可增强胃壁细胞碳酸酐酶的活性，使胃酸分泌增多，故呼吸衰竭时常出现胃黏膜糜烂、溃疡，导致消化道出血。

## 三、防治原则

### （一）防治原发病及诱因

呼吸衰竭的病因很多，应针对原发病进行治疗。呼吸系统感染可引起分泌物增多，阻塞呼吸道，是呼吸衰竭的常见诱因，应积极抗感染。

### （二）改善肺通气

1. 清除呼吸道分泌物，解除支气管痉挛，控制呼吸道感染。

2. 必要时使用呼吸兴奋剂、建立人工气道和给予机械通气等。

### （三）合理给氧

Ⅰ型呼吸衰竭只有缺氧而无二氧化碳潴留，可吸入较高浓度的氧，但一般不超过50%；Ⅱ型呼吸衰竭应低流量（1～2L/min）、低浓度（30%）持续给氧，使 $PaO_2$ 上升到8kPa（60mmHg）即可。这是因为Ⅱ型呼吸衰竭时，呼吸中枢对二氧化碳的刺激已不敏感，主要依靠缺氧刺激主动脉体和颈动脉窦化学感受器，通过反射以维持呼吸。如果吸入高流量、高浓度氧，缺氧骤然解除，则会发生呼吸变浅或暂停，使肺泡通气量降低，从而加重二氧化碳潴留和呼吸性酸中毒。

给氧过程中如呼吸困难缓解，心率减慢，发绀减轻，表示给氧有效。若呼吸过缓或意识障碍加深，须警惕二氧化碳潴留加重，应给予呼吸兴奋剂或辅助呼吸。

### （四）防治并发症

注意水、电解质和酸碱失衡，预防感染等并发症的发生，维护重要器官的功能，注意加强身心护理，尤其是对气管切开和机械通气的患者更应加强心理支持，减轻患者心理负担，配合治疗，以促使呼吸功能的恢复。

（林玉栋）

# 第三节 肝性脑病

肝是人体重要的生命器官、体积最大的腺体和代谢库，有两条血液供应通路（肝动脉和门静脉），有丰富的单核吞噬细胞，有巨大的贮备和再生能力，有许多重要的生理功能，如物质代谢、生物转化、凝血物质生产和消除，胆汁排泄。另外，肝还在机体免疫中发挥了重要作用。

当某些致病因素严重损伤肝细胞（包括肝实质细胞和库普弗细胞）时，可引起肝形态结构的破坏（变性、坏死、硬化）和肝功能（代谢、分泌、合成、解毒和免疫）的异常，进而出现黄疸、出血、继发性感染、肾功能障碍和脑病等临床表现，我们把这一病理过程或临床综合征称为肝功能不全。而肝衰竭一般是指肝功能不全的晚期和严重阶段，其主要表现是出现肝性脑病和肝肾综合征。

## 一、肝性脑病的概念

肝性脑病是由于严重肝病所致的中枢神经系统功能障碍的精神神经综合征。其临床表现早期有轻度的性格行为改变（如欣快、淡漠、衣冠不整、吐字不清），继而出现意识错乱、行为异常（如定向障碍、语无伦次、昼眠夜醒、幻觉）及扑翼样震颤，最后意识完全丧失呈昏迷状态。临床上又称肝昏迷。

## 二、肝性脑病的原因和分类

根据发病原因不同，肝性脑病分为内源性肝性脑病和外源性肝性脑病（表 17－1）。

1．内源性肝性脑病　常由急性严重肝细胞坏死发展而来，毒性物质在通过肝时未经解毒即进入体循环，多为急性经过。见于急性重型肝炎、伴有广泛肝细胞坏死的中毒、肝癌等。

2．外源性肝性脑病　是指由肠道吸收入门静脉的毒性物质绕过肝直接进入体循环，多为慢性经过，多有诱因。见于门脉性肝硬化等。

**表 17－1　内源性肝性脑病和外源性肝性脑病的鉴别要点**

| | 内源性肝性脑病 | 外源性肝性脑病 |
|---|---|---|
| 性质 | 原发性 | 继发性 |
| 发病机制 | 大量肝细胞破坏（肝衰型） | 侧支循环形成（门体型） |
| 毒性物质进入体内途径 | 经过肝 | 绕过肝 |
| 发病速度 | 迅速（急性、亚急性） | 缓慢（慢性、迁延性） |
| 原发病 | 暴发性肝炎（病毒、中毒）、肝癌 | 各种肝硬化、门体或脾肾静脉吻合术 |
| 肝功能 | 差 | 较好 |
| 发病诱因 | 不明显 | 明显 |
| 血氨水平 | 升高或正常（非氨型） | 升高（氨型） |
| 预后 | 差 | 较好 |

## 三、肝性脑病的发病机制

肝性脑病的发病机制目前尚未完全阐明。目前认为，肝性脑病的发生是脑组织功能和代谢障碍所致，是多种发病因素综合作用的结果。下面将几种主要学说简述如下：

### （一）氨中毒学说

有资料表明，临床上肝性脑病患者 80%～90%有血氨升高，临床采用降血氨治疗措施有效，提示肝性脑病的发生与血氨升高有密切的关系。

1．血氨升高的原因

（1）氨生成增多：①胃肠道产氨增多：a．肝病致胃肠功能减弱，肠内食物滞留时间变长，肠道细菌生长活跃，分解食物蛋白，产氨增多；b. 上消化道大出血（如食管静脉丛破裂），血液中的蛋白质被肠道细菌分解，产氨增多；c. 肝硬化合并肾功能不全时，血中尿素弥散入肠腔增多，尿素分解，产氨增多。②肌肉产氨增多，患者高度不安、躁动和肌肉活动增强，产氨增加。③肾产氨增多：呼吸性碱中毒或应用了碳酸酐酶抑制剂利尿时，使肾小管腔中 $H^+$ 减少，随尿排出 $NH_4{}^+$ 的量明显降低，$NH_3$ 弥散入血增多。

（2）氨清除不足：①尿素合成障碍。肝功能严重障碍时，由于 ATP 生成不足以及鸟氨酸循环的酶系统严重受损，使氨合成尿素显著减少，血氨升高。②门-体静脉侧支循环的形成，使来自肠道的氨未经肝代谢直接进入体循环，导致血氨升高。

2. 氨对脑的毒性作用　有以下几方面：①干扰脑细胞的能量代谢，使脑组织缺乏能量（图 17－2）；②使脑内神经递质改变，兴奋性神经递质（谷氨酸、乙酰胆碱）减少，抑制性神经递质（γ-氨基丁酸、谷氨酰胺）增多（图 17－2）；③干扰神经细胞膜的离子转运，影响神经细胞的电兴奋活动。

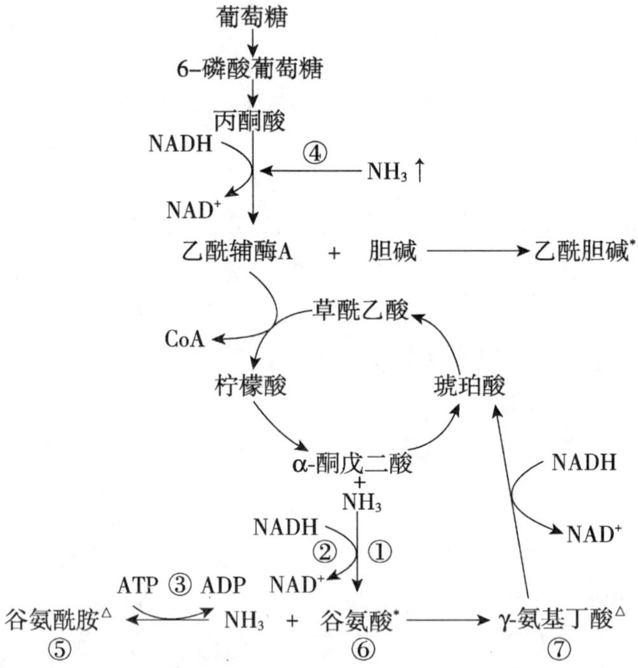


**图 17－2　氨对脑能量代谢及神经递质的影响**

①消耗 α-酮戊二酸；②消耗 NADH；③消耗 ATP；④抑制丙酮酸脱羧酶，乙酰辅酶 A 减少，乙酰胆碱减少；⑤谷氨酰胺生成增多；⑥谷氨酸消耗增多；⑦γ-氨基丁酸生成增多

*：中枢兴奋性递质　△：中枢抑制性递质

### （二）假性神经递质学说

由于肝功能严重损害和门-腔静脉侧支循环形成，使肠道内蛋白质被细菌分解产生苯乙醇胺和羟苯乙醇胺。苯乙醇胺和羟苯乙醇胺的化学结构与真性神经递质去甲肾上腺素、多巴胺相似（图 17－3），但不能完成真性神经递质的功能（其效能仅为真性递质的 1/50～1/10），故称之为假性神经递质。假性神经递质增多时，可竞争性地取代脑干网状结构内的去甲肾上腺素和多巴胺，从而使脑干网状结构上行激活系统功能受抑制，患者产生昏睡等情况。

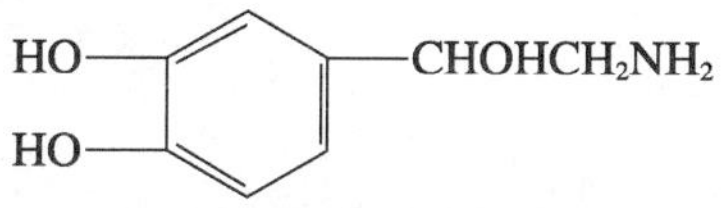


去甲肾上腺素

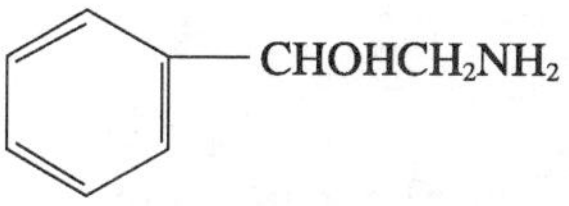


苯乙醇胺

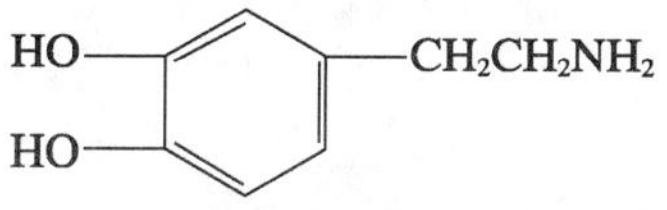


多巴胺

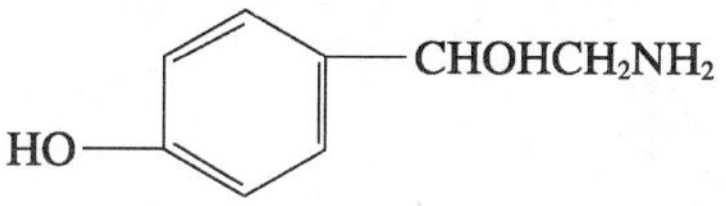


羟苯乙醇胺

**图 17－3　正常与假性神经递质**

临床上使用左旋多巴可以明显改善肝性脑病的病情。左旋多巴进入脑后可转变成多巴胺和去甲肾上腺素，与假性神经递质竞争，从而恢复神经传导功能。

## 四、肝性脑病的诱因

外源性肝性脑病发病前大多数有明显诱因，常见诱因如下：

1. 上消化道出血　这是肝硬化患者的常见并发症，也是肝性脑病的重要诱因。一方面，大量血液进入肠道后，在肠道细菌的分解下产生大量氨；另一方面，大量出血导致血容量降低，肝、肾、脑等因缺血而功能减退。

2. 严重感染　一方面，感染造成发热，组织分解代谢增强，体内产氨增多和血浆氨基酸失衡。同时，发热易导致呼吸性碱中毒，促使血氨入脑增多。另一方面，感染时，细菌及其毒素加重了肝细胞变性、坏死及肝功能减退。

3. 利尿剂　过度使用利尿剂可引起血容量降低与肾前性肾衰竭，产生低钾性碱中毒，pH 升高有利于氨通过血脑屏障而入脑。

4. 镇静剂、麻醉剂使用不当　肝病患者长期使用这类药物时，因肝对药物的分解转化能力降低，易导致药物蓄积，从而对脑的抑制作用增强。

5. 便秘　便秘可使肠道产氨、毒素增多，吸收入血增多。

6. 其他　肾功能低下、高蛋白饮食、大量放腹水、低血糖、大量饮酒等，均可诱发肝性脑病。

（沈成万）

# 第四节　肾衰竭

肾是人体的重要器官，具有多种生理功能：①排泄功能，通过尿液生成，排出体内代谢终产物、药物和毒物；②调节功能，调节体内水、电解质和酸碱平衡以及维持血压；③内分泌功能，分泌多种生物活性物质，如肾素、促红细胞生成素、1、25－双羟维生素 $D_3$ 和前列腺素，并灭活甲状旁腺激素和胃泌素等。

当各种原因使肾功能严重障碍，代谢废物不能排出，水、电解质和酸碱平衡发生紊乱，并伴有内分泌功能障碍时，称为肾衰竭（renal failure）。根据其发病缓急和病程长短分为急性和慢性肾衰竭两类。在急性或慢性肾衰竭的严重阶段，机体会出现严重的全身中毒症状，即尿毒症。

## 一、急性肾衰竭

急性肾衰竭（acute renal failure，ARF）是指各种原因在短期内引起肾泌尿功能急剧障碍，以致不能维持机体内环境稳定，从而引起水、电解质、酸碱平衡紊乱及代谢废物蓄积的综合征。

### （一）病因

1. 肾前因素　凡能使有效循环血量减少、心输出量下降及引起肾血管收缩的因素，均会导致肾灌流不足，以致肾小球滤过率（GFR）下降，而发生急性肾衰竭。常见于各种原因（如大失血、创伤、烧伤、急性心力衰竭）引起的休克早期。

2. 肾性因素　由于各种原因引起肾实质病变而发生的急性肾衰竭，又称器质性急性肾衰竭。肾的器质性病变可发生在肾小球、肾小管、肾血管及肾间质。临床上以持续性肾缺血和肾毒物引起的急性肾小管坏死最为常见。

3. 肾后性因素　指由肾以下尿路（从肾盂到尿道口）的梗阻引起。临床上多见于泌尿道结石或肿瘤、前列腺增生、前列腺癌、盆腔肿瘤等引起的尿路梗阻。

### （二）发病机制

各种原因所致急性肾衰竭的机制不尽相同，但各种临床表现主要源于 GFR 下降所致的少尿或无尿。各种肾细胞（肾小管上皮细胞、内皮细胞和系膜细胞等）的损伤是 GFR 下降的病理生理学基础。下面主要以肾缺血、肾毒物引起的肾性急性肾衰竭（少尿型）加以阐述。

1. 肾小球因素　肾血流减少和肾小球病变均可使 GFR 下降，导致少尿或无尿。

（1）肾血流减少（肾缺血）：①肾灌注压下降：当动脉血压低于 6.7～9.3 kPa（50～70mmHg）时，肾血流失去自身调节，肾血管平滑肌收缩，GFR 降低 1/2～2/3；②肾血管收缩：肾血管收缩是休克、毒物等引起急性肾衰竭初期的发病机制。在全身血容量降低、肾缺血时，肾入球小动脉收缩，肾血流重新分布，其发生机制与肾素-血管紧张素系统激活、交感神经兴奋、肾髓质合成前列腺素减少有关。肾血管内皮细胞肿胀和肾血管内凝血也加重了肾缺血。

（2）肾小球病变：急性肾小球肾炎、狼疮性肾炎等使肾小球滤过膜受损，滤过面积减少，导致 GFR 降低。

2. 肾小管因素　急性肾衰竭时，肾小管细胞可因缺血及毒物作用引起损伤。细胞内 ATP 储备不足是缺血性损伤的主要因素。细胞 ATP 不足引起依赖 ATP 的膜转运系统功能发生变化，导致细胞内游离钙增高、活性氧损伤及磷脂酶的异常激活等。

（1）肾小管阻塞：持续性肾缺血、肾毒物引起肾小管上皮细胞坏死时的细胞脱落碎片、异型输血时的血红蛋白、挤压综合征时的肌红蛋白、磺胺结晶等均可阻塞肾小管管腔，使原尿不易通过，引起少尿。同时，管腔内压升高，有效滤过压降低，导致 GFR 减少。

（2）原尿回漏：持续性肾缺血、肾毒物引起肾小管上皮细胞广泛变性、坏死、脱落，基底膜断裂，原尿经受损的肾小管壁返漏入肾间质，导致肾间质水肿、间质压力升高，压迫肾小管及周围小血管，造成肾小球囊内压升高，使 GFR 进一步降低，出现少尿。

一般来说，在多数病例肾血流减少和 GFR 降低是主要的发病机制，肾小管坏死所致的肾小管阻塞和原尿回漏是辅助因素。

**（三）机体的功能代谢变化**

根据急性肾衰竭时尿量的变化，可分为少尿型和非少尿型。

1. 少尿型急性肾衰竭 此型最常见，约占急性肾衰竭的80%。按其发展过程，可分为少尿期、多尿期和恢复期三个阶段。

（1）少尿期：是病情最危重的阶段。

①患者尿量迅速减少，表现为少尿（24h尿量少于400ml）或无尿（24h尿量少于100ml）；低比重尿，常固定在1.010～1.020；尿钠高，尿钠含量＞40mmol/L（正常＜20mmol/L）；血尿、蛋白尿、管型尿，尿沉渣检查可见透明、颗粒和细胞管型。

②水中毒：急性肾衰竭患者调节水钠代谢的功能减弱或丧失，这是由于：少尿或无尿；机体分解代谢增强，内生水增多；摄入或输入液体过多，严重时可引起急性脑水肿、肺水肿和心力衰竭，这是急性肾衰竭导致死亡的重要原因之一。因此，对急性肾衰竭患者，应严密观察和记录出入水量，严格控制补液量和补液速度，防止水中毒的发生和发展。

③高钾血症：是少尿期中最危险的并发症，是急性肾衰竭少尿期第1周内死亡的最主要原因。引起高钾血症的原因有：钾排出减少；组织分解代谢增强，钾从细胞内释出；摄入含钾过多的药物、食物，输库存血和使用保钾性利尿剂等。高钾血症可引起心脏传导阻滞和心律失常，严重时可出现心室纤颤和心搏骤停而致死。因此，对高钾血症必须及时纠正，防止出现严重后果。

④代谢性酸中毒：具有进行性、不易纠正的特点。其发生原因有：急性肾衰竭时，由于酸性代谢产物排出减少，而肾小管泌 $H^+$ 和泌 $NH_3$ 能力降低，使 $NaHCO_3$ 重吸收减少，导致酸性产物在体内蓄积和血碳酸氢盐浓度降低。

⑤氮质血症：肾功能不全时，由于GFR下降，尿素、肌酐和尿酸在体内蓄积，因而血中非蛋白氮的含量增加，称为氮质血症。

（2）多尿期：当尿量逐渐增至400ml/24h以上时，标志已进入多尿期，说明肾功能开始恢复，是病情好转的表现。此期尿量可增至每日3000ml以上。产生多尿的机制是：①肾血流量和肾小球滤过功能逐渐恢复；②再生的肾小管上皮细胞的浓缩功能尚未恢复；③肾间质水肿消退，肾小管阻塞解除；④少尿期潴留的尿素经肾小球大量滤出，增加了原尿渗透压，产生渗透性利尿。

此期由于水、电解质大量排出，易发生脱水、低钾血症和低钠血症，应及时给予补充、纠正。另外，此期患者机体抵抗力明显低于正常，应注意预防感染和其他器官功能障碍。

（3）恢复期：与多尿期无明显界限。一般在发病后第5周进入恢复期。尿量开始减少并逐渐恢复正常，代谢产物的潴留和水、电解质及酸碱平衡紊乱得到矫正，相应症状消失。但肾功能特别是肾小管的浓缩功能完全恢复需要数月至1年甚至更长时间。少数患者由于肾小管上皮细胞破坏严重，可能转变为慢性肾衰竭，有的患者甚至需要进行长期透析才能维持生命。

2. 非少尿型急性肾衰竭 非少尿型急性肾衰竭肾内病变和临床表现较轻，病程相对较短，严重的并发症少，预后较好。其主要特点是：①无明显少尿，患者尿量一般维持在400～1000ml/d，没有明显的多尿期；②尿比重低而固定，尿钠含量也低；③有氮质血症；④高钾血症较少见；⑤尿沉渣检查时细胞和管型较少。

非少尿型急性肾衰竭患者症状不典型，尿量减少不明显，容易被临床忽视而漏诊。少尿型和非少尿型可相互转化，而非少尿型如漏诊或治疗不当，可转变为少尿型，这往往是病情恶化或预后不佳的征象。

**(四)防治原则**

1. 积极防治原发病 去除引起急性肾功能不全的原因，预防其发生是关键。

2. 采取综合措施，积极治疗并发症 ①严格控制输入液量；②处理高钾血症；③纠正代谢性酸中毒；④控制氮质血症；⑤注意饮食和营养。

多尿期应注意补充水分、钠、钾和维生素等。恢复期注意加强营养，逐渐增强活动，定期复查肾功能。

3. 透析疗法 包括血液透析（人工肾）和腹膜透析。透析疗法是抢救急性肾衰竭最有力的措施，能有效地控制患者的氮质血症、高钾血症、水中毒和酸中毒，降低死亡率。应尽早采用腹膜透析或血液透析的方法。

## 二、慢性肾衰竭

各种慢性肾疾病使肾单位发生进行性破坏，残存的肾单位不能充分排出代谢废物和维持内环境稳定，因而体内出现代谢废物的潴留和水、电解质与酸碱平衡紊乱以及肾内分泌功能障碍，称为慢性肾衰竭（chronic renal failure，CRF）。

**(一)病因**

1. 肾疾患 导致慢性肾衰竭最常见的病因是慢性肾小球肾炎，其他肾疾患还有慢性肾盂肾炎、狼疮性肾炎、肾结核、先天性多囊肾、狼疮等。

2. 肾血管疾患 如高血压性肾小动脉硬化、糖尿病性肾小动脉硬化、结节性动脉周围炎等。

3. 慢性尿路梗阻 如尿路结石、肿瘤、前列腺增生等。

既往认为，慢性肾小球肾炎是慢性肾衰竭最常见的原因（占50%～60%），其次为慢性间质性肾炎和肾小动脉硬化。近年资料表明，糖尿病肾病和高血压性肾动脉硬化等引起的慢性肾衰竭有逐年增高的趋势。

**(二)发病机制**

目前尚不十分清楚，可能与以下机制有关。

1. 健存肾单位日益减少 健存肾单位是指在慢性肾实质进行性破坏过程中残存的轻度受损或正常的肾单位。肾单位可通过代偿性肥大，以增加其功能来进行代偿。但随着病情的恶化，健存肾单位日益减少，最终无法完成代偿功能时，即可出现慢性肾衰竭的临床表现。

2. 矫枉失衡 矫枉失衡是指机体对GFR降低进行代偿时，因代偿不全，引起内环境新的紊乱（包括内分泌功能紊乱），进而加重机体损害的过程。典型的是钙磷代谢的矫枉失衡，即导致血磷增高和血钙降低。

3. 肾小球过度滤过 慢性肾衰竭时，肾单位进行性破坏，使健存肾单位负荷过重，长期代偿性过度滤过，可逐步造成这部分肾小球硬化，这也是慢性肾衰竭发展成尿毒症的一个重要原因。

4. 肾小管-肾间质损害 近年研究发现，慢性肾衰竭时，健存肾单位肾小管（特别是近曲小管）代谢亢进，细胞内$Ca^{2+}$增多，氧自由基产生增多，可持续地损害肾小管，引起肾间质炎症，并最后使整个肾单位功能丧失。

任何单一的学说都很难解释慢性肾衰竭时的所有表现，只有从多因素综合考虑才能更全面地认识其发病机制。

### (三)机体的功能代谢变化

1. 泌尿功能障碍

(1)尿量的变化:①多尿:成人尿量>2000ml/d 称为多尿。慢性肾衰竭产生多尿的机制是:健存肾单位的血流量代偿性增加,滤过的原尿量超过正常量;原尿中溶质多、流速快,通过肾小管时未能及时重吸收;还有对抗利尿激素反应减弱和尿浓缩功能降低。②夜尿:正常人夜间尿量只占 1/3。慢性肾衰竭早期常出现夜间排尿量增多的症状,夜间尿量与白天尿量相近,甚至超过白天尿量,这种情况称为夜尿。③少尿:慢性肾衰竭晚期,由于肾单位大量破坏,健存肾单位数目过少,GFR 显著降低,则出现少尿。

(2)尿液比重与尿渗透压的变化:在早期慢性肾功能不全患者,肾浓缩能力减退而稀释功能正常,因而出现低渗尿。随着病情发展,肾浓缩和稀释功能均丧失,终尿的渗透压接近血浆晶体渗透压,称为等渗尿。

(3)尿液成分的改变:可出现蛋白尿、血尿和脓尿。

2. 水、电解质和酸碱平衡紊乱

(1)水平衡失调:肾衰竭后对水的调节功能障碍,若进水过多、过快,易发生水潴留,导致水肿或心力衰竭;若摄水过少,加之呕吐、腹泻等易导致脱水,使 GFR 进一步下降,血尿素氮(BUN)上升,则加重氮质血症。

(2)钠代谢紊乱:慢性肾衰竭患者对钠的调节功能降低,既可因长期限制钠盐、应用排钠利尿剂或水负荷过度发生水中毒,促发低钠血症,又可因摄入钠盐过多,超出健存肾单位排钠能力而产生高钠血症,加重钠、水潴留与高血压。

(3)钾代谢紊乱:慢性肾衰竭早期因有健存肾单位代偿性地排钾增多,可保持血钾正常。若进食过少或兼有呕吐、腹泻,可出现低钾血症。慢性肾衰竭晚期,GFR 显著减少,肾小管泌钾功能障碍,加之酸中毒及组织分解增强,均可引起高钾血症。

(4)钙和磷代谢紊乱:表现为高血磷和低血钙,高血磷的形成主要是因 GFR 明显下降,磷排出障碍,加上继发性甲状旁腺素(PTH)分泌增多,促使骨磷大量释放,造成血磷浓度不断升高。而低血钙则与血磷增高、1,25-$(OH)_2D_3$合成减少使肠钙吸收不良、降钙素分泌增多抑制肠钙吸收等因素有关。

(5)代谢性酸中毒:其发生机制主要与 GFR 下降使酸性物质滤过减少,肾小管泌 $H^+$、泌 $NH_3$与重吸收 $HCO_3^-$功能降低以及机体分解代谢增强,固定酸生成过多等有关。

3. 氮质血症 氮质血症实际上指血中尿素、肌酐和尿酸的增多,而其中以尿素增多为主,故临床常用 BUN 作为氮质血症的指标。

4. 肾性高血压 是指各种肾疾病引起的高血压,系慢性肾衰竭常见并发症之一,其发生机制可能与下列因素有关:①肾素-血管紧张素系统的活动增强:部分肾疾病患者,由于肾相对缺血,激活肾素-血管紧张素系统,使血管紧张素Ⅱ增多,它可收缩小动脉,引起高血压;②水钠潴留:肾泌尿功能降低导致钠、水在体内潴留,血容量增加和心输出量增大,产生高血压;③肾分泌的抗高血压物质减少:正常肾髓质能合成多种减压物质,如前列腺素 $E_2$ 和 $A_2$、缓激肽等。当肾实质破坏时,这些物质分泌减少,导致血压升高。高血压可引起左心肥大,甚至心力衰竭,慢性肾衰竭患者常可因心力衰竭而致死。

5. 肾性贫血 慢性肾衰竭患者绝大多数伴有中度以上贫血,且贫血程度与肾功能损害程度往往一致。肾性贫血发生的机制是:①促红细胞生成素生成减少,导致骨髓红细胞生成减少;②体内蓄积的毒性物质(如甲基胍)抑制骨髓造血功能;③毒性物质使红细胞破坏增加引起溶血；④毒性物质抑制血小板功能导致出血；⑤肾毒性物质引起肠道对铁和蛋白等造血原料的吸收减少或利用障碍。

6. 出血倾向 约 1/5 的慢性肾衰竭患者常伴有出血倾向，表现为皮下瘀斑、鼻出血、胃肠道出血等。这主要是由于体内蓄积的毒性物质（如尿素、胍类、酚类化合物等）抑制血小板第三因子的释放而干扰凝血，导致血小板质的变化而引起凝血功能障碍。

## 三、尿毒症

尿毒症（uremia）是指肾衰竭发展到严重阶段，体内代谢终末产物和内源性毒物潴留，水、电解质和酸碱平衡严重紊乱以及肾内分泌功能严重失调，由此产生的一系列临床综合征。尿毒症（即终末肾病）患者需靠透析（dialysis）或移植（transplantation）来维持生命，发生率日益增多。

### （一）尿毒症的主要临床表现

1. 神经系统 为最突出的症状，主要表现为尿毒症性脑病（淡漠、头痛、注意力不集中、记忆力减退，严重时出现嗜睡、昏迷等）和周围神经病变（下肢远端麻木、刺痛和烧灼感、腱反射减弱，甚至运动障碍）。这些临床表现可能与下列因素有关：①某些毒性物质的蓄积直接损伤神经细胞，使其发生代谢和功能障碍；②电解质及酸碱平衡紊乱；③肾性高血压所致脑血管痉挛加重脑缺血、缺氧；④缺氧和毛细血管壁通透性增高，引起脑神经细胞变性和脑水肿；⑤尿毒症患者血中胍基琥珀酸或 PTH 增多，抑制了神经中的转酮醇酶，使髓鞘发生变性。

2. 消化系统 为最早、最突出的表现，如食欲缺乏、恶心、呕吐、腹泻和口腔黏膜溃疡等，严重时可出现消化道出血。这些症状的产生与肠道细菌的尿素酶分解尿素、产氨增多和胃泌素灭活减少，导致胃肠道黏膜发生溃疡有关。恶心、呕吐也与中枢神经系统功能障碍有关。

3. 心血管系统 约有 50%的慢性肾衰竭和尿毒症患者死于充血性心力衰竭和心律失常。晚期可出现尿毒症性心包炎，多为纤维蛋白性心包炎，可能是尿毒症毒性物质直接刺激心包所致。

4. 呼吸系统 肺是尿毒症常见的受累器官之一，可出现酸中毒固有的深大呼吸即呼吸加深、加快，严重时由于呼吸中枢兴奋性降低，可出现潮式呼吸或深而慢的呼吸。患者呼出气体有氨味，这是由于尿素经唾液酶分解成氨所致。

5. 皮肤 尿毒症患者面色苍白或呈黄褐色，皮肤瘙痒，并可有尿素结晶，称为尿素霜。

### （二）尿毒症的防治原则

1. 及时治疗原发病及并发症 如控制感染，控制高血压，纠正水电解质、酸碱平衡紊乱等。

2. 去除加重肾负荷的因素，消除肾功能恶化的诱因，防止肾实质进一步破坏。

3. 透析疗法 尿毒症患者的肾几乎无代偿功能，一旦发生尿毒症，要尽早进行肾透析，可延长患者生命。

4. 肾移植 有条件者应进行肾移植，肾移植是目前治疗慢性尿毒症的最佳方法。

（唐忠辉）

# 病理学实验指导

# 前　言

## 一、病理学实验的目的

病理学实验课是病理学教学中的重要组成部分。通过巨体标本和病理切片观察、尸体剖检、动物实验、病例讨论、电化教学等资源和手段，认识各种疾病的病变，以达到理论联系实际的目的，更好地理解和掌握理论知识。用直观方法观察巨体标本和用显微镜观察病理切片的形态变化，使学生在整个学习过程由被动变主动，激发学生在学习上的自信心和观察事物的兴奋感，调动学生的积极性和主动性，以达到培养创新意识、科学思维方法及综合分析能力，对基本操作技能进行必要的训练，培养解决实际操作的能力。

## 二、病理学实验的内容和方法

病理学实验的内容包括巨体标本观察，病理切片观察，观看幻灯片、投影片和录像VCD片，尸体解剖，病例讨论及动物实验等，其中最主要的是巨体标本和病理切片观察。

首先应熟悉正常人体的结构和功能，才能学习在异常情况下的形态结构改变。病理标本与病理切片主要来自尸体解剖、活体组织检查的材料，它仅仅是疾病发展过程中某一阶段的病变表现。我们观察时还应以动的观点把固定标本和切片看“活”，即运用已学过的理论知识，进行逻辑推理，弄清前因后果和分析可能的转归。

### （一）巨体标本观察方法和步骤

1. 首先应识别标本属于何种器官或组织。

2. 与相应的正常脏器和组织比较：该器官或组织的体积大小、形状、色泽是否正常。

3. 表面和切面的状况

（1）光滑度：平滑或粗糙。

（2）透明度：器官的包膜是变薄或增厚、透明或混浊等。

（3）颜色：暗红、苍白、黑色、黄色等。

（4）质地：软、硬、韧、松脆等。

4. 病灶的情况　按从表面到切面、先外后内、先上后下的顺序逐次观察，找出病变位置。

（1）分布与位置：在器官哪一部位。

（2）数量与包膜：单个或多个，局部或弥散，有无包膜。

（3）大小与形态：体积以长×宽×厚表示，面积以长×宽表示，均以厘米计。实际中常以实物大小来形容，如米粒大、黄豆大、鸡蛋大、成人拳头大等。

（4）颜色与质地：正常器官应保持其固有的色泽和质地。如有不同着色，则往往是由于内源性或外源性色素的影响（暗红色表示含血量多、黄绿色表示含有胆汁、黄色表示含有脂肪或类脂）；质地同上，常以软、硬、韧、松脆等来表示。

（5）病变与周围组织关系：境界清楚或模糊，有无压迫或破坏等。

若系肠腔性器官，还要注意器官增厚或变薄、内壁粗糙或平滑、有无突起等，腔内内容物颜色、性质、容量，器官外壁有无粘连等情况。

5. 分析及判断病变性质，并作出初步病理诊断。

6. 运用所学过的理论知识，从动态观点分析病变发生原因、发展经过、临床表现，推测其结局。

注意：实习所见巨体标本，一般经过10%甲醛溶液固定，其大小、颜色、硬度与新鲜标本有所不同。

**(二) 病理切片观察方法和步骤及注意事项**

1. 观察病理切片的方法　观察病理切片应有规律地逐一观察。先用**肉眼**观察切片的一般轮廓、形态和染色情况，判断是实质性器官还是空腔性器官；再用**低倍镜**观察切片的整体结构。实质性器官应从外向内观察，空腔性器官则由腔内向外依次分层观察，选择典型组织结构或细胞移到视野中央，最后转换**高倍镜**进一步观察。必要时才使用**油镜**观察。

2. 观察病理切片的步骤

(1) 先用**肉眼**或用**倒转目镜**观察，初步了解整个切片组织情况（何种组织、病变位置）。

(2) 再用**低倍镜**上下左右扫视全片，确认是何种组织、病变的部位和性质，并明确病变与周围组织的关系。切忌一开始即用高位镜观察。

(3) 最后才用**高位镜**有的放矢地仔细观察病变的组织和细胞的微细形态结构改变。病理组织切片一般不用油镜。

(4) 通过分析，综合作出**病理诊断**。

(5) 结合巨体标本分析病变发生、发展、转归规律及临床表现。

3. 观察组织切片的注意事项

(1) 应遵循先肉眼观察、再低倍镜观察、后高倍镜观察的原则：目的是培养学生正确的观察和分析方法，从整体到局部，从一般的结构到特殊的结构。肉眼观察可以帮助区分组织切片的正反面，确定观察部位和观察顺序（参见上述）；低倍镜下观察可以了解组织切片的全貌、层次、部位关系；高倍镜下观察用于局部组织结构的放大，切勿放置切片后立即用高倍镜观察。必须提醒将切片上有盖玻片的一面朝上，切勿反置。

(2) 应注意切面与整体的关系：同一个细胞、组织或器官，由于所切的方向或部位不同，在切片上所显示的形态结构就不同。如从细胞的边缘切断，切面上无细胞核；从细胞中央切断，则可见细胞核。管道器官由于切的方向不同，可以显示不同形态。

(3) 应注意形态与功能的关系：细胞、组织或器官的功能状态不同，所呈现的形态结构也有差异。如代谢旺盛的细胞，细胞核较大及染色较淡，核仁明显；含蛋白质旺盛的细胞，胞质内含有大量粗面内质网，细胞质多呈嗜碱性等。

(4) 应注意识别切片中的人为假象：在制作标本过程中，常因为某些因素的影响，如染料残渣、刀痕、气泡、空泡、组织皱褶重叠等，都会使组织切片出现一些人工假象，观察时应加以辨别。

**(三) 描述、诊断原则及绘图**

对巨体标本或组织切片的描述一定要真实，不可主观臆造。语言要精练，层次要清楚，从整体到局部，由里到外，由上到下，逐次描述。

对巨体标本或组织切片作诊断时，要结合病史，联系理论知识，反复观察，综合分析，诊断原则是器官或组织名称+病理变化，如脾梗死、支气管鳞状上皮化生等。

绘图是学习形态的主要方法之一，在绘图之前，必须先看懂正常组织结构或病变结构，然后本着真实的原则，不可人为加工，更不可抄袭图谱。

**（四）临床病例讨论**

1. 病例讨论的目的　通过阅读典型病例的临床病理（尸体解剖）资料，结合所学病理学理论知识，在教师指导下进行讨论，达到理论联系实际，进一步加深对所学理论知识的理解以及培养分析问题和解决问题的能力的目的。

2. 病例讨论的要求及注意事项

（1）根据肉眼及镜下所见病理变化，结合临床表现，作出主要病理诊断。

（2）分析病变的发生、发展过程及主要病变间的相互关系。

（3）分析病变和主要临床表现的关系。

（4）找出患者的主要死亡原因。

（5）讨论前学生必须认真、仔细阅读有关资料，运用所学病理学及有关基础学的知识，写出发言提纲并积极参与讨论。

**（五）电化教学**

配合教学内容，放映相关章节的录像、VCD等，强化教学效果。

## 三、病理学实验的要求

实验教学是在学生掌握好理论知识的情况下，在独立操作的原则下进行的，教师只在具体内容方面进行必要的指导。为此，对上实验课的学生有以下要求：

**（一）做好实验前理论准备**

1. 实验前应认真复习理论知识，预习实验指导，明确本次实验的目的和主要内容，以期在实验中收到良好效果。

2. 课前准备好实验用具，如教科书、实验报告纸、红蓝色笔、HE铅笔、小刀、橡皮、尺子和工作服等。

**（二）以严谨的科学态度进行实验**

1. 自觉遵守实验室的规章制度，不得进行与实验无关的操作。

2. 检查显微镜是否能正常使用，并清点组织切片片数。如有损坏或缺少的现象，应立即向老师报告。

3. 严格按实验程序认真操作，先用低倍镜观察，切忌一开始即用高位镜观察。

4. 爱护病理巨体标本和组织切片。

5. 以实事求是的科学态度对待每项实验，仔细、耐心地观察实验机体组织结构、胚胎发生过程的形态演变以及疾病过程中出现的病理变化，做到实验联系理论，理论联系临床，运用已学得的理论知识，解释患者的症状与体征；并进行逻辑推理，分析病变的来源以及发展下去可能的后果。

6. 加强形态学描述和描绘技能训练。

**（三）实验后**

1. 要关好显微镜光源，各旋钮处于正常位置。

2. 填写使用实验仪器的登记本（卡）。

3. 为了加深对机体组织结构或病变的理解与记忆，对典型病变的部位，要求学生绘出镜下所见简图。

4. 认真书写实验报告，按时递交任课教师批阅。

## 实验一　细胞组织的适应、损伤与修复

**【目的要求】**

1. 掌握萎缩、变性、坏死和肥大的病理形态学变化。

2. 结合病理变化及发生部位，熟悉细胞和组织损伤常见类型及其对机体产生的影响。

**【实验内容】**

| 1. 巨体标本 | 2. 病理切片 |
| --- | --- |
| （1）肾萎缩（颗粒性固缩肾；肾盂积水） | （1）肾小管上皮细胞水肿 |
| （2）心肌肥大（高血压心脏病） | （2）肝细胞水肿 |
| （3）肾细胞水肿（肾浊肿） | （3）肝脂肪变性（脂肪肝） |
| （4）肝脂肪变性（脂肪肝） | （4）肉芽组织 |
| （5）脾被膜玻璃样变性 | （5）胃黏膜肠上皮化生 |
| （6）脾/肾凝固性坏死 | （6）支气管黏膜鳞状上皮化生 |
| （7）肾干酪样坏死（肾结核） | （7）结缔组织玻璃样变 |
| （8）足干性坏疽 | （8）脾/肾梗死 |
| （9）脑液化性坏死 | |
| （10）肉芽组织与瘢痕组织 | |

1. 巨体标本

（1）肾萎缩

1）颗粒性肾固缩：肾体积较正常缩小，表面高低不平，呈弥漫分布的细颗粒状。切面皮质变薄，皮髓质分界不清。肾门处脂肪间质增多。

2）肾压迫性萎缩或肾盂积水：肾体积增大，表面凹凸不平，略呈分叶或结节状，近端输尿管增粗，管腔扩大。切面肾盂、肾盏扩张成囊状，实质萎缩变薄，皮质和髓质分界不清，纹理消失。

思考：该肾体积增大，为何仍称萎缩？此种肾萎缩发生的机制、后果和临床表现是什么？

（2）心肌肥大：高血压心脏病后期，心脏体积增大，大于正常，重量增加。切面以左心肥大为主（为什么?），左心室壁肥厚，约2cm（正常为0.8～1.2cm），肉柱及乳头肌增粗，心室腔无明显扩大（向心性肥大）。

（3）肾细胞水肿（肾浊肿）：肾体积增大，外观饱满，表面光滑，边缘变钝，颜色灰白。切面见肾实质变厚，皮质和髓质分界不清，纹理模糊，肾盂、肾盏受压变小，原组织结构消失。

（4）肝脂肪变性（脂肪肝）：肝体积增大，被膜紧张，边缘变钝。表面、切面均为黄色。切面隆起，边缘外翻，有油腻感，质地较软。若经特殊的苏丹Ⅲ染色，脂肪组织被染成橘红色。

（5）脾被膜玻璃样变性：脾淤血、肿大，脾包膜不规则增厚，呈灰白色，半透明状，质地均匀、较硬，状似毛玻璃，似在局部涂上一层糖衣，故也俗称“糖衣脾”。

（6）脾/肾凝固性坏死：表面可见灰白色或灰黄色三角形坏死灶，基底向包膜，尖端朝器官门部。坏死组织无光泽、质地干燥、致密稍硬，与正常脾组织分界清楚，周围可见暗红色或棕黄色充血出血带。

（7）肾干酪样坏死（肾结核）：肾体积变大，表面呈结节状。切面见肾实质破坏，可见多灶性坏死，形成许多囊腔，部分腔内充满灰黄色、质松软、脆、细腻，似豆腐渣或奶酪样，部分坏死组织已脱落，留有大小不等的空洞。若空洞壁的坏死组织脱落不完整，则空洞壁残留有坏死组织。

（8）足干性坏疽：外科截肢肢体，足前半部即足趾、足背、足底均坏死，皮肤呈黑色，似木炭，坏死区干燥、皮肤皱缩，与正常组织分界清楚，为干性坏疽。

（9）脑液化性坏死：脑实质中见数个脓肿，分界清楚，外围有纤维包膜包裹（脓肿壁），腔内充满灰黄色脓液，混浊乳状，周围脑组织受压。

（10）肉芽组织与瘢痕组织：①肉芽组织：表面呈颗粒状、暗红色，柔软湿润。②瘢痕组织：表面粗糙，呈灰白色，质地坚韧，甚至形成隆起硬块。

2. 病理切片

（1）肾小管上皮细胞水肿：低倍镜下认出肾组织，注意肾近曲小管的形态变化。病变主要分布于皮质区的近曲小管，近曲小管增粗，上皮细胞肿大并突向管腔，致管腔狭窄而不规则。高倍镜下可见近曲小管上皮细胞肿胀，且向腔内突出，胞界不清，胞浆丰富而淡染，在浅红色的背景上可见许多大小较一致的伊红染色细小颗粒物质（即肿胀的线粒体和扩张的内质网），胞核位于基底部，结构清楚，改变不明显。部分上皮细胞因极度肿胀而破裂。

（2）肝细胞水肿：低倍镜下认识本切片为肝。肝小叶结构紊乱，肝索增宽、排列紊乱。肝细胞水肿、胞浆疏松化，有些肝细胞体积变圆，胞浆几乎透亮，即为肝细胞气球样变。高倍镜下可见肝索增宽变大、肝窦变窄或消失。肝细胞体积明显肿大，呈圆形，胞浆疏松变空，呈网状或透明，核增大位于中央，但染色变浅。气球样变的肝细胞更大、更圆、更空。

（3）肝脂肪变性（脂肪肝）：低倍镜下认识本切片为肝。肝小叶结构基本存在，位于肝小叶周边部的大部分肝细胞体积增大，致肝索增宽、排列紊乱，肝窦狭窄，甚至消失。高倍镜下可见大部分肝细胞体积增大、变空，胞浆中出现大小不等、圆形、边界清楚的空泡（系制片时脂滴已被有机溶剂溶解所留的痕迹），有的空泡融合形成大空泡，把细胞核挤向一侧。

脂肪变性苏丹Ⅲ染色时，镜下见胞浆内有橘红色圆形小滴（脂滴）。

（4）肉芽组织：低倍镜下表面有一层纤维素及嗜中性粒细胞等构成的炎性渗出物，其下可见许多新生毛细血管和成纤维细胞，毛细血管彼此相互平行，与创面垂直。深层为致密瘢痕组织，毛细血管、成纤维细胞及炎症细胞均减少，胶原纤维明显增多，呈红色束带状，与表面平行。高倍镜下可见新生毛细血管内皮细胞肥大、向腔内凸出，有些已形成管腔，有些未形成管腔。成纤维细胞分布在毛细血管之间，胞体大，胞浆丰富、淡红色，呈卵圆形、梭形或分枝状，胞核椭圆或梭形。有数目不等的炎症细胞，如嗜中性粒细胞、淋巴细胞、浆细胞等。深层为致密瘢痕组织，由大量排列致密的胶原纤维构成，并出现透明变性。

（5）胃黏膜肠上皮化生：黏膜层中固有腺萎缩、减少或消失，腺体中出现了杯状细胞、潘氏细胞和肠的吸收上皮（即为肠上皮）。间质纤维组织增生，有较多的炎细胞浸润及淋巴滤泡形成。

（6）支气管黏膜鳞状上皮化生：识别支气管及肺组织。支气管黏膜大部分失去正常纤毛柱状上皮结构，而由复层鳞状上皮细胞取代。管壁增厚，各层均有不同程度的炎症细胞浸润。

（7）结缔组织玻璃样变：胶原纤维增粗，并互相融合为梁状、带状或片状的半透明均匀物质，纤维细胞明显减少，失去纤维性结构。

（8）脾/肾梗死：先观察较正常区域，认识脾/肾结构。梗死区细胞结构模糊，红染颗粒状，胞核消失，但原组织轮廓尚存。梗死区边缘为反应带，可见血管扩张充血、炎症细胞浸润、纤维组织增生。

**【临床病例讨论】**

患者吴××，男，59岁，农民。常有头晕、头痛、眼花，曾在当地医院诊断为“高血压”，口服药物（不详），疗效不明显，近两年又间发心悸、气促，记忆力明显减退，近一周出现面部轻度水肿、尿少而急诊入院。

既往史：否认肝炎、糖尿病及溃疡病。

体格检查：T：37.2℃、P：102次/分、BP：24.0/13.3kPa（180/100mmHg）。反应迟钝，面部轻度水肿，心界向左扩大。腹部平软，肝肺相对浊音界位于右锁骨中线第6肋间，肝肋下2.0cm可触及，脾肋下未触及，移动性浊音（－）。

辅助检查：血常规 Hb 90g/L，WBC $8.9\times10^9$/L，PLT（血小板）$22\times10^9$/L。

B超提示双肾大小分别为6cm×5cm×4cm，双肾表面细颗粒状。脑回变窄，脑沟变深。脑血流图显示动脉弹性减弱。

分析与讨论：

1. 患者的心、脑、肾可能出现了哪些适应性反应？
2. 说明发生机制是什么。

**【实验作业】**

1. 描述肾压迫性萎缩、脾/肾凝固性坏死的巨体标本。
2. 绘制肝脂肪变性或肉芽组织的显微镜下图。
3. 列表比较干性坏疽和湿性坏疽。

## 实验二　局部血液循环障碍

**【目的要求】**

1. 熟悉淤血的病理变化及其对机体的影响。
2. 掌握梗死的形状、发生机制及其对机体的危害。
3. 熟悉血栓形成的条件、形态、结局及其对机体的危害。

【实验内容】

| 1. 巨体标本 | 2. 病理切片 |
| --- | --- |
| (1) 慢性肺淤血 | (1) 慢性肺淤血 |
| (2) 慢性肝淤血或槟榔肝 | (2) 慢性肝淤血或槟榔肝 |
| (3) 慢性脾淤血 | (3) 血栓机化与再通 |
| (4) 脑出血 | (4) 混合血栓 |
| (5) 心瓣膜血栓或疣状赘生物 | (5) 肺出血性梗死 |
| (6) 静脉血栓 | |
| (7) 脾/肾贫血性梗死 | |
| (8) 心肌梗死 | |
| (9) 肺出血性梗死 | |
| (10) 肠出血性梗死 | |

1. 巨体标本

(1) 慢性肺淤血：肺体积略增大，重量增加，被膜增厚紧张，表面呈紫褐色。切面可见肺质地较致密，正常的疏松灰红色海绵状外观消失，有散在黄褐色斑点，病变尤以下部为重。晚期者肺质地变硬，故称肺褐色硬化。

(2) 慢性肝淤血或槟榔肝：肝体积增大，表面光滑，被膜紧张，边缘钝圆。切面可见灰黄色和暗红色相间的网状结构，形似中药槟榔，故名为槟榔肝。暗红色区是肝小叶中心部淤血区，灰黄色区为肝小叶周围脂肪变性或正常肝细胞。

(3) 慢性脾淤血：由于门静脉高压，脾静脉回流受阻而致慢性脾淤血，使脾体积明显增大、重量增加、变硬。切面呈棕黄色、粟粒大结节（纤维结缔组织增生），此为含铁结节（含铁血黄素沉积于巨噬细胞内）。

(4) 脑出血：为大脑的冠状切面，可见一侧大脑半球体积较对侧大，在内囊附近有暗红色血凝块（固定后呈灰黑色），该处脑组织破坏，出血灶大小不一，有的标本可见血液流入侧脑室。

(5) 心瓣膜血栓或疣状赘生物：在二尖瓣瓣膜闭锁缘可见一行呈串珠状排列的赘生物，粟粒样大小，质地较硬，灰白或灰黄，与基底部粘连较紧密，不易脱落。

(6) 静脉血栓：剪开的静脉管腔内可见圆柱形的固体质块附着于血管壁，其表面粗糙、干燥、无光泽、质脆。血栓一端为稍长的灰白色区（头），中间呈红白相间的结构（体），另一端为较长的暗红色区（尾）。

(7) 脾/肾贫血性梗死：详见“实验一　细胞组织的适应、损伤与修复”。

(8) 心肌梗死：梗死灶位于左室前壁，呈灰白或灰黄色，质致密，干燥、无光泽，外形不规则，呈地图状。

(9) 肺出血性梗死：肺组织肿胀，肺被膜紧张。切面可见楔形暗红色实变区（固定后可为黑色），尖端指向肺门，底靠近肺表面。梗死灶分界欠清。

(10) 肠出血性梗死：已剖开的小肠一段，灰白、壁较薄，黏膜皱襞清晰的为正常肠段。病变的小肠肠壁明显肿胀增厚，呈黑褐色，无光泽，黏膜皱襞增粗或消失，与正常肠壁界限清楚。

2. 病理切片

(1) 慢性肺淤血：低倍镜下见到肺泡壁增厚，肺泡腔内可见红细胞、心衰细胞或含铁血黄素（褐色），部分肺泡内有淡红透明的浆液。部分肺泡壁内可见红染的胶原纤维束（硬化）。高倍镜下可见肺泡壁增宽，壁上的毛细血管与肺间质小血管均扩张、充血，可见散在或成堆分布的巨噬细胞，胞浆内可见棕黄色的颗粒（含铁血黄素），这种细胞又称为心衰细胞，此细胞也可见于肺间质。

(2) 慢性肝淤血或槟榔肝：低倍镜下识别肝小叶、中央静脉、肝索、肝窦及汇管区，可见小叶中央的中央静脉及周围肝窦扩张充血。高倍镜下可见中央静脉及周围高度扩张、淤血，充满红细胞，肝小叶中心的肝细胞萎缩甚至消失，小叶周边肝细胞胞浆内有大小不等的空泡（脂肪变性）。严重时相邻肝小叶的淤血区相互连接。

(3) 血栓机化与再通：低倍镜下见到血管腔内有红染血栓样物，与管壁紧密相连。部分血栓被肉芽组织所取代（机化），有的组织中可见散在大小不等的不规则腔隙。高倍镜下可见到红染粗大的血小板梁，周围黏附中性粒细胞。富有毛细血管的肉芽组织已取代部分血栓（机化）。较大的腔隙表面为内皮细胞覆盖，有的内含红细胞（再通）。

(4) 混合血栓：血栓中可见许多淡红色、粗细不等的珊瑚状血小板梁（血小板梁由许多细颗粒状的血小板构成），边缘附有一些嗜中性粒细胞。血小板梁之间为丝网状、浅（或深）红色的纤维蛋白及较多的红细胞。

(5) 肺出血性梗死：低倍镜下见到梗死区肺泡轮廓可见，为红染无结构状。梗死区与正常组织交界处有时可见充血出血带和肉芽组织。高倍镜下可见梗死区肺泡壁组织结构不清，细胞核消失，肺泡腔内充满红细胞。可找到"心衰细胞"。

**【动物实验】** 家兔空气或脂肪栓塞实验。

［实验目的］认识空气栓塞的后果及其产生的机制。

［实验对象］成年家兔。

［实验器材］2ml、10ml 或 20ml 注射器，注射器针头，解剖刀，剪刀，镊子及缝线。

［实验方法］

(1) 取成年家兔一只，向家兔耳缘静脉内迅速注入空气 10～20ml（或石蜡油 2ml）。

(2) 观察注气前后家兔的呼吸、唇色、瞳孔、四肢肌张力、精神状态等指标。

(3) 注射完毕后，即见家兔开始抽搐、挣扎，瞬时死亡。

(4) 尸检：打开家兔胸腔，检查胸腔大血管及心脏，见心脏仍在搏动，通过扩张的右心耳壁，可见右心耳内有空气泡，血液呈泡沫状，若剖开则见许多血气泡沫流出。若注入石蜡油，可见右心房、右心室及肺动脉中均充满油滴，将心脏置于水中剪开时，则见多量油滴浮于水面。

［分析与讨论］

(1) 右心房内血气泡沫是如何形成的？

(2) 空气或脂肪栓子的运行途径是什么？栓塞部位是哪里？

(3) 解释家兔临死前的表现及死因。

**【临床病例讨论】**

病例 1：男，58 岁。患高血压已十余年，近年常有便秘，5 天前大便时突然昏倒，并伴大、小便失禁和右侧上、下肢麻痹。

病例 2：女，60 岁，5 年前已确诊为脑动脉粥样硬化（血管内膜受损害），4 天前早晨醒来自觉头晕并发现右侧上、下肢不能自如活动，且病情逐渐加重，至次日上午右侧上、下肢麻痹。

病例 3：女，27 岁，患风湿性心脏病伴亚急性细菌性心内膜炎（二尖瓣有赘生物形成）。起床下地活动时突然感觉头晕，当即卧床，两天后出现右侧上、下肢麻痹。

分析与讨论：

1. 上述三位患者的共同特点是有头晕、昏迷等神经系统症状和右侧上、下肢麻痹。请结合解剖学知识，考虑上述患者病变部位可能在何处?

2. 结合局部血液障碍一章的学习，进一步考虑上述三位患者的病变性质是否相同。根据已提供的简要病史，初步考虑三位患者的诊断分别是什么，并提出诊断的根据。

**【实验作业】**

1. 描述慢性肝淤血的巨体标本。

2. 绘制慢性肺淤血的显微镜下图。

## 实验三　炎　症

**【目的要求】**

1. 掌握炎症的基本病理变化，重点观察炎性渗出物。

2. 掌握各种类型炎症的形态特征，熟悉炎症的经过与结局。

3. 识别炎症组织中各种炎细胞，了解它们在炎症过程中的意义。

**【实验内容】**

| 1. 巨体标本 | 2. 病理切片 |
|---|---|
| （1）急性重型肝炎 | （1）各种炎细胞 |
| （2）细菌性痢疾 | （2）心/肺/肾/肝脓肿 |
| （3）纤维素性心包炎或绒毛心 | （3）蜂窝织炎性阑尾炎 |
| （4）大叶性肺炎 | （4）肉芽肿性炎（结核结节） |
| （5）脑脓肿 | （5）炎性息肉（宫颈息肉） |
| （6）肺/肝/肾多发性脓肿 | （6）异物肉芽肿或异物巨细胞反应 |
| （7）急性蜂窝织炎性阑尾炎 | |
| （8）慢性胆囊炎 | |
| （9）宫颈息肉 | |
| （10）肺炎性假瘤 | |

1. 巨体标本

（1）急性重型肝炎：肝体积显著缩小，重量减轻，变形变软（被膜皱缩，肝边缘锐利，质地柔软）。切面呈黄色或红褐色，肝小叶结构不清，呈一片红黄相间的斑纹。

（2）细菌性痢疾：标本为结肠一段，黏膜面覆盖一层灰黄色糠屑样膜状物（假膜），部分假膜已脱落，形成小面积的溃疡，形态不规则。有的标本见肠管黏膜息肉样增生，肠壁增厚。

（3）纤维素性心包炎或绒毛心：心脏标本，心包已剪开。心包脏层及壁层不光滑，失去正常的光泽，可见壁层与脏层心包膜表面附有厚薄不一、灰黄色的渗出物即纤维素，集聚呈绒毛状物，呈细丝网状或细绒毛状，粗糙混浊。由于心脏的不断搏动而使其成绒毛状，故又称“绒毛心”。

（4）大叶性肺炎：切面见右肺中下叶肿大，饱满，颜色白色，略颗粒状外观，为大片实变区，质地变实如肝，故称“灰色肝样变期”。胸膜表面有一层纤维素性渗出物附着。

（5）脑脓肿：脑切面可见一个或数个局限性病灶，其中脑组织溶解液化形成脓腔，腔内脓液流失，仅留少许脓液黏附，周围有纤维组织包绕，留下空隙。脓肿的境界清楚，有脓肿膜围绕。邻近的侧脑室已被挤压变形。

（6）肺/肝/肾多发性脓肿：在肺或肝或肾的标本表面（或切面）上，可见多个大小不一的脓腔，呈散在分布。灰黄色质软区，此即脓肿。脓肿与周围组织界限清楚，在切面上有的脓腔切破后脓液流失形成囊腔，有的脓肿有纤维包绕，有的因固定液作用使脓液浓缩，有的小脓肿融合为较大的脓肿。

（7）急性蜂窝织炎性阑尾炎：又称“急性化脓性阑尾炎”，标本为各种类型的阑尾炎。注意观察各阑尾粗细、光泽及血管情况。阑尾多数呈不规则的增粗、充血、肿胀，有的标本见阑尾末端明显膨大，阑尾壁菲薄甚至有坏死穿孔。病变的阑尾浆膜充血明显，表面粗糙，失去正常的光滑和光泽，浆膜下血管明显充血并有多量黄白色脓性渗出物堆积。切面：阑尾壁增厚，腔内有多量的灰黄色脓液充填或有粪石阻塞。

（8）慢性胆囊炎：可见胆囊体积增大，表面失去正常的光泽。切开胆囊壁，见胆囊壁增厚，质地较致密，黏膜粗糙，有的标本胆囊腔内可见胆石。

（9）宫颈息肉：子宫颈标本。宫颈黏膜表面可见一个息肉样肿物，为花生米大小，表面光滑，有蒂与黏膜相连。

（10）肺炎性假瘤：肺标本。肺切面上见一圆形的局限性病灶，呈灰白色、质地较坚实、周围境界清楚的肿块。

2. 病理切片

（1）各种炎细胞：①中性粒细胞：呈球形，直径 10～12$\mu$m，具有分叶状细胞核（一般 2～5 叶，常为三叶），胞浆淡红色，内含中性颗粒；②单核、巨噬细胞：呈圆形或卵圆形，直径可达 20$\mu$m 以上，大小不一，胞浆丰富，有空泡，常含有吞噬物；③淋巴细胞：呈圆形，直径 7$\mu$m 左右，核圆，直径 4～5$\mu$m，染色质浓密染成块状，着色很深，核的一侧常有一小凹陷，胞浆极少，似狭窄的环；④嗜酸性粒细胞：呈球形，直径 12～14$\mu$m，胞质内充满粗大、分布均匀的嗜酸性颗粒，故镜下呈强嗜酸性、颗粒状，胞核 2～3 叶，通常为 2 叶，呈八字形；⑤浆细胞：比淋巴细胞稍大，核圆或卵圆形，偏位，染色质凝集成块状，贴近核膜形成车轮状分布，无核仁，胞浆丰富，呈伊红或双色性，核周有半月形的淡染区，称“核周晕”。

（2）心/肺/肾/肝脓肿：镜下可见组织中有散在数个圆形或椭圆形小脓肿灶，与周围正常组织境界清楚，脓肿灶内的组织已完全消失。有些脓肿中央可见染色呈深紫色的细菌菌落。病灶区原有组织坏死、液化，结构破坏，形成伴有脓腔的局限性化脓性炎。腔内充满脓液，周边有大量中性粒细胞或脓细胞。脓肿周围由肉芽组织增生形成境界较清楚的脓肿膜。

（3）蜂窝织炎性阑尾炎：镜下可见阑尾黏膜上皮部分坏死脱落，形成缺损。阑尾各层（尤以黏膜下层、浆膜层为显著）组织中血管扩张充血、间质水肿，有弥漫的炎细胞浸润，腔内有炎性渗出物。各层弥漫浸润细胞为中性粒细胞，阑尾腔内充满变性坏死的中性粒细胞（脓细胞）、脱落坏死的黏膜和其他炎症渗出物。阑尾浆膜及系膜明显充血，并附有纤维素及嗜中性粒细胞为主的炎性渗出物。

(4) 肉芽肿性炎（结核结节）：镜下见到肺组织中有多数散在的结核结节，主要由巨噬细胞演变而来的类上皮细胞、多核巨细胞（朗汉斯细胞）以及淋巴细胞等组成具有特殊形态结构的结节，结节中央尚可见干酪样坏死（呈伊红染色）。朗汉斯细胞体积巨大，胞膜界限不清，胞质呈嗜酸性，核有几十个之多，位于胞质之边缘部。类上皮细胞位于结核结节周边呈上皮样外观。淋巴细胞主要位于结核结节之间。

(5) 炎性息肉（宫颈息肉）：镜下可见宫颈交界口（由复层鳞状上皮向柱状上皮移行），息肉表面覆盖增生黏膜上皮，上皮下为增生血管和疏松结缔组织，伴水肿及炎症细胞浸润。炎症细胞主要为淋巴细胞和浆细胞等慢性炎症细胞。

(6) 异物肉芽肿或异物巨细胞反应：低倍镜下可见组织中（皮下组织）有散在数个结节状病灶，该病灶是由于异物（丝线）刺激而引起局部单核巨噬细胞、异物多核巨细胞、成纤维细胞增生并有少数淋巴细胞、浆细胞浸润形成结节状肉芽结构。高倍镜下可见异物被形态多样、大小不等的异物多核巨细胞（细胞核呈无规律分布）包围、吞噬。异物多核巨细胞体积巨大，核有十几个之多，位于胞质之中央区或散在于胞质内，部分细胞质内吞噬有类脂质形成的空隙。有的可见嗜碱性无结构的线头异物。

**【临床病例讨论】**

患儿，李×，男性。3 天前出现精神萎靡、食欲减退，昨日起感到右上臂内侧疼痛并红肿，当晚患部疼痛加剧，红肿加重，不敢活动，并有发热、头痛和头昏。今日上午来院就诊。

局部检查：右上臂内侧有 2cm×3cm 红肿区，略隆起，触之有波动感，局部温度增高，压痛明显，活动受限。同侧腋窝淋巴结肿大，触痛。体温 39.5℃。

辅助检查：白细胞计数 $23\times10^9$/L，其中中性粒细胞 80%、杆状核白细胞 4%、淋巴细胞 16%。

诊断：右上臂脓肿。

住院经过：入院后手术切开，排出黄色黏稠脓液 10ml，经给抗生素治疗，5 日后病愈出院。

分析与讨论：

1. 本例诊断你是否同意？根据是什么？
2. 何谓脓肿？脓液的组成成分是什么？脓液是如何形成的？
3. 本例红、肿、热、痛和功能障碍等临床表现的产生机制是什么？
4. 患儿为什么会出现发热、中性粒细胞计数增高和核左移？局部淋巴结为什么肿大？

**【实验作业】**

1. 描绘中性粒细胞、巨噬细胞、淋巴细胞、嗜酸性粒细胞和浆细胞的形态特点。
2. 列表比较脓肿与蜂窝织炎。

## 实验四　常见炎症性疾病

**【目的要求】**

1. 掌握风湿病病变的基本特点及风湿性心内膜炎、心肌炎的结局和危害。
2. 掌握大叶性肺炎与小叶性肺炎的主要不同点。

3. 掌握病毒性肝炎的基本病变、肝硬化的形态特点，分析肝硬化引起的后果。

4. 掌握急性肾小球肾炎与慢性肾小球肾炎的区别。

5. 熟悉各型慢性胃炎、肾盂肾炎的病变特点和慢性子宫颈炎的形态特点及类型。

【实验内容】

| 1. 巨体标本 | 2. 病理切片 |
| --- | --- |
| （1）风湿性心内膜炎 | （1）风湿性心肌炎 |
| （2）大叶性肺炎 | （2）大叶性肺炎 |
| （3）小叶性肺炎 | （3）小叶性肺炎 |
| （4）慢性胃炎 | （4）急性轻型肝炎 |
| （5）急性重型肝炎 | （5）急性重型肝炎 |
| （6）门脉性肝硬化 | （6）门脉性肝硬化 |
| （7）坏死后性肝硬化 | （7）急性弥漫性增生性肾小球肾炎 |
| （8）食管下段静脉曲张 | （8）慢性硬化性肾小球肾炎 |
| （9）急性弥漫性增生性肾小球肾炎 | （9）急性肾盂肾炎 |
| （10）慢性硬化性肾小球肾炎 | |
| （11）急性肾盂肾炎 | |
| （12）慢性肾盂肾炎 | |
| （13）慢性子宫颈炎伴糜烂 | |
| （14）子宫颈息肉 | |
| （15）子宫颈肥大 | |

1. 巨体标本

（1）风湿性心内膜炎：左心剖开，见二尖瓣轻度增厚，在闭锁缘上有一排直径为1～3mm大小、半透明灰白色、串珠状排列的细小颗粒（疣状赘生物），与瓣膜粘连紧密，不易脱落。腱索轻度增粗，乳头肌尚正常，左心房轻度扩张。

思考：赘生物属何种血栓？为什么不易脱落？试分析其结局。

（2）大叶性肺炎：病变位于肺中下叶。①红色肝样变期：病变肺叶肿大、饱满，暗红色，质实如肝。切面实性、灰红，呈粗糙颗粒状。②灰色肝样变期：病变肺叶肿大、饱满，灰白色，质实如肝。切面实性、灰白、干燥、颗粒状。

（3）小叶性肺炎：肺表面和切面上可见多数散在性灰黄色实变病灶，以下叶背侧多见。病灶大小不等，境界不清，直径多在0.5～1cm（相当于肺小叶范围），形状不规则。病灶中央可见1～2个细支气管断面，管腔常有脓性分泌物。严重者，病灶可相互融合成片状，波及肺大叶，形成融合性肺大疱。

（4）慢性胃炎

1）慢性浅表性胃炎：胃窦部常见，病变呈多灶性或弥漫性。黏膜表面常有灰白色分泌物及点状出血或糜烂。

2）慢性萎缩性胃炎：病变主要在胃窦部或胃体部，呈灶性或弥漫分布。病变胃黏膜变薄，黏膜皱襞变平或消失，色灰白，可见黏膜下血管影。

3）慢性肥厚性胃炎：病变常发生在胃底及胃体。黏膜层增厚，黏膜皱襞肥大、增厚、变宽似脑回。

4）疣状胃炎：胃黏膜表面多呈结节状、痘疹样突起。突起呈圆形或不规则形，直径0.5～1.0cm，高约0.2cm，中心有凹陷，形似“痘疹”。

（5）急性重型肝炎：又称急性红色或黄色肝萎缩，详见“实验三　炎症”。

（6）门脉性肝硬化：肝体积缩小，质地变硬，表面高低不平呈结节状。切面为弥漫分布的灰黄色圆形结节，大小均匀、比较一致，直径小于0.5cm，最大不超过1.0cm。结节之间为灰白色纤维组织间隔，宽窄较一致。

思考：分析门脉性肝硬化的病因、发病机制及临床病理联系。

（7）坏死后性肝硬化：肝体积缩小，质地变硬。表面及切面布满大小不等的结节，结节直径多在0.5～1.0cm以上，最大结节直径可达6cm。结节呈黄绿色或黄褐色。结节之间的纤维组织间隔较宽、宽窄不一。

（8）食管下段静脉曲张：食管下段黏膜面见静脉明显扩张、淤血，弯曲似蚯蚓，稍向黏膜面隆起。从这个标本可推知其成因、后果及患者的死因。

（9）急性弥漫性增生性肾小球肾炎：又称“弥漫性毛细血管内增生性肾小球肾炎”或“链球菌感染后增生性肾小球肾炎”或“感染后增生性肾小球肾炎”。双肾体积轻度至中度肿大，包膜紧张，表面光滑、充血，称为“大红肾”。切面见肾皮质增厚，皮髓质分界尚清楚。有的病例肾表面及切面有散在粟粒大小出血点，状似蚤咬，称为“蚤咬肾”。

（10）慢性硬化性肾小球肾炎：又称“弥漫性硬化性肾小球肾炎”。两侧肾对称性明显缩小，重量减轻，颜色苍白，称为“小白肾”。肾表面呈弥漫性细颗粒状，质地坚实，称为“颗粒样固缩肾”。切面见皮质明显变薄，边缘变锐，皮髓质分界不清，纹理模糊。肾小动脉硬化，管壁增厚，管口呈哆开状。肾被膜与肾皮质紧密粘连，不易剥离。肾盂周围脂肪组织增多。

思考：推测患者会有哪些临床表现。

（11）急性肾盂肾炎：病变可为单侧性，也可为双侧性。肾体积增大、充血，表面可有多个散在稍隆起的黄白色小脓肿，周围有暗红色充血带环绕。多个病灶可相互融合，形成大的脓肿。切面髓质内有黄色条纹状，并向皮质延伸，条纹融合处有脓肿形成。肾盂黏膜充血水肿，可有散在性出血点，表面可有黄色脓性渗出物覆盖。

（12）慢性肾盂肾炎：病变可限于一侧肾，也可为双侧性。肾体积明显缩小变形，出现不规则的凹陷性瘢痕收缩，质地变硬、重量减轻，被膜不易剥离。如病变为双侧性，则双侧改变不对称。切面皮髓质分界不清，肾乳头萎缩，纹理模糊，凹陷处肾实质薄，肾盏和肾盂因瘢痕收缩而变形，肾盂黏膜增厚、粗糙。肾盂周围脂肪组织增生。

请分析产生这种肉眼形态特点的机制。

（13）慢性子宫颈炎伴糜烂：宫颈外口病变黏膜呈鲜红色，颗粒状，触之易出血。

（14）子宫颈息肉：详见“实验三　炎症”。

（15）子宫颈肥大：宫颈体积均匀增大，质地较硬，表面黏膜光滑，呈苍白色。

2. 病理切片

（1）风湿性心肌炎：镜下见到心肌间质血管旁有数个由成簇细胞构成的梭形或椭圆形病灶，即风湿小体或Aschoff小体。风湿小体中央为红染絮状无结构、呈碎片状的纤维素样坏死物，周围有成堆的风湿细胞（Aschoff cell）。风湿细胞体积较大，呈梭形或多边形；胞浆丰富，呈嗜碱性；核大，呈卵圆形、空泡状，核膜清晰，可单核也可多核，染色质浓集核中央，横切似鹰眼，纵切似毛虫。此外，尚有少数的单核细胞、淋巴细胞和中性粒白细胞等浸润。

（2）大叶性肺炎：镜下见到肺组织结构存在，所有肺泡腔内均见炎性渗出物，无正常肺泡。胸膜明显增厚，血管扩张充血和炎症细胞浸润。①红色肝样变期：肺泡壁毛细血管扩张充血，肺泡腔充满大量渗出物，主要是纤维素、红细胞及少量中性粒细胞。②灰色肝样变期：肺泡壁毛细血管受压，呈缺血、贫血状态，肺泡腔充满大量渗出物，主要是纤维素和中性粒细胞。肺泡壁结构一般不受破坏。

（3）小叶性肺炎：镜下见到肺组织内弥漫散在的灶性病变，病灶间的肺泡腔代偿性扩张。病变中心细支气管腔内有炎性渗出物，管壁充血，炎细胞浸润，其周围的肺泡腔内可见炎性水肿和渗出物。病灶中心见细支气管黏膜壁充血、水肿，管腔内可见大量中性粒细胞、一些红细胞及脱落的肺泡上皮细胞，纤维蛋白较少及个别单核细胞。病灶周围有些肺泡扩张，肺泡壁变薄或断裂而肺泡融合成大泡，呈代偿性肺气肿。肺泡壁毛细血管明显扩张充血。严重者，病灶相互融合，呈片状分布，此时称融合性小叶性肺炎。

（4）急性轻型肝炎：镜下见到肝细胞广泛变性（胞浆疏松和气球样变），坏死轻微，呈散在的点状坏死。肝细胞排列拥挤，肝窦受压变窄。汇管区有炎细胞浸润。变性的肝细胞体积增大而呈圆形，胞浆变空而透亮，有的细胞比正常大3～4倍，称气球样变。因肝细胞增大而使细胞索排列紊乱，肝窦狭窄。有些肝细胞浆染深伊红色，即嗜酸小体。门管区及肝小叶内点状坏死处可有淋巴细胞和单核细胞浸润。

思考：根据镜下所见，推测此型肝炎患者可有哪些临床表现。

（5）急性重型肝炎：镜下见到肝细胞坏死严重而广泛，致肝细胞大部分已消失，以小叶中央尤著，仅小叶边缘残存少量肝细胞。小叶内及汇管区有较多炎细胞浸润，不见再生结节。肝窦扩张充血、出血，肝细胞呈大片坏死，浸润的炎细胞主要为淋巴细胞和单核细胞。残留的肝细胞不见再生现象。

（6）门脉性肝硬化：镜下见到正常肝小叶结构被破坏，由广泛增生的纤维组织将肝小叶分割包绕成大小不等、圆形或椭圆形的肝细胞团（即假小叶）。假小叶周围纤维组织增生、包绕。门管区或假小叶周围可有胆小管增生、炎性细胞浸润。假小叶有以下特点：①肝细胞排列紊乱，不呈放射状，部分肝细胞有不同程度的脂肪变性及再生（肝细胞体积大，胞浆丰富，略呈嗜碱性，核大深染，可有双核）。②中央静脉偏位、缺如或有两个以上的中央静脉。门管区或假小叶周围可有胆小管增生、淋巴细胞等炎性细胞浸润。

（7）急性弥漫性增生性肾小球肾炎：镜下见到病变弥散，肾小球广泛受累。肾小球体积增大，其间细胞数量明显增多。肾间质充血和炎细胞浸润。肾小球内血管内皮细胞和系膜细胞不同程度增生肿胀，并有少量中性粒细胞和单核细胞浸润。肾小球囊腔变狭窄，内可见有红细胞和纤维素渗出。肾小管上皮细胞肿胀，发生颗粒样变性，部分肾小管腔内可见蛋白及白细胞管型。肾间质毛细血管扩张充血，伴炎细胞浸润。

思考：请推测急性弥漫性增生性肾小球肾炎患者的临床表现及其机制。

（8）慢性硬化性肾小球肾炎：镜下见到病变弥漫，肾小球数目减少，大部分肾小球发生不同程度纤维化、玻璃样变性，表现为红染、均质、无结构的玻璃样小体；相应肾小管萎缩，甚至纤维化或消失。由于纤维组织收缩，致使纤维化和玻璃样变的肾小球相互集中、靠拢，称为“肾小球集中现象”。部分肾小球、肾小管代偿性肥大、扩张。肾间质广泛结缔组织增生。部分残存肾小球代偿肥大，相应肾小管管腔扩张；间质内纤维组织增生，有大量淋巴细胞、浆细胞浸润。可见细小动脉内膜纤维组织增生，管壁增厚、玻璃样变、纤维化呈洋葱皮样，管腔狭窄变小。

(9) 急性肾盂肾炎：镜下可见肾盂黏膜充血、水肿，大量中性粒细胞浸润，形成小脓肿，有些脓肿破入肾小管腔内，许多肾小管腔内积聚有大量的脓细胞和坏死组织碎片及细菌和菌落。

**【临床病例讨论】**

患者男，20 岁，3 天前因淋雨受凉后，出现畏寒、发热，体温达 39～40℃，并有右侧胸痛，放射到上腹痛，咳嗽或呼吸时加剧。咳嗽，痰少，咳铁锈色痰，同时伴有气促，为明确诊断而急诊入院。

体格检查：T：39℃、P：110 次/分、R：24 次/分、BP：15.0/10.0kPa (110/75mmHg)。神志清楚，急性病容，呼吸略促，口唇轻度发绀，口角和鼻周可见单纯疱疹。右胸叩诊浊音。语颤增强和支气管呼吸音，心音纯，心律规整，心率 110 次/分。腹软，上腹部轻度压痛，无肌紧张及反跳痛，双下肢无水肿。

辅助检查：血常规：白细胞 $20.0\times10^{9}/L$，中性粒细胞 85%，淋巴细胞 15%。

X 线胸片示右肺下野可见大片状淡薄阴影，实变阴影中可见支气管气道征。

分析与讨论：

1. 写出该患者的诊断及其依据。
2. 患者为什么咳铁锈色痰？
3. 该病为什么多发生在右肺，且下叶比上叶多见？为什么会腹痛？
4. 该病可出现哪些并发症？如何防治？

**【实验作业】**

1. 描述急性和慢性肾小球肾炎的肉眼形态。
2. 绘制大叶性肺炎灰色肝样变期和肝硬化的显微镜下图。

## 实验五 肿 瘤

**【目的要求】**

1. 掌握肿瘤的观察方法。
2. 熟悉对肿瘤一般形态结构的描述。
3. 掌握肿瘤的生长方式及转移规律。
4. 熟悉良性肿瘤与恶性肿瘤的区别。

【实验内容】

| 1. 巨体标本 | 2. 病理切片 |
| --- | --- |
| （1）皮肤乳头状瘤 | （1）皮肤乳头状瘤 |
| （2）乳腺纤维腺瘤 | （2）食管鳞状细胞癌 |
| （3）卵巢浆液性（黏液性）囊腺瘤 | （3）纤维瘤 |
| （4）脂肪瘤 | （4）纤维肉瘤 |
| （5）子宫平滑肌瘤 | （5）胃（肠）腺癌 |
| （6）结肠多发性息肉病 | （6）淋巴结转移性腺癌 |
| （7）皮肤鳞状细胞癌 | |
| （8）胃（肠）腺癌 | |
| （9）乳腺癌 | |
| （10）骨肉瘤 | |
| （11）皮肤黑色素瘤 | |
| （12）卵巢良性囊性畸胎瘤 | |
| （13）肝转移癌 | |

1. 巨体标本

（1）皮肤乳头状瘤：瘤组织突出于皮肤表面，呈外生性生长，有无数乳头状分支，状似桑果，基底部较狭窄成蒂，可活动，无浸润现象。切面见肿物呈乳头状，灰白色，质脆、硬、粗糙，界限清楚。

（2）乳腺纤维腺瘤：肿瘤为球形，呈膨胀性生长，边界清楚，有完整包膜。切面灰白色，质坚实，增生结缔组织成团块状。乳头无下陷，皮肤无改变。

（3）卵巢浆液性（黏液性）囊腺瘤：肿瘤体积较大，为圆形或椭圆形，呈囊状，外壁光滑，包膜完整，常附输卵管及残留卵巢组织。切面为单房或多房囊腔，囊内壁光滑，内含清亮浆液或灰白半透明浓稠黏液。浆液性乳头状囊腺瘤易癌变。

（4）脂肪瘤：肿瘤呈球形或椭圆形或分叶状，表面光滑，呈膨胀性生长，包膜完整。切面呈黄色，质软有油腻感，内有灰白色的较细的纤维条索。

（5）子宫平滑肌瘤：标本中可见正常子宫结构（如管腔、宫壁、输卵管等）。该肿瘤常为多发性，肿瘤位于子宫壁或内膜下或浆膜下，呈球形结节，大小不一，境界清楚，呈膨胀性生长，质韧。切面呈灰白和灰红色，为编织状或旋涡状排列，无包膜。周围正常平滑肌组织可呈受压状改变。常合并灶性玻璃样变性或黏液样变性。

（6）结肠多发性息肉病：结肠标本一段，已切开肠壁暴露肠腔。见肠黏膜上有许多约黄豆粒大的小息肉群生，息肉蒂不明显。

（7）皮肤鳞状细胞癌：皮肤表面见一菜花状肿块，呈外生性生长，表面有溃疡形成。切面灰白色，基底宽，肿瘤组织呈蟹足状向周围组织浸润性生长，边界不清，无包膜。

（8）胃（肠）腺癌：肿块突出于胃（肠）黏膜表面，呈菜花状（或蕈伞状），表面常见坏死及溃疡形成，肿瘤组织基底部较宽。切面灰白色，癌组织呈蟹足状向深部胃（肠）壁组织浸润，边界不清。肿瘤部分组织坏死脱落，形成较大的不规则溃疡时，称溃疡型胃（肠）癌（或癌性溃疡）。其边缘隆起，呈火山口状或堤状，癌性溃疡不规则，边缘和底部有坏死、粗糙。

(9) 乳腺癌：乳房皮肤呈橘皮样外观，乳头下陷，有的癌组织破溃形成溃疡，表现凹凸不平。切面癌组织呈灰白色，边界不清，呈明显星状或蟹足状，直接向周围浸润生长，伸入周围脂肪组织，其中可见黄色点块状坏死灶，有的可见局部淋巴结转移癌。

(10) 骨肉瘤：肿瘤位于股骨干骺端，呈梭形膨大，灰白色。肿瘤组织浸润骨髓腔，破坏骨皮质，并扩展到骨膜外软组织，骨外膜被掀起并形成新生骨。可见肿瘤上、下两端的骨皮质和掀起的骨外膜之间形成三角形隆起（在 X 线上称为 Codman 三角），引起病理性骨折。肿物内可见坏死出血，可有囊性变。

(11) 皮肤黑色素瘤：可见一结节状肿物，突出皮肤，表面粗糙，常有溃烂，边界不清，呈黑褐色。

(12) 卵巢良性囊性畸胎瘤：为椭圆形肿物，其外附有输卵管。切面为囊状，单房，囊内充满灰黄色油脂状皮脂和毛发。囊壁大部分光滑，其一侧有一结节状突起，可见牙齿、骨、毛发等组织。

(13) 肝转移癌：肝体积稍增大，表面可见多数大小不等的灰白色结节，有的结节中心部凹陷呈“脐凹”样改变。切面见多个散在癌结节，球形，界限清楚，灰白色，有的中央坏死。

2. 病理切片

(1) 皮肤乳头状瘤：镜下见到肿瘤组织呈乳头状，向外突起，实质为增生的鳞状上皮层次增加。乳头中心是由血管及纤维组织构成的肿瘤间质，有少量炎细胞浸润。瘤细胞分化成熟，无异型性，细胞层次增加，可见角化，上皮基底层细胞排列整齐，基底膜完整。

(2) 食管鳞状细胞癌：镜下见到异型增生的鳞状上皮突破基底膜向下浸润，互相连接成片状或条索状排列成癌细胞团，即为癌巢，癌巢被纤维组织（间质）分隔围绕，实质与间质分界清楚。癌巢由分化较好的似鳞状细胞的癌细胞构成，癌细胞层次较分明，最外周细胞类似基底细胞，其内主要成分是“棘层细胞”，中心相当于角化层。癌巢中央“棘层细胞”逐渐变薄、变梭，细胞成熟并产生角化物，形成大小不等的圆形或椭圆形的角化珠，其内可见紫蓝色钙盐沉积。高分化鳞癌癌巢中可见层状红染的圆形或不规则形角化珠即“癌珠”，低分化鳞癌则不见或少见角化物。间质中可见浆细胞和淋巴细胞浸润。癌细胞有明显异型性，核分裂象多见。

(3) 纤维瘤：镜下见到成束的胶原纤维及增生的瘤细胞纵横交错，呈编织状排列，瘤细胞分化较成熟，形态较一致，实质与间质分界不清，其间有少许血管。瘤细胞分化成熟，核细长成梭形而深染，似成纤维细胞或纤维细胞，并见较多胶原纤维。未见核分裂或坏死。

(4) 纤维肉瘤：镜下见到瘤细胞分化差，丰富密集有异型性，弥漫分布，无巢状结构。瘤细胞排列紊乱，束状排列成“人”字形、“羽毛形”或“鱼骨状”结构。瘤细胞异型性明显，细胞大小不一，形态各异，呈梭形、圆形或不规则形，可见瘤巨细胞。瘤细胞核大深染，核/浆比例增大，核分裂象易见，可见病理性核分裂象。瘤内含较多薄壁血管，结缔组织间质少。

(5) 胃（肠）腺癌：镜下可见切片一端胃（肠）黏膜上皮尚属正常。另一端黏膜层见癌细胞呈腺管状排列（每个腺体均为一个癌巢），腺体染色深，大小、形态不规则，排列紊乱，且可见癌组织已浸润到黏膜下层和肌层。癌细胞呈腺管状排列，大小、形态不一，排列不规则，呈背靠背或共壁现象。癌细胞呈柱状或立方形、单层或多层排列，表现不同程度的异型性，极性紊乱，形态不一，胞浆丰富。核大深染，核/浆比例增大；核分裂增多，可见病理性核分裂象。间质中可见淋巴细胞浸润。有的可见有黏液分泌，黏液可聚集于腺腔内或大量溢于间质形成“黏液湖”（染成淡蓝色），癌细胞散在湖中；部分癌细胞质中黏液将核推至边缘使癌细胞呈印戒状，称之为“印戒细胞”。

（6）淋巴结转移性腺癌：镜下可见淋巴结部分结构被转移癌所取代，边缘窦中见成团的癌组织，为大小不一、形态不规则的癌腺腔样排列，部分区域癌细胞呈实性片状。有的见到印戒样细胞。癌细胞有明显异型性，可见病理性核分裂象。有的为印戒样细胞，即胞浆内黏液聚积，将核挤向一侧。部分癌细胞巢（尤其是较大者）有坏死，呈一片红染无结构的颗粒状物质。

**【临床病例讨论】**

患者×××，男，58岁。近一个月胃部疼痛，饮食不佳，疲乏无力，消瘦明显，二便正常。

既往史：有“胃溃疡”病史，经常用胃药治疗。

体格检查：T：36.8℃、P：74次/分、R：18次/分、BP：20.0/13.3kPa（150/100mmHg）。发育正常，营养欠佳，贫血貌，神志清楚，查体合作。心音纯，心律规整。呼吸平稳，双肺叩诊清音，肺肝界位于右锁骨中线上第5肋间，双肺可听到少许干鸣音。腹部平坦，无胃肠型及蠕动波，肝脾均未触及，上腹部可触及一个包块，活动度欠佳，轻度压痛，质地较硬，约5cm×4cm，腹部无肌紧张及反跳痛，叩诊鼓音，移动性浊音阴性，肠鸣音不亢进。脊柱及四肢活动正常。

辅助检查：血常规：WBC $5.0\times10^{9}$/L，RBC $4.3\times10^{12}$/L，Hb 90g/L。

分析与讨论：

1. 本病例最可能的诊断是什么？其依据是什么？
2. 在肿瘤患者的病史中应注意哪些问题？
3. 为明确诊断还需完善哪些体检？需进一步做哪些检查？

**【实验作业】**

1. 描述乳腺癌和畸胎瘤的巨体标本。
2. 绘制食管鳞状细胞癌或胃腺癌的显微镜下图。

## 实验六　常见恶性肿瘤

**【目的要求】**

1. 熟悉肺癌的病理形态、转移途径及其预后和鼻咽癌的好发部位。
2. 熟悉食管癌、胃癌、大肠癌的好发部位、形态类型及危害性。
3. 熟悉原发性肝癌的形态和类型。
4. 熟悉子宫颈癌的发生部位、形态特点及转移规律。
5. 熟悉滋养层细胞肿瘤的类型、病理特点。
6. 熟悉乳腺癌的肉眼特点及浸润性导管癌的组织特点。

【实验内容】

| 1. 巨体标本 | 2. 病理切片 |
| --- | --- |
| （1）原发性肺癌 | （1）肺小细胞癌 |
| （2）食管癌 | （2）食管鳞状细胞癌 |
| （3）胃癌 | （3）胃（肠）腺癌 |
| （4）大肠癌 | （4）胃印戒细胞癌 |
| （5）原发性肝癌 | （5）肝细胞癌 |
| （6）子宫颈癌 | （6）子宫颈原位癌 |
| （7）葡萄胎 | （7）子宫颈鳞状细胞癌 |
| （8）侵袭性葡萄胎 | （8）葡萄胎 |
| （9）绒毛膜上皮癌 | （9）乳腺浸润性导管癌 |
| （10）乳腺癌 | |

1. 巨体标本

（1）原发性肺癌：形态多样，根据部位和形态可分为中央型、周围型和弥漫型三种主要类型。

1）中央型：肿瘤原发于支气管黏膜。肺门部可见一个灰白色肿块，与主（叶）支气管关系密切，形状不规则或呈分叶状，无包膜。肿瘤与肺组织分界不清，系支气管壁被瘤组织直接侵蚀破坏。切面瘤组织呈灰白色、干燥、质脆，可有坏死。由于瘤组织向管腔内突出，使管腔狭窄或阻塞。气管旁淋巴结均见肿大转移。

2）周围型：肺叶周边部近胸膜处有一个圆球形肿物。切面肿瘤直径 2～8cm，呈灰白色，无包膜，与周围肺组织境界清楚，中心可见坏死与出血。

3）弥漫型：肺表面和切面可见大小不等的多发性结节，弥漫分布于多个肺叶，灰白色，质脆，与周围肺组织分界不清楚。

（2）食管癌：标本各取自手术切除的一段食管，多为中、晚期食管癌。食管癌好发于食管的中下段，肉眼可分四型：

1）髓质型：为最常见类型，肿瘤呈浸润性生长，使一段食管壁呈环形均匀性增厚，致使管腔变窄。切面见瘤组织呈灰白色，2～3cm 长，可侵及食管壁全层，质地较软似脑髓。表面可有浅表溃疡形成。

2）溃疡型：食管黏膜面有一较大而边缘不整的溃疡，溃疡边缘隆起，底部凹凸不平。切面见灰白色的瘤组织已侵入肌层。

3）蕈伞型：肿瘤主要向黏膜表面生长，呈扁圆形似蕈伞（蘑菇）状突入食管腔内。切面见灰白色的瘤组织仅侵及部分食管壁的浅层。

4）缩窄型：癌组织沿食管壁内浸润生长，侵入食管的全周，使食管形成明显的环形狭窄，黏膜皱襞消失。上端的食管显著扩张，病变处食管壁增厚、变硬，癌组织与周围组织分界不清。

（3）胃癌：为次全或大部分根治手术切除的胃标本，多为中、晚期胃癌。胃癌好发于幽门部胃小弯。肉眼可分三型：

1）息肉型或蕈伞型：胃黏膜面有一形状不整的肿块向腔内突起，肿块表面凹凸不平，有的肿块中央坏死脱落形成溃疡。肿块的基底宽，切面见肿块为灰白色的癌组织，质松脆，已向胃壁深浸润而破坏了胃壁各层结构。

2）溃疡型：本类型较常见，溃疡为恶性溃疡特征。幽门部胃小弯处黏膜见一巨大溃疡。直径大于 2.0cm，溃疡形状不规则，边缘不整齐且隆起，胃黏膜皱襞消失。整个溃疡如火山口状，中央凹陷处的溃疡凹凸不平，有出血及坏死。

思考：试比较良、恶性溃疡的肉眼形态特点。

3）侵袭（浸润）型：整个胃壁呈弥漫性增厚、变硬，有的厚达 3～4cm，内腔狭小，黏膜皱襞消失。切面见灰白色癌组织向黏膜下肌层及浆膜层浸润性生长，而使胃壁结构破坏，完全为癌组织所取代，整个胃壁变硬，像被水浸过的皮革囊，故称革囊胃。

胶样癌：以上任何一型类型，如因癌组织产生大量黏液而呈现胶冻状外观时，称为胶样癌。有的标本质地软，表面呈蜂窝状，癌组织半透明胶冻状，因含有大量黏液，肉眼可诊断黏液癌。

（4）大肠癌：又称“结肠-直肠癌”。直肠是大肠癌的最好发部位，其次为乙状结肠，然后依次为盲肠和升结肠、降结肠、横结肠。肉眼可分四型：

1）隆起型：肿瘤向肠腔内突起，呈菜花状或息肉状或扁平盘状，灰白，质脆，可继发出血、坏死及溃疡。

2）溃疡型：此型多见。肿瘤表面有明显溃疡形成，外观似火山口状，中央有坏死，边缘呈围堤状隆起，与周围组织分界不清。

3）侵袭（浸润）型：肿瘤向肠壁深层呈弥漫浸润性生长，常累及肠壁全周，使局部增厚。肿瘤伴纤维组织增生，使肠管周径缩小，形成环状狭窄。

4）胶样型：肿瘤外观及切面呈灰白、半透明、胶冻状。肿瘤组织沿肠壁浸润性生长，并向肠腔内突出。

思考：推测患者可能有哪些临床表现？

（5）原发性肝癌

1）早期肝癌：又称小肝癌。瘤体直径小于 3cm 或瘤结节数目不超过 2 个，其直径总和不超过 3cm。瘤结节呈球形或分叶状，与周围组织分界较清楚，切面均匀一致，无出血、坏死。

2）中晚期肝癌：肝体积明显肿大，重量增加，颜色呈黄绿色或棕褐色。可分为三型。①巨块型：肝显著肿大，切面见有一巨大肿块（多数在右叶），直径大于 10cm，瘤组织质软、脆，呈灰白色，中央部有出血（红色）及坏死（灰黄色）。周围肝组织受压萎缩，但无明确包膜存在。巨块周围常可见多个散在的小的卫星状瘤结节（肝内转移），其余肝组织有肝硬化改变。②结节型：肝显著肿大，表面与切面见多个散在圆形或椭圆形肿瘤结节。结节呈灰白色，大小不等，有的可融合成较大的瘤结节，无包膜。结节间的肝组织有肝硬化改变。被膜下的瘤结节向表面隆起。有时可见出血。③弥漫型：肝大，表面及切面略凹凸不平。癌组织在肝内弥漫性分布，无明显结节形成，常伴有肝硬化。注意：本型与肝组织或原有的肝硬化不易区分。

（6）子宫颈癌：肉眼可分为三种类型。

1）糜烂型：黏膜面粗糙或细颗粒状，组织较脆，触之易出血。临床上往往通过脱落细胞学或活体组织检查才能明确诊断。

2）外生菜花型：癌肿突出于宫颈表面，呈息肉状、乳头状或菜花状，灰白色，质脆。切面见肿物已侵入宫颈黏膜下，常伴有出血、感染、坏死等。

3）内生侵袭型：宫颈前后唇略肥大，呈溃疡状或结节状，癌组织灰白、质硬，表面稍隆起，尚光滑。切面可见灰白色肿物向子宫颈管内浸润性生长。

（7）葡萄胎：又称水泡状胎块。有两种情况：

1）完全性葡萄胎：子宫腔扩张，腔内充满大小不等的透明囊泡，囊泡直径 0.1～2cm，壁薄，囊泡间有纤细的纤维条索相连，状似葡萄，无胚胎或胎儿。

思考：患者有何临床症状？

2）部分性葡萄胎：子宫腔扩张，腔内可见部分大小不等的透明囊泡，形如葡萄样外观，部分为正常的胎盘组织，可见胎儿或胎膜。

（8）侵袭性葡萄胎：又称恶性葡萄胎。宫腔内可有多少不等的水泡状物，可见大小不等的水泡状组织侵蚀子宫肌壁，伴出血和坏死。

思考：通过刮宫可否诊断此病？

（9）绒毛膜上皮癌：子宫体积可不规则增大，切面可见肿瘤呈暗红色，出血坏死明显的肿块（血样）充塞宫腔，或呈结节状侵蚀子宫壁肌层。子宫浆膜也见肿瘤浸润呈暗红色、质脆软，甚似血肿结节。

思考：患者有何临床症状？

（10）乳腺癌：乳房皮肤呈橘皮样外观，乳头下陷，有的癌组织破溃形成溃疡，表现凹凸不平。切面癌组织呈灰白色，质硬，边界不清，呈明显星状或蟹足状，因癌组织直接向周围浸润生长伸入周围脂肪组织。癌组织内可见黄色点块状坏死灶，有的可见局部淋巴结转移癌。

2. 病理切片

（1）肺小细胞癌：又称燕麦细胞癌。肿瘤细胞体积较小，一部分如小淋巴细胞大小，核圆形，染色较深，胞浆较少；一部分呈短梭形，核深染，一端较细，另一端较粗，呈葵花子或燕麦状；另一部分细胞体积较大，形状不规则。

（2）食管鳞状细胞癌：详见“实验五　肿瘤”。

（3）胃（肠）腺癌：详见“实验五　肿瘤”。

（4）胃印戒细胞癌：镜下见到正常胃黏膜被破坏，所取代的癌组织向下浸润至肌层或至浆膜面。癌细胞呈圆形，胞浆内富含淡蓝云雾状的黏液，将胞核挤压于细胞一侧，使癌细胞呈戒指状，称印戒细胞（signet－ring cells），为黏液癌特征之一，部分区域因黏液过多而使癌细胞破裂，黏液溢入组织形成“黏液湖”。癌细胞常单个排列，漂浮于“黏液糊”中。

（5）肝细胞癌：镜下见到大量深染的癌组织及周边部少量受压的肝组织。癌细胞呈条索状、片状或小梁状（似肝细胞索），排列较紊乱，索间或小梁间有丰富的血窦。癌细胞呈多边形，胞浆丰富、染色较红（若分化差可偏碱性），核大深染，核膜清楚。分化差者癌细胞异型性更明显，常有巨核、多核瘤巨细胞及核分裂象。癌巢中央可见红染、无结构的颗粒状坏死物。

（6）子宫颈原位癌：镜下见宫颈增生上皮异型性明显，细胞排列紊乱，极性消失，核浆比例失常，核分裂象增多，见病理性核分裂象。但宫颈上皮基底膜完整，间质无浸润。

（7）子宫颈鳞状细胞癌：镜下见到癌组织突破基底膜向深部浸润性生长，呈巢状，部分癌巢中心可见角化珠。癌细胞异型性明显，为多边形，细胞大小不一，排列不规则，核浆比例失调，核大深染，核分裂象易见。

（8）葡萄胎：镜下可见胎盘绒毛肿大，绒毛间质明显水肿，并形成水泡。绒毛间质高度水肿，间质内血管减少或消失。绒毛表面细胞滋养层细胞和合体细胞增生活跃，有的形成团块。合体细胞胞浆红染，核大深染不规则，细胞边界不清。细胞滋养层细胞质淡染，核圆形或椭圆形，细胞呈镶嵌状排列，可见核分裂象。若细胞滋养层细胞成片增生活跃，需警惕有恶性变。

（9）乳腺浸润性导管癌：癌细胞成实性团块状或小条索状，浸润于纤维间质中，癌细胞较大，异型性明显，核分裂象常见，间质内无淋巴细胞浸润。

**【临床病例讨论】**

患者×××，女性，66岁，已婚。

主诉：阴道不规则流血1年，伴白带增多、恶臭2个月。

现病史：一年来，患者不明原因出现为阴道不规则流血，常有下腹部闷痛、腰酸、胀气，大便时有秘结。半年来发现下肢水肿及右腹股沟淋巴结肿大，如鸽蛋大小，且日渐增大。近2个月来，伴有较多白带，恶臭。

既往史：素健，无肝炎、糖尿病等病史。

月经史：月经14岁来潮，18岁结婚，足月顺产6胎。

体格检查：T：37℃、P：88次/分、R：18次/分、BP：20/10.7kPa（150/80mmHg）。发育良好，较消瘦，略有贫血征象。皮肤无黄染及出血点。胸部检查阴性。腹软，肝脾未触及，无移动性浊音，下腹髂窝部有明显压痛。右腹股沟淋巴结肿大，如鸡蛋大小，2～3个触合成团，质较硬，移动性较差，无压痛。

妇科检查：外阴正常，子宫颈肥大，外口已被坚硬而不规则肿物所占据，中央区呈不规则溃疡，有触痛，阴道前壁发硬。子宫体稍大、略固定。双附件未触及。

肛门检查：触及一固定肿物约2cm×3cm×3cm，质硬。直肠黏膜光滑。

住院经过：入院后经放射治疗症状有所改善，但不久患者诉说骶骨部极度酸痛，大便秘结。患者逐渐贫血加重、少尿而死亡。

分析与讨论：

1. 死者主要患有什么疾病？为什么？
2. 死者死因是什么？
3. 请解释上述临床症状和体征。

**【实验作业】**

1. 描述溃疡型胃癌形态特点。
2. 绘制葡萄胎的显微镜下图。

## 实验七　常见心身疾病

**【目的要求】**

1. 掌握动脉粥样硬化症的基本病变和高血压病各脏器的病变特点。
2. 熟悉动脉粥样硬化症、高血压的危害性。
3. 掌握胃及十二指肠溃疡的好发部位、形状特点及并发症。
4. 熟悉非毒性甲状腺肿的发展过程及各个时期的病理形态学特点。

【实验内容】

| 1. 巨体标本 | 2. 病理切片 |
| --- | --- |
| (1) 主动脉粥样硬化 | (1) 主动脉粥样硬化 |
| (2) 冠状动脉粥样硬化 | (2) 冠状动脉粥样硬化 |
| (3) 心肌梗死 | (3) 高血压肾 |
| (4) 高血压性心脏病 | (4) 心肌梗死 |
| (5) 肾颗粒性萎缩 | (5) 胃溃疡 |
| (6) 脑出血 | (6) 弥漫性毒性甲状腺肿 |
| (7) 胃溃疡 | |
| (8) 十二指肠溃疡伴穿孔 | |
| (9) 弥漫性毒性甲状腺肿 | |

1. 巨体标本

(1) 主动脉粥样硬化：可分为四期。

1) 脂斑脂纹期：主动脉后壁和其分支开口处内膜上散在帽针头大小的黄色斑点或长短不一的条纹（宽 1～2mm、长 1～5cm），平坦或微隆起，即主动脉粥样硬化的早期脂纹。

2) 纤维斑块期：主动脉内膜面散布大小不等的黄白色纤维斑块，呈蜡滴状的隆起。有的标本内膜上散在大小不等的灰黄色或灰白色蜡滴状突起的斑块，即主动脉粥样硬化的纤维斑块。病变在动脉分支开口部更显著。

3) 粥样斑块：内膜上散在大小不等、明显隆起的灰黄色斑块。切面见斑块表面覆以纤维帽，深层有多量黄色粥糜样物即粥样斑块（又称粥瘤）。

4) 继发性改变：粥样斑块常继发斑块内出血、破裂形成粥瘤样溃疡或有钙盐沉着。

注意：为什么上述病变在动脉分支开口部更显著？

(2) 冠状动脉粥样硬化：心脏标本。左冠状动脉前降支的内膜面内膜一侧增厚，为灰黄色粥样斑块。横切面斑块呈半月状隆起，突出管腔，色黄白，管腔呈偏心性狭窄。左心室前壁有小片的梗死灶，呈灰白色、形态不规则。

思考：试分析患者有何临床表现。

(3) 心肌梗死：心脏标本。心脏纵切面见左心室前壁靠近心尖处可见外形不规则的梗死灶。其为灰白或灰黄色，质致密、干燥、无光泽，呈地图状。有的标本于梗死灶的心内膜面附灰褐色的附壁血栓。有的标本可见梗死灶处室壁向外膨出形成“室壁瘤”。

思考：上述附壁血栓和室壁瘤形成的机制是什么？有何后果？

(4) 高血压性心脏病：心脏体积明显增大，重量增加，以左心肥大为主，左室壁增厚，约为 2cm（正常 0.8～1.2cm），乳头肌和小梁肌均增粗、变圆，心室腔无明显扩大，称“向心性肥大”。有的标本见左心腔明显扩张，而左心室肌壁明显变薄，乳头肌和肉柱变细，称“离心性肥大”。

思考：试分析高血压病患者为什么会出现向心性肥大？

(5) 肾颗粒性萎缩：又称为原发性颗粒性固缩肾。双肾体积均缩小，重量减轻，50～100g，质地变硬，表面弥漫均匀呈细颗粒状突起，凹凸不平，呈暗红色。切面肾皮质变薄，≤2mm（正常厚 3～5mm），皮髓质交界处可见到肾小动脉壁增厚变硬，呈哆开状。

(6) 脑出血：大脑冠状切面，在一侧基底节内囊处见出血灶，出血区域脑组织完全破坏，代之暗红色凝血块。

（7）胃溃疡：胃大部手术切除标本，沿胃大弯切开，暴露黏膜面。胃小弯近幽门处黏膜面有一个圆形或椭圆形溃疡。溃疡较深，直径在 2cm 以下，边缘光滑整齐，底部平坦干净，周围黏膜皱襞向四周呈放射状排列。溃疡处的浆膜面有灰白色条纹状瘢痕。有的标本溃疡底部穿孔，浆膜面局部有渗出物覆盖。

（8）十二指肠溃疡伴穿孔：十二指肠球部（近幽门环处）前壁有一个圆形的溃疡，较胃溃疡小而浅，边缘整齐，底部已穿孔，浆膜面局部有粘连。

（9）弥漫性毒性甲状腺肿：甲状腺体积弥漫性增大，表面光滑，质实而软。仍保持甲状腺原有形状。切面结构致密，略呈分叶状，结构致密似牛肉，类似胰腺或肌肉，质坚实，色灰红，胶质少。

2. 病理切片

（1）主动脉粥样硬化：镜下可见内膜凸起部分为增厚的内膜，呈斑块状隆起，浅层为大量增生的纤维组织并有玻璃样变性即纤维帽，呈均质伊红色；深层为一片浅伊红色无结构的坏死物（无定形的脂质和坏死物），其中有较多呈斜方形、梭形及针形的空隙（在制片时脂质被溶去后留下的空隙），为胆固醇结晶即粥样斑块。底部及周边部可见肉芽组织、少量吞噬类脂质的泡沫细胞、淋巴细胞浸润及颗粒状钙化点。中膜肌层轻度受压萎缩。泡沫细胞呈圆形，空泡状，内有紫蓝色核、炎症细胞及深蓝色的钙化灶。

（2）冠状动脉粥样硬化：镜下见到冠状动脉内膜呈半月形增厚，内有呈针样空隙的透亮区（即脂质沉积），伴有大量纤维组织增生，部分已发生玻璃样变性，致使管腔明显狭窄。脂质沉积的周围有泡沫细胞。

（3）高血压肾：又称为原发性颗粒性固缩肾。肾入球动脉和小叶间动脉管壁增厚，呈玻璃样变性，红染均匀一致，管腔狭窄或闭塞。部分肾小球萎缩、纤维化或玻璃样变，周围的肾小管也萎缩或消失，纤维组织增生，淋巴细胞浸润。部分肾单位则发生代偿性肥大。

（4）心肌梗死：坏死灶心肌细胞深红染、核消失，细胞轮廓清晰（属凝固性坏死），坏死的细胞之间有大量嗜中性粒细胞浸润。有的坏死灶中有明显出血。有的可见大量肉芽组织增生、机化，属陈旧性梗死。

（5）胃溃疡：镜下切片中央有一斜置漏斗形缺损即为溃疡，组织凹陷处为溃疡底部，两侧为正常胃组织或溃疡边缘。溃疡自浅至深可分为四层：①炎性渗出层：为少量炎性渗出物，即由浅红色的纤维素网及中性粒细胞组成；②坏死组织层：为深红色、颗粒状无结构的坏死物质；③肉芽组织层：由大量新生毛细血管（与创面垂直）、成纤维细胞及炎细胞组成的幼稚的结缔组织；④瘢痕组织层：由大量致密的纤维结缔组织构成，可发生玻璃样变性，其内可见小动脉壁内膜增厚，管腔狭窄或有血栓形成（闭塞性动脉内膜炎）。溃疡底部有的可见神经节细胞变性，神经纤维也常发生变性和断裂，断裂神经纤维可呈小球状增生。

思考：溃疡边缘胃黏膜有何病变？

（6）弥漫性毒性甲状腺肿：镜下可见甲状腺滤泡呈弥漫性增生，滤泡大小不等。滤泡上皮呈立方状或高柱状，胞核大小一致，部分滤泡上皮细胞向滤泡腔内呈乳头状突起。腔较小，腔内胶质稀薄，靠上皮边缘有成排的吸收小空泡。间质中血管丰富，显著充血，有多量淋巴细胞浸润并有淋巴滤泡形成。

**【临床病例讨论】**

患者×××，女，28 岁。

主诉：心悸、多汗怕热、食欲增加、消瘦、双眼球前突半年。

体格检查：T：37.2℃、P：102次/分、R：20次/分、BP：16/10.67kPa（120/80mmHg）。双眼球前突，手掌心潮湿，有明显的手震颤。双侧甲状腺弥漫性对称性肿大，可闻及血管杂音。心尖区第一心音亢进，可闻及Ⅱ级收缩期杂音，间或闻及期前收缩。胸片未见异常。腹平软，肝脾未触及。

辅助检查：FT3.35pmol/L，FT4.16pmol/L。

TRH兴奋实验无反应。

分析与讨论：

1. 该患者患何种疾病？诊断依据是什么？
2. 主要脏器可能有何病变？
3. 解释临床症状产生的机制。

**【实验作业】**

1. 描述高血压性心脏病的形态特征。
2. 绘制主动脉粥样硬化或胃溃疡镜下图。
3. 列表比较胃溃疡与溃疡型胃癌的形态病变特点。

## 实验八　传染病

**【目的要求】**

1. 掌握肺结核的病理变化，识别原发性肺结核与继发性肺结核的病变特征。
2. 掌握伤寒、细菌性痢疾、肠阿米巴病、流脑和乙脑的病变特征。
3. 熟悉肺外器官结核（肠、腹膜、肾、骨等）的病变特征。

**【实验内容】**

| 1. 巨体标本 | 2. 病理切片 |
|---|---|
| （1）原发性肺结核 | （1）急性粟粒性肺结核 |
| （2）粟粒性肺结核 | （2）细菌性痢疾 |
| （3）局灶型肺结核 | （3）流行性脑脊髓膜炎 |
| （4）浸润型肺结核 | （4）流行性乙型脑炎 |
| （5）干酪样肺炎 | |
| （6）慢性纤维空洞型肺结核 | |
| （7）结核球 | |
| （8）肠结核（溃疡型） | |
| （9）肾结核 | |
| （10）肠伤寒 | |
| （11）细菌性痢疾 | |
| （12）流行性脑脊髓膜炎 | |
| （13）流行性乙型脑炎 | |

1. 巨体标本

（1）原发性肺结核：病变特点为原发综合征，即肺原发病灶、结核性淋巴管炎和肺门淋巴结结核。①肺原发灶：肺中部（上叶下部或下叶上部）近肺膜处，见一圆形、直径约 1cm 的原发病灶，色灰黄。②结核性淋巴管炎：原发灶内结核分枝杆菌沿淋巴管蔓延引起结核性淋巴管炎。③肺门淋巴结结核：肺门淋巴结肿大，切面灰黄，严重时多个淋巴结肿大甚至相互融合。

（2）粟粒性肺结核：两肺表面及切面均可见弥漫但均匀分布、大小一致如粟粒大小、境界清楚、灰白带黄、圆形的粟粒大小的结节，质较硬。

（3）局灶型肺结核：肺尖部见一圆形病灶，呈灰白色，界限较清楚。病灶可有干酪样坏死，也有的已纤维化，甚至钙化。

（4）浸润型肺结核：肺上部（相当于锁骨以下区域）可见一个浅黄色干酪样病灶，周围边界模糊，无明显纤维包膜。干酪样坏死物液化经支气管排出后可形成急性空洞。

（5）干酪样肺炎：病变肺肿大实变，其中散在大小不等、灰黄色、不规则干酪样坏死灶。部分区域已彼此融合成片，部分坏死物质液化排出，形成边缘不齐、形态不一的急性空洞。根据病变大小，可有小叶性或大叶性干酪样肺炎之分，肉眼形态与细菌性小叶性或大叶性肺炎相似。

（6）慢性纤维空洞型肺结核：肺切面可见一个或多个厚壁空洞，大小不一，形状不规则，空洞内壁有干酪样坏死物，外层为较厚的增生的纤维结缔组织。空洞附近肺组织有显著的纤维组织增生，胸膜增厚。有时在空洞肺下叶可见新旧病灶交织存在。

（7）结核球：肺上叶可见球形干酪样病灶，直径大于 2cm，边界清楚，切面灰白色，呈同心层状结构，中心为干酪样坏死，其外被肉芽组织及结缔组织包围。

（8）肠结核（溃疡型）：多发生在回盲部，黏膜面可见溃疡，其特点为环形或带状，其长轴与肠的长轴垂直，边缘参差不齐如鼠咬状，可深达肌层或浆膜层，底部有干酪样坏死物，愈合后易引起肠道狭窄。与溃疡对应的浆膜面可见串珠状排列的灰白色或灰黄色小结节。

（9）肾结核：肾体积增大，切面皮髓质分界不清，肾实质内有大小不一的干酪样坏死灶，肾结构大部分破坏，部分坏死物质液化破溃入肾盂、肾盏而形成大小不等的空洞，空洞内可见干酪样坏死物。

（10）肠伤寒

1）髓样肿胀期：黏膜表面集合淋巴结肿胀，形成卵圆形或圆形向肠腔突出，表面似脑髓表面有沟回状，凹凸不平。

2）坏死期：肿胀淋巴组织中心发生坏死，坏死物质凝结成灰白色或黄绿色干燥的痂皮，呈堤状隆起。

3）溃疡期：肿胀淋巴结坏死、脱落，形成圆形或卵圆形溃疡，溃疡长轴与肠长轴平行，底部粗糙。

4）愈合期：坏死物质脱落，溃疡底部肉芽组织生长，将溃疡填平而愈合。

（11）细菌性痢疾

1）急性期：病变结肠黏膜皱襞消失，表面被覆一层灰黄色或灰褐色、干燥似“糠皮”状假膜，此膜由渗出的纤维素、坏死组织、嗜中性粒细胞、红细胞及细菌共同组成。有的区域假膜脱落形成大小不一、形状不规则的浅表性地图样溃疡。

2）慢性期：肠管黏膜息肉样增生，肠壁增厚。

（12）流行性脑脊髓膜炎：脑蛛网膜及软脑膜充满黄白色脓性渗出物，以血管周围较为明显，使脑沟变浅，内填脓性渗出物，沟回形态不清。软脑膜血管高度扩张、充血。

(13) 流行性乙型脑炎：脑膜血管充血，脑水肿明显以致脑回变宽、脑沟变窄变浅。切面大脑皮质可见散在或成群、界清、粟粒大小的半透明脑软化灶。

2. 病理切片

(1) 急性粟粒性肺结核：镜下见到多个大小不等的结核结节。结核结节由类上皮细胞、朗汉斯细胞、淋巴细胞和成纤维细胞组成，中央常为红染无结构颗粒状坏死灶，结节周围可见单核细胞浸润。类上皮细胞呈梭形或多角形，胞浆丰富，染成淡伊红色，境界不清，核卵圆形，染色质少，核内可见1～2个核仁。朗汉斯细胞体积大，胞浆丰富，多核（十几个至几十个不等），排列于细胞质的周围，呈花环状或马蹄状或密集于胞体的一端（称花簇状）。

(2) 细菌性痢疾：镜下见到肠黏膜浅表部分变性、坏死或脱落，有的区域上面附有一层粉染的网状的纤维素性渗出物。纤维素性渗出物中网罗有中性粒细胞及坏死的肠黏膜上皮细胞，整个肠壁明显充血、水肿甚至出血，尤以黏膜及黏膜下层为重，并可见中性粒细胞及单核细胞浸润。

(3) 流行性脑脊髓膜炎：镜下见到蛛网膜下腔间隙变大，充满大量脓性渗出物，其中有大量的炎细胞，大脑蛛网膜下腔内的血管高度扩张、充血，脑实质炎症反应不明显，无明显病变。渗出物以中性粒细胞为主，尚有纤维素及少量的淋巴细胞、单核细胞。脑实质除有水肿和神经细胞变性外，无明显病变。

(4) 流行性乙型脑炎：镜下见到脑实质内血管袖套形成和筛网状软化灶。神经细胞变性、肿胀，尼氏小体消失，核偏位。①淋巴细胞袖套反应：脑组织内血管高度扩张、充血，血管周围间隙变宽，淋巴细胞、单核细胞围绕血管周围形成袖套状浸润。②神经细胞卫星现象：可见部分少突胶质细胞围绕神经细胞。③噬神经细胞现象：有的神经细胞胞浆内可见小胶质细胞及中性粒细胞侵入。④筛状软化灶形成：脑实质可见到多个圆形的筛状软化灶，呈淡染空网状结构。⑤胶质细胞结节：胶质细胞呈弥漫性增生或集中成团而形成。

**【临床病例讨论】**

患儿×××，女性，6岁。

主诉：高热、头痛、嗜睡4天，抽搐、不语3天，昏迷1小时。

现病史：患儿于入院前4天出现高热、头痛、嗜睡，3天前开始抽搐、不语，3小时前出现昏迷。

既往史：未注射过预防针。

体格检查：T：40.4℃、P：120次/分、R：40次/分、BP：14.4/8.8kPa（108/66mmHg）。呈昏迷状态，颈强直，对光反射迟钝，膝腱反射消失，布鲁津斯基征（+），凯尔尼格征（+）。心、肺、腹（-）。

辅助检查：脑脊液中有白细胞 $0.098\times10^9/L$，其中中性粒细胞10%、淋巴细胞90%，蛋白（-）。

入院经过：入院后经对症及支持治疗无效于入院后10小时死亡。

尸检摘要：身高115cm，发育、营养尚可，唇、指发绀。扁桃体大，有黄白色渗出物覆盖，镜下见中性粒细胞浸润。右肺200g，左肺180g，肺血管扩张、充血，部分气管腔内有分泌物，支气管壁有中性粒细胞浸润，部分肺泡腔内有淡红色无结构的物质充填。肝680g，表面和切面呈红色与黄色相见，部分肝细胞胞浆呈空泡状，并将细胞核挤压变形。小肠腔内有数十条蛔虫。脑1450g，脑及脊髓有弥散性胶质细胞增生及小结节形成，血管袖套现象，神经细胞变性及软化灶形成，脑组织之病毒分离阳性。

分析与讨论：

1. 死者患有哪些疾病？其诊断依据是什么？

2. 其死亡原因是什么？

**【实验作业】**

1. 描述肠伤寒、细菌性痢疾、肠结核的溃疡形态特征。

2. 绘制结核结节镜下图。

## 实验九　缺氧与影响缺氧耐受的因素

**【目的和原理】**

呼吸系统、循环系统及组织氧化还原过程这一完整体系的配合与调节是保证机体足够的氧气供给和正常利用的必要条件，否则就有可能导致缺氧。

本实验采用人工窒息、一氧化碳中毒和氰化钾中毒的方法，分别制造小鼠低张性缺氧、血液性缺氧和组织中毒性缺氧，观察不同类型的缺氧对呼吸的影响和血液颜色的变化，并解释其机制；同时，通过改变机体中枢神经兴奋性和外环境温度等因素，观察种属、年龄、神经系统和代谢状况对低气压性（乏氧性）缺氧耐受性的影响，并探讨其临床意义。

**【实验对象】**

小鼠，体重20～22g，雌雄不拘；初生小鼠；蟾蜍或青蛙。

**【实验器材和药品】**

抽气机、水银减压计、真空干燥瓶、125ml广口瓶及瓶塞、手术剪、有齿镊、眼科镊、白瓷化学反应板、粗天平、100ml广口烧杯、1ml注射器、小鼠解剖板及固定钉、碎冰块、1% $NaNO_2$、10%$Na_2S_2O_3$、0.1%KCN、5%NaOH、1%咖啡因、0.25%氯丙嗪、钠石灰、一氧化碳、滴管、针头。

**【实验步骤及观察项目】**

实验步骤概要

1. 低张性缺氧
2. 组织中毒性缺氧
3. 血液性缺氧
4. 缺氧耐受性的影响因素
5. 实验结果的处理

1. 低张性缺氧

（1）取小白鼠3只，分别置于3个广口瓶内，先不加瓶塞，观察和记录其正常活动情况、口唇、尾部皮肤及呼吸次数（次/10秒）。

（2）将其中2个装鼠瓶用瓶塞塞紧，另一个不加瓶塞作为对照（3种缺氧的正常对照组均可用），每隔2分钟观测上述指标一次。

（3）当密闭在瓶内的2只小白鼠呼吸次数减至10次/10秒或痉挛跌倒时，记录各项指标的变化结果，并立即取出其中一只实验鼠于通风处吸空气或通入氧气抢救，观察疗效，另一只实验鼠则不给予救治，直至死亡。

（4）将2只实验鼠进行解剖（存活鼠施行颈椎脱臼处死），剪开胸、腹腔，观察肝、肺颜色，从眼球后取血2～4滴或从心脏抽血0.2～0.3ml，注入白瓷反应板的小凹槽内，观察血液颜色并作碳氧血红蛋白定性试验（方法见附二），将结果填入表1。

2. 组织中毒性缺氧

（1）取小白鼠2只，称体重后观察和记录其正常活动、口唇、尾部肤色，计算呼吸次数。

（2）分别用注射器抽取1%$NaNO_2$、10%$Na_2S_2O_3$各1ml/10g，以备急救用。

（3）腹腔注射0.1%KCN 0.1ml/10g，立即观察上述指标的变化并记录，每隔15秒重复记录。

（4）当小白鼠跌倒和跳跃时，其中一只自腹腔先后快速注入备好的1%$NaNO_2$和10%$Na_2S_2O_3$，观察恢复情况，若无明显好转可以同样方法再注射一次10%$Na_2S_2O_3$ 0.05ml/10g，继续观察直至动物恢复正常，另一只不给予治疗，直至死亡。

（5）处死救活的小白鼠，与氰化钾中毒死亡的小白鼠一起解剖，观察肝、肺颜色及血液颜色并进行碳氧血红蛋白定性试验，将结果填入表1。

3. 血液性缺氧

（1）取小白鼠2只，分别放入2个广口瓶，观察并记录其正常活动情况、口唇及尾部肤色，计算呼吸次数。

（2）将2个广口瓶分别用橡皮塞塞紧，并从通气管各注入3ml一氧化碳，观察和记录上述指标，每隔2分钟重复记录。

（3）待小白鼠呼吸明显减慢、减弱时或痉挛跌倒后，立即打开瓶塞，取出1只小白鼠于通风处吸新鲜空气或吸氧急救，观察恢复情况，另一只不抢救，直至死亡。

（4）将救活小白鼠处死，然后与一氧化碳中毒致死小白鼠一起解剖，观察比较2只小白鼠肝、肺及血液颜色，作碳氧血红蛋白定性试验，将结果填入表1。

4. 缺氧耐受性的影响因素

（1）取成年小鼠2只，在抽气前30分钟腹腔注射0.25%氯丙嗪0.1ml/kg，待动物不活动后把其全身浸入放有碎冰块的冰水中10分钟，并做好标记。

（2）取成年小鼠2只，在抽气前30分钟腹腔注射1%咖啡因0.1ml/kg，做好标记。

（3）将上述小鼠和正常小鼠2只、初生小鼠1只、蟾蜍1只一起放入真空干燥瓶，盖紧后开始抽气减压，观察各组动物的活动情况、存活时间及死亡时的气压。

5. 实验结果的处理　将实验结果填入表1，讨论小鼠缺氧耐受性的影响因素有哪些，并写出实验报告。

**【实验作业】**撰写实验报告。

表 1　缺氧对小白鼠活动情况、呼吸频率及血液颜色的影响

| 组别 | 动物编号 | 呼吸频率（次/10 秒） | | 活动情况 | 肤色 | 血液颜色 | 肝颜色 |
|---|---|---|---|---|---|---|---|
| | | 缺氧前 | 缺氧后 | | | | |
| 正常对照 | 1 | | | | | | |
| 低张性缺氧 | 2 | | | | | | |
| | 3 | | | | | | |
| 组织中毒性缺氧 | 4 | | | | | | |
| （氰化钾中毒） | 5 | | | | | | |
| 血液性缺氧 | 6 | | | | | | |
| （一氧化碳中毒） | 7 | | | | | | |

附一：一氧化碳发生方法

10ml 甲酸加 1～2ml 浓硫酸，即可产生一氧化碳，若一氧化碳产生不足时，可用酒精灯加热。其发生装置（图 1）及反应式如下：

化学反应式

$$HCOOH \xrightarrow[\triangle]{H_2SO_4} CO\uparrow + H_2O$$

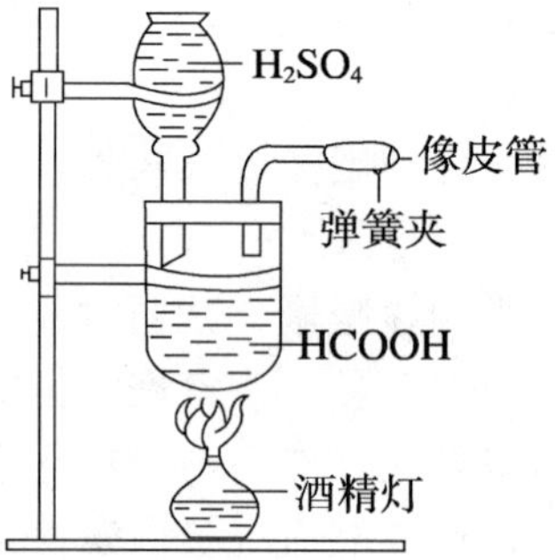


图 1　一氧化碳发生装置图

附二：碳氧血红蛋白定性试验方法

（1）原理：碳氧血红蛋白（HbCO）呈樱红色，不易褪色，对碱的抵抗力亦较正常血红蛋白为强。

（2）方法（氢氧化钠法）：在白瓷反应板上 2 个小凹槽内分别滴上 5%NaOH 2 滴，其中一个小凹槽内加入患者血液 2 滴，轻轻混匀，另一侧小凹槽内加正常对照者血液 2 滴，如血中有 HbCO，则血液仍呈樱红色，对照则为棕黄色。

# 实验十　失血性休克

**【目的和原理】**

失血性休克是以微循环障碍、急性组织灌流量不足为病理基础的综合征。若机体快速失血量超过总血量的 20%左右，即可引起休克，超过总血量 50%则往往导致迅速死亡。休克时有效循环血量减少，微循环功能障碍，引起重要生命器官血液灌流不足，严重时可导致多系统器官功能障碍。对于失血性休克，补充血容量是提高心输出量和改善组织灌流的根本措施。

本实验通过复制家兔失血性休克动物模型，观察失血性休克动物的动脉血压和微循环的变化，并探讨失血性休克的发病机制及其抢救措施。

**【实验对象】**

家兔。

**【实验器材和药品】**

BL－420生物功能实验系统、兔手术台、哺乳类动物手术器械一套、注射器（50ml、10ml、1ml各1副）、静脉插管、动脉插管、导尿管、动脉夹、压力换能器、三通开关、中心静脉压检测装置、显微镜、恒温水浴灌流盒、10％氨基甲酸乙酯、生理盐水、0.5％肝素、台氏液。

**【实验步骤及观察项目】**

---

实验步骤概要

1. 麻醉、固定与手术

（1）麻醉与固定

（2）分离颈部血管

（3）颈静脉插管

（4）插动脉插管

（5）股动脉插管

（6）打开腹腔以备观察肠袢微循环

2. 仪器装置

3. 启动并进入BL－420系统，进行软件操作

4. 观察项目

（1）放血前

（2）放血后

（3）抢救后

5. 结果处理

---

1. 麻醉、固定与手术

（1）麻醉与固定：由耳缘静脉缓慢注射10％氨基甲酸乙酯10ml/kg麻醉动物，将家兔仰卧位固定于兔台上。

（2）分离颈部血管：剪去颈部的毛，沿正中线作一长5～7cm的切口，分离皮下组织和肌肉，暴露气管，将气管两旁的肌肉拉开，分离颈外浅静脉和双侧动脉，穿引线备用。

（3）颈静脉插管：左颈外总静脉位置较浅，位于颈部肌肉外缘，用“玻璃分离器”轻轻钝性分离并在下方穿2根线，结扎远心端，近心端缓慢插入静脉插管约5cm，用线将导管与静脉固定，静脉导管用三通管连接中心静脉测压计和输液装置，不测压时，将导管与输液装置连通，以5～10滴/分的速度输入生理盐水，保持导管通畅。

（4）插动脉插管：首先分离右侧颈总动脉2～3cm，穿2根丝线备用，然后于耳缘静脉注射0.5％肝素1.5ml/kg。再分离右侧颈总动脉近心端用动脉夹夹闭，远心端（尽量靠近头端）用线结扎，在结扎线下方剪一斜切口，向心脏方向插入注满肝素的动脉插管，用线将插管与动脉扎紧，再向两侧绕向插管，在胶布圈上缚结，以防插管滑出。打开动脉夹，用注射器经三通管向动脉内注入0.5～1ml的肝素生理盐水，再旋动三通管的开关，使三个支管

互不相通。

（5）股动脉插管：左侧腹股沟部位剪毛，触及动脉搏动后，沿动脉走行方向作 3cm 皮肤切口，分离出股动脉，穿线、插入动脉插管，以备放血。

（6）打开腹腔以备观察肠袢微循环：在右侧腹直肌旁剪毛，作 6cm 纵切口，钝性分离肌肉，打开腹腔后，推开大网膜，找出一段游离度较大的小肠肠袢，轻轻从腹腔中拉出，放置在微循环灌流盒中，显微镜下观察微循环的变化。

2. 仪器装置　在 1 通道的输入接口上安装好压力换能器，压力腔正中口经一三通开关与动脉插管相连，压力腔侧口接一三通开关。压力测量管道充满肝素生理盐水，排除气泡。

3. 启动并进入 BL-420 系统，进行软件操作

（1）BL-Newcentury 软件主界面的菜单条“实验项目栏”，选择“循环实验”中“兔动脉血压调节”实验模块，监测血压和心率。

（2）接通动脉插管与换能器之间的三通开关，观察血压曲线。根据信号窗口中显示的动脉血压波形，再适当调节动脉插管的角度或实验参数以获取最佳的实验效果。

4. 观察项目

（1）放血前：观察各项生理指标，包括一般情况、皮肤黏膜颜色、肛温、血压、中心静脉压、呼吸及肠系膜微循环的变化。

（2）放血后：从股动脉放血至 50ml 的注射器内，边放血边观察血压的变化，一直到血压降至 40mmHg，调整注射器内血量，使血压维持在此水平（注射器内加入少量肝素）。维持血压在 40mmHg 15～20min，观察注射器内血量的增减以及失血期动物各项指标和微循环的变化。

（3）抢救后：停止放血，将注射器内的血液倒入输液瓶内，快速从静脉输回原血和失血量等量的生理盐水（150 滴/分钟），进行紧急抢救。输血、输液后，再观察动物的一般情况、生理指标、微循环的改变。还可根据休克的病理生理学改变自行设计抢救方案，再观察抢救结果。

5. 结果处理

（1）返演实验、剪辑结果，打印剪辑后的实验结果。

（2）返回视窗界面，关闭计算机。

**【注意事项】**

1. 本实验手术操作比较复杂，应尽量减少手术性出血。

2. 麻醉要深浅适度，若麻醉过浅，动物可因疼痛而产生神经源性休克。

3. 牵拉肠袢要轻，以免引起创伤性休克。实验过程中要防止肠系膜干燥，以免影响血流。

4. 动脉导管和注射器内应事先加入一定量的肝素，静脉导管一经插入，即立刻输液以防止血凝。

**【实验作业】**

撰写实验报告。

**【思考题】**

1. 家兔失血性休克不同时期血压、微循环口径有何变化？为什么？

2. 血管活性药物在失血性休克救治中的作用及应用原则是什么？

（唐忠辉）

# 参考文献


1. 金惠明，王建枝. 病理生理学. 第7版. 北京：人民卫生出版社，2008.
2. 和瑞芝. 病理学. 第5版. 北京：人民卫生出版社，2008.
3. 李玉林. 病理学. 第7版. 北京：人民卫生出版社，2008.
4. 王斌. 病理学与病理生理学. 第6版. 北京：人民卫生出版社. 2009.
5. 步宏. 病理学与病理生理学. 第2版. 北京：人民卫生出版社，2007.
6. 吴继锋. 病理学. 第2版. 北京：人民卫生出版社，2007.
7. 唐忠辉，邓建楠. 形态学实验教程. 厦门：厦门大学出版社，2009.
8. 唐忠辉. 机能学实验教程. 厦门：厦门大学出版社，2009.
9. 王志敏. 病理学基础. 第2版. 北京：人民卫生出版社，2008.
10. 宫恩聪，吴立玲. 病理学. 北京：北京大学医学出版社，2010.